Marilynn E. Doenges/Mary Frances Moorhouse
Pflegediagnosen und Maßnahmen

W0033404

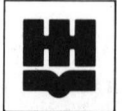

Marilynn E. Doenges
Mary Frances Moorhouse

Pflegediagnosen und Maßnahmen

Unter Mitarbeit einer Expertengruppe
von Annina Hänny aus dem Amerikanischen
übersetzt

2., ergänzte Auflage

Verlag Hans Huber
Bern · Göttingen · Toronto · Seattle

Die amerikanische Originalausgabe dieses Buches ist unter dem Titel **Nurse's Pocket Guide: Nursing Diagnoses with interventions, fourth edition** 1993 bei F. A. Davis Company, Philadelphia, erschienen.
© Copyright 1993 by F. A. Davis Company

Die Deutsche Bibliothek – CIP-Einheitsaufnahme

Doenges, Marilynn E.:
Pflegediagnosen und Maßnahmen / Marilynn E. Doenges ;
Mary Frances Moorhouse. Unter Mitarb. einer Expertengruppe
von Annina Hänny aus dem Amerikan. übers. – 2., ergänzte Aufl. –
Bern ; Göttingen ; Toronto ; Seattle : Huber, 1994
    Einheitssacht.: Nurse's pocket guide 〈dt.〉
    ISBN 3-456-82487-4
NE: Moorhouse, Mary Frances:

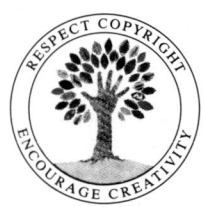

3. Nachdruck 1997
2. Nachdruck 1996
1. Nachdruck 1995
2., ergänzte Auflage 1994
© für die deutsche Ausgabe 1993 Verlag Hans Huber, Bern
Satz und Druck: Kösel GmbH & Co, Kempten/Allgäu
Printed in Germany

Vorwort zur deutschen Übersetzung von «Nursing Diagnoses and interventions» von Doenges/Moorehouse:

Wie kamen wir dazu, dieses Werk zu übersetzen und herauszugeben?

Seit vielen Jahren wird der Pflegeprozeß auch im deutschsprachigen Raum gelehrt und praktiziert. Die Bestimmung der Pflegeprobleme (Defizite des Patienten) und der Ressourcen (Stärken des Patienten) war bisher nicht systematisiert und blieb den einzelnen Pflegepersonen überlassen.

In den USA, wo der Pflegeprozeß seit 1950 bekannt ist, entstand anfangs der siebziger Jahre das Bedürfnis nach einer verbindlichen und allgemein verständlichen Umschreibung der Pflegeprobleme, «Nursing Diagnoses», Pflegediagnosen, genannt. Eine Gruppe von Expertinnen arbeitete mit erfahrenen Pflegepersonen zusammen, um die in der Praxis am häufigsten vorkommenden Pflegeprobleme zu ermitteln. Daraus entstand in der Folge die NORTH AMERICAN NURSING DIAGNOSIS ASSOCIATION (NANDA). Eine erste Konferenz wurde 1973 abgehalten, um die Erfahrungen auszutauschen und die Liste der bisher entwickelten Pflegediagnosen zu diskutieren und zu erweitern. Seither finden NANDA-Konferenzen in regelmäßigen Abständen statt, und die Berichte werden jeweils in Buchform herausgegeben.

Das Ziel der NANDA ist es, eine verbindliche Terminologie und eine internationale Taxonomie (Klassifikation) für Pflegediagnosen zu schaffen. Pflegediagnosen sollen dabei nicht von medizinischen Diagnosen, Organsystemen oder pflegerischen Handlungen ausgehen, sondern von Leidenszuständen, die beim Menschen auftreten und die durch Pflege angegangen werden können.

Die NANDA stützt sich auf die Definition der Pflege der AMERICAN NURSES ASSOCIATION (ANA): «Pflege ist das Erkennen und Behandeln von menschli-

5

chen Reaktionen auf bestehende und potentielle Gesundheitsprobleme».

Mit einer international akzeptierten Taxonomie von Pflegediagnosen erhofft sich die NANDA:

- Genauere Umschreibung von Wissen und Können der Krankenschwestern/Pfleger, was für die Ausbildung und zur Professionalisierung der Pflege wichtig ist
- Schaffung einer computergerechten Sprache zum Zwecke der Statistik und Forschung
- Unterstützung der Pflegenden in der Dokumentation des Pflegeprozesses.

Das vorliegende Handbuch für die Pflegepraxis erschien uns auch für das deutsche Sprachgebiet interessant. Es basiert auf den Ergebnissen der 9. NANDA-Konferenz (1990) und enthält 97 Patientenzustände, zusammengefaßt in 13 Diagnosekategorien, die den Pflegenden helfen sollen, die Ergebnisse der Pflegeanamnese zu ordnen, die Pflegeprobleme in allgemein verständlicher Terminologie zu fassen und, als Grundlage für die Pflegeplanung, zu dokumentieren.

Seit 1989 arbeitete eine Gruppe an der Übersetzung: Annina Hänny und Regula Ricka sind Lehrerinnen für Krankenpflege; Therese Kiener, Susanne Hofer und Ueli von Allmen sind PflegeexpertInnen (Höhere Fachausbildung für Krankenpflege, Stufe II). Sie haben die ursprüngliche Übersetzung von A. Hänny überarbeitet und sich bemüht, deutsche Begriffe zu finden, die im europäischen Kontext verstanden werden.

Dabei ist zu bemerken, daß das vorliegende Werk nicht abgeschlossen ist, da der Forschungsprozeß der NANDA noch immer weitergeht. Es muß laufend neuen Erkenntnissen aus der Praxis, neu auftauchenden menschlichen Problemen und sprachlichen Kriterien auf internationaler Ebene angepaßt werden.

Ich gratuliere der Arbeitsgruppe, daß sie durchgehalten und die Motivation nie verloren hat, diese Übersetzung zu Ende zu führen. Sie wurde getragen von der Überzeugung, daß die NANDA-Taxonomie von Pflegediagnosen für die europäischen Krankenschwestern und -pfleger eine Diskussionsgrundlage zur Weiterentwicklung des Pflege-

6

prozesses darstellt im Sinne eines Wegführens vom punktuellen und linearen Denken zu einem phänomenologisch/vernetzten Denken in der Pflege.

In diesem Sinne wünsche ich diesem Werk einen vollen Erfolg.

Martha Meier, Zürich

Ehem. Lehrerin für Krankenpflege an der Kaderschule für die Krankenpflege in Aarau

INHALTSVERZEICHNIS

Folgende Informationen sind zu jeder
Pflegediagnose angegeben:

Taxonomie 1 Stufe

Thematischer Oberbegriff

Definition

Risikofaktoren/mögliche Faktoren

Merkmale: – subjektive/objektive
(einschließlich der hauptsächlichen/
entscheidenden Merkmale)

Patientenbezogene Pflegeziele/Kriterien zur
Evaluation

Maßnahmen: nach Pflegeprioritäten gegliedert

Evtl. Zusätzliche Angaben für die
Pflegedokumentation

ANHANG 523

1. HINWEISE ZUR BENUTZUNG DES HANDBUCHES IN DER PRAXIS

Seit Jahren befassen sich Pflegepersonen in den USA mit der Definition von Krankenpflege. Ziel ist es, einen professionellen Status zu erlangen. Durch intensive, praxisnahe Forschung wurde die Pflegediagnose entwickelt.

Es gibt verschiedene Definitionen des Begriffs «Pflegediagnose». Die Definition der North American Nursing Diagnosis Association (NANDA) lautet: «Eine Pflegediagnose ist die klinische Beurteilung der Reaktionen von Einzelpersonen, Familien oder sozialen Gemeinschaften auf aktuelle oder potentielle Probleme der Gesundheit oder im Lebensprozeß.»

Pflegediagnosen liefern die Grundlagen zur Auswahl von Pflegehandlungen und zum Erreichen erwarteter Pflegeziele, für welche die Pflegeperson die Verantwortung übernimmt. Dies schafft auch Rahmenbedingungen zur Anwendung der Pflegeplanung. Pflegediagnosen verhelfen zu einer gemeinsamen Sprache beim Erkennen von Patientenproblemen, bei Zielformulierung und Planung der Pflege sowie bei ihrer Evaluation.

Zwei Dinge gaben in den USA den Anstoß zur Umsetzung der NANDA Pflegediagnosen in die Praxis: Es waren dies einerseits das zunehmende Bewußtsein, daß die Pflege innerhalb des Gesundheitswesens für das Überleben der Patienten, die Gesunderhaltung und die Prävention eine Schlüsselfunktion einnimmt, und anderseits die Definition der American Nurses Association (ANA), welche die Pflege als das Erkennen und Behandeln menschlicher Reaktionen auf bestehende oder potentielle Gesundheitsprobleme versteht. Auch die zunehmenden Verlegungen der Patienten von einer Institution in die andere, von der Akut- in die Langzeitpflege, in Rehabilitationszentren oder zurück in die Gemeindepflege, ließen den Wunsch nach einem einheitlichen Kommunikations- und Dokumentationssystem aufkommen. Die Pflegediagnosen werden als ein System angesehen, um die Kontinuität der Pflege – auch bei Verlegung von einem Bereich in den anderen – zu gewährleisten.

11

Das vorliegende Handbuch wurde vor allem für Pflegepersonen in der Praxis oder in der Ausbildung geschrieben. Dazu wurden die Pflegediagnosen der NANDA verwendet und mit Pflegezielen und -maßnahmen ergänzt. Dies soll Pflegepersonen helfen, Maßnahmen, die bei spezifischen Pflegediagnosen erforderlich sind, zu erkennen und die nötige Pflege zu planen und in der individuellen Patientensituation auszuführen. Wir sind der Meinung, daß dieses Handbuch bei überlegtem Einsatz ein wertvolles Hilfsmittel in der täglichen Pflege sein kann. Es vermag unser Spektrum über die Pflege zu erweitern, zu Diskussionen Anlaß zu geben und zu einer gemeinsamen Sprache zu verhelfen. In komplexen Patientensituationen wird es helfen, Probleme zu analysieren und Zusammenhänge zu erkennen.

Bei der Benutzung des Handbuches müssen wir einige Punkte berücksichtigen:

• In der Originalfassung sind die Pflegemaßnahmen auf amerikanische Verhältnisse abgestimmt, was sich nicht immer auf schweizerische Verhältnisse übertragen läßt. Deshalb haben wir die Maßnahmen zum Teil den schweizerischen Verhältnissen angepaßt. Die Regelung der Kompetenzen unterscheidet sich in gewissen Bereichen von schweizerischen Gepflogenheiten. So gehört die Auskultation der Lunge oder der Darmgeräusche in die Kompetenz der amerikanischen Krankenschwester, bei uns steht das nur Pflegepersonen mit einer Zusatzausbildung in Intensivpflege zu. Hier haben wir die amerikanischen Kompetenzen unverändert belassen.

• Die Pflegediagnosen orientieren sich bis auf eine Ausnahme (Stillen, erfolgreich) an Defiziten. Zu einer guten Pflegeanamnese gehört jedoch auch die Erfassung der Ressourcen.

• Einige Pflegediagnosen entsprechen medizinischen Diagnosen. Medizin und Pflege sind miteinander verknüpft, und diese Beziehung beinhaltet den Austausch von Informationen und gemeinsames Planen und Handeln. Die Pflegepersonen sind sowohl im unabhängigen als auch im abhängigen Pflegebereich tätig und tragen große Mitverantwortung.

12

- In der Originalfassung sind Hinweise zur Dokumentation und zur Pflegeplanung angegeben. Bis auf kleine Ausnahmen haben wir diese Stellen nicht übersetzt, da sie dem entsprechen, was bei uns geläufig ist und im Buch «Pflegeplanung» von Fiechter/Meier beschrieben wird. Um die Anwendung der Pflegediagnosen im Zusammenhang mit dem Pflegeprozeß zu verdeutlichen, haben wir in Kapitel 4 ein Patientenbeispiel einschließlich Pflegeanamnese und Pflegeplan übersetzt und auf schweizerische Verhältnisse übertragen. Die in der Originalfassung erwähnten Dokumentationsformen Focus charting und S.O.A.P. wurden nicht übersetzt, da sie zu wenig ausführlich beschrieben sind, um von uns grundlegend verstanden zu werden.

- In dieser Übersetzung sprechen wir vom Patienten in der männlichen Form.

Um den Pflegenden Anamnese und Diagnosestellung zu erleichtern, haben die Autorinnen die einzelnen Pflegediagnosen nach der Maslowschen Hierarchie der Bedürfnisse (physisch, psychisch, geistig) geordnet und mit einem Oberbegriff versehen, was zu einer übersichtlichen thematischen Gliederung geführt hat. Der Hauptteil der Übersetzung ist deshalb nicht alphabetisch, sondern thematisch gegliedert, um das Auffinden der entsprechenden Pflegediagnose zu erleichtern.

Unter dem Titel jeder Pflegediagnose steht die Taxonomie dieser Diagnose. Diese Taxonomie stellt eine Zuordnung der Pflegediagnosen zu neun verschiedenen menschlichen Verhaltensmustern dar:

Austauschen	Fühlen
In Beziehung treten	Kommunizieren
Sich bewegen	Wählen
Wahrnehmen	Wertschätzen
Wissen	

Um vom alphabetischen Auflisten der Pflegediagnosen wegzukommen, wurde an der 7. nationalen Konferenz der NANDA dieses Klassifizierungssystem gutgeheißen und

13

an der 9. Konferenz überprüft. Es ist auch ein Versuch, Klarheit und Ordnung zu schaffen, um in Zukunft mit dem Computer arbeiten zu können.

Zu jeder Pflegediagnose, die von der NANDA anerkannt wurde, gehören die Definition, entsprechende mögliche Faktoren/Risikofaktoren und Merkmale (Zeichen und Symptome):

Mögliche Faktoren oder **Risikofaktoren** widerspiegeln die Ursachen, die zu dieser Pflegediagnose führen können. Sie helfen der Pflegeperson zu erkennen, ob die Diagnose auf die jeweilige Patientensituation zutrifft oder nicht.

Die **Merkmale**, als **subjektiv** oder **objektiv** deklariert, liefern den Pflegenden zusätzliche Anhaltspunkte, um herauszufinden, welche Maßnahmen angewendet werden sollen. Subjektive Daten sind diejenigen, die vom Patienten (oder Bezugspersonen) in eigenen Worten angegeben werden. Diese Informationen beinhalten die Wahrnehmungen des Patienten und was er mitteilen möchte. Es ist wichtig, das anzunehmen, was der Patient (oder Bezugpersonen) sagt, weil er der «Experte» ist. Objektive Daten sind diejenigen, die beobachtet, beschrieben (quantitativ oder qualitativ) und von anderen Personen bestätigt werden können. Dazu gehören auch medizinische Resultate. Die **hauptsächlichen/entscheidenden Merkmale** werden mit einem ☆ gekennzeichnet.

Die **patientenbezogenen Pflegeziele** und die Kriterien zur **Evaluation** sollen den Pflegenden helfen, individuelle Pflegeziele zu formulieren, Maßnahmen zu planen und die Pflege auszuwerten. Diese Rubrik kann für die Pflegenden in der Praxis sowie für Schülerinnen und Schüler eine wertvolle Hilfe sein.

Die **Maßnahmen** sind vor allem auf die Erwachsenen-, Akut- oder Langzeitpflege abgestimmt. Spezialgebiete wie Geburtshilfe, gynäkologische Pflege werden nicht berücksichtigt. Auf den ersten Blick mögen uns die Maßnahmen als banal, selbstverständlich oder alltäglich erscheinen. Ist es jedoch nicht das Alltägliche, das die Pflege ausmacht und für den Patienten große Wichtigkeit erhält? Die Praxis zeigt auch, daß das Alltägliche oft nicht mehr berücksichtigt wird oder nicht als wert erachtet wird,

14

in der Pflegedokumentation festgehalten zu werden. In einzelnen Maßnahmen werden auch Gefühle, z. B. Trauer, Freude, Zuneigung, Ablehnung, mitberücksichtigt. Daß die «Gefühlsarbeit» geplant, dokumentiert und gewichtet wird, ist uns ein großes Anliegen. Sie sollte nicht mehr als selbstverständliche Leistung des Pflegepersonals gelten. Gewisse Maßnahmen können nur in Zusammenarbeit mit anderen Diensten oder auf Verordnung durchgeführt werden. Die Pflegeperson hat die Verantwortung, diese Zusammenarbeit zu fördern und die entsprechende Initiative zu ergreifen.

Die Pflegemaßnahmen sind nach **Pflegeprioritäten** geordnet, was sich als sehr sinnvoll erweist. Zuerst werden die ursächlichen Faktoren/Risikofaktoren ermittelt oder die aktuelle Situation eingeschätzt. Zweite Priorität erhalten Handlungen wie lindern, vermindern oder korrigieren. In dritter Linie folgt das Fördern des Wohlbefindens (Ausbilden/Beraten). Diese Einordnung ist hilfreich, muß jedoch als etwas Statisches angesehen und deshalb flexibel angewandt werden.

Die Pflegediagnosen der NANDA wurden von den Autorinnen grundsätzlich nicht verändert. Sie haben jedoch zum besseren Verständnis oder um Zusammenhänge darzustellen Ergänzungen angebracht, die durch Klammern [ ] gekennzeichnet sind.

Pflegepersonen bemühen sich ständig, Pflege zu definieren. Diese Diskussion muß weitergeführt werden, und jede einzelne Pflegeperson ist aufgerufen mitzuwirken. Die Auseinandersetzung darüber, was Pflege ist, muß national oder international stattfinden. Wir sind der Meinung, daß die Pflegediagnosen einen wichtigen Beitrag in diesem Bereich leisten können. Wir hoffen, daß im deutschen Sprachraum sowohl von seiten der Praxis als auch der Forschung über die Anwendbarkeit der Pflegdiagnosen diskutiert, respektive geforscht wird. Eines möchten wir jedoch festhalten: Pflege ist mehr als in der Pflegediagnose deklariert – Pflege ist Kunst und Wissenschaft.

Arbeitsgruppe «Pflegediagnosen»

A. Hänny, S. Hofer, T. Kiener, R. Ricka, U. v. Allmen

2. THEMATISCHE GLIEDERUNG DER PFLEGEDIAGNOSEN

Aktivität/Ruhe

Kreislauf

Integrität der Person

Wahrnehmung/Kommunikation

Schmerz

Atmung

Sicherheit

ANMERKUNG: Informationen in Klammern [ ] sind von den Autorinnen beigefügt worden, um das Verständnis und die Anwendung der Pflegediagnosen zu erleichtern.

19

3. PFLEGEDIAGNOSEN 1990 (GEMÄSS DER 9. NANDA-KONFERENZ

Aktivitätsintoleranz [Beeinträchtigungsstufe angeben]
Aktivitätsintoleranz, potentiell
Angst [Stufe angeben]
Anpassung, beeinträchtigt
Aspirationsgefahr
Atemvorgang, ungenügend

Beschäftigungsdefizit
Bewältigungsformen (coping), defensiv
Bewältigungsformen des Betroffenen (coping), ungenügend
Bewältigungsformen der Familie, Entwicklungsmöglichkeiten
Bewältigungsformen der Familie, hemmendes Verhalten
Bewältigungsformen der Familie, verletzendes Verhalten

Denkprozesse, verändert
Dranginkontinenz
Durchfall
Dysreflexie

Elterliche Pflege, verändert
Elterliche Pflege, verändert, potentiell
Elternrollenkonflikt
Entscheidungskonflikt (im Detail angeben)
Erstickungsgefahr

Familienprozeß, verändert
Flüssigkeitsdefizit [aktiver Verlust]
Flüssigkeitsdefizit [Stoffwechselstörung]
Flüssigkeitsdefizit, potentiell
Flüssigkeitsüberschuß
Freihalten der Atemwege, ungenügend
Furcht

Gasaustausch, beeinträchtigt
Gesundheitsförderung, persönlich (im Detail angeben)
Gesundheitsverhalten, verändert

Gewalttätigkeit, potentiell: gegen sich oder andere
Gewebedurchblutung, verändert (im Detail angeben): renal, zerebral, kardiopulmonal, gastrointestinal, peripher
Gewebeschädigung

Harnverhalten [akut/chronisch]
Haushaltführung, ungenügend
Hautdefekt, bestehend
Hautdefekt, Gefahr
Herzzeitvolumen, vermindert
Hoffnungslosigkeit

Inaktivitätssyndrom
Infektionsgefahr
Inkontinenz, funktionell
Inkontinenz, total

Kommunikation, verbal, beeinträchtigt
Kooperationsbereitschaft, fehlend (Noncompliance), (im Detail angeben)
Körperbild, Störung
Körperschädigung, Gefahr
Körpertemperatur, erhöht
Körpertemperatur, erniedrigt
Körpertemperatur, verändert, potentiell

Machtlosigkeit
Mobilität, körperlich, beeinträchtigt
Müdigkeit
Mundschleimhaut, verändert

Nahrungsaufnahme, verändert: Gefahr der Überernährung
Nahrungsaufnahme, verändert: mehr als der Körperbedarf
Nahrungsaufnahme, verändert: weniger als der Körperbedarf

Persönliche Identität, Störung
Post-traumatische Reaktion

Reflexinkontinenz
Rollenerfüllung, gestört

21

Schlafgewohnheiten, gestört
Schmerzen, akut
Schmerzen, chronisch
Selbstpflegedefizit beim: Essen, Waschen/Sichsauberhalten, Kleiden/Pflegen der äußeren Erscheinung, Ausscheiden
Selbstschutz, verändert
Selbstwertgefühl, chronisch tief
Selbstwertgefühl, situationsbedingt tief
Selbstwertgefühl, Störung
Sexualverhalten, Veränderung
Sexuelle Störung
Sinneswahrnehmungen (sensorisch)perzeptorisch, verändert (im Detail angeben): visuell, auditiv, kinästhetisch, gustatorisch, taktil, olfaktorisch
Soziale Interaktion, beeinträchtigt
Soziale Isolation
Stillen, erfolgreich
Stillen, unwirksam
Streßinkontinenz
Stuhlinkontinenz

Trauern, nicht angemessen
Trauern, vorzeitig

Urinausscheidung, gestört

Vergewaltigungssyndrom
Vergewaltigungssyndrom: stille Reaktion
Vergewaltigungssyndrom: verstärkte Reaktion
Vergiftungsgefahr
Verletzungsgefahr
Vernachlässigung, halbseitig (Neglect)
Verneinung, unwirksam
Verstopfung
Verstopfung, kolonisch
Verstopfung, subjektiv
Verzweiflung (seelisches Leiden)

Wachstum und Entwicklung, verändert
Wärmeregulation, ungenügend
Wissensdefizit (im Detail angeben)

22

4. DARSTELLUNG DES PFLEGE-PROZESSES AM BEISPIEL EINES PATIENTEN MIT DIABETES MELLITUS

Das vorliegende Beispiel zeigt:

1. Situationseinschätzung beim Eintritt von Herrn R.S.

2. Mögliche Gestaltung der Planung und Evaluation der Probleme entstanden durch Neueinstellung von Insulinersatz bei entgleistem Diabetes mellitus.

Eintrittsituation

Herr R.S. hat seit 5 Jahren einen nicht insulinabhängigen Diabetes mellitus. Er suchte den Arzt auf wegen einer seit drei Wochen schlecht heilenden Wunde an seinem linken Fuß.

Bei der Eintrittsuntersuchung betrug der Blutzuckerwert: 13,5 mmol/l. Ketodiaburtest: Glucose 1%, Keton $\pm$

Eintrittsdiagnose: Hyperglykämie, Ulcus am li Fuß

Ärztliche Verordnungen

Labor/Untersuchungen:

Notfallmäßig: venöse Blutgasanalyse, kapillärer Blutzucker

Regulär: ganzes Blutbild, Hb, Elektrolyte, EKG, Thorax Röntgen, Wundabstrich auf Kultur/Resistenz und Gramfärbung

Wundversorgung:

- Floxapenkapseln à 500 mg 6 stdl.; nach Wundabstrich beginnen
- 3 × täglich Wunde in Betadinelösung baden und trocken verbinden

Mobilisation:

- Lehnstuhl nach Wunsch; linken Fuß hochlagern

- Schmerzreserve: Ponstan Tbl. à 500 mg max. 4 × tgl.
- Vitalzeichenkontrolle: 3 × tgl.

Ernährung:

2400 Kalorien Diabetesdiät

Insulin:

- Protaphan HM 15 IE s/c morgens
- Beginn mit der Instruktion zur eigenen Insulinverabreichung

Wesentliche Informationen zur Situationseinschätzung

Name: R. S.   **Auskunftgeber:** Patient selbst

Alter: 64 jährig   **Geburtsdatum:** 3. Mai 1927

Nationalität: Schweizer   **Geschlecht:** männlich

Eintrittsdatum: 28. Juni 1991, 19.00 Uhr

Eintritt: von zu Hause

AKTIVITÄT/RUHE

Angaben des Patienten:

Beruf: Landwirt

Gewohnte Freizeitbeschäftigung: Lesen, Karten spielen. «Es bleibt mir nicht viel Zeit. Nach meiner Arbeit bin ich meistens zu müde, um noch etwas zu tun».

Einschränkungen wegen der Krankheit: «Wenn ich auswärts esse, muß ich darauf achten, was ich esse».

Schlaf: 6–8 Stunden   **Mittagsschlaf:** nein

Schlafhilfen: nein

Schlaflosigkeit: «Keine Probleme, außer wenn ich spät abends Kaffee trinke. Fühle mich gewöhnlich ausgeruht, wenn ich um 4.30 Uhr erwache».

24

Beobachtungen der Pflegenden/pflegerelevante Informationen aus der Krankengeschichte:

Beobachtete Reaktion bei Aktivität: Schonung des linken Fußes beim Gehen

Neuromuskulärer Zustand:

Körperhaltung: aufrecht   **Gang:** linker Fuß wird geschont
Tremor: nein   **Muskeltonus:** unauffällig
Bewegungsausmaß der Gelenke: voll
Mißbildungen: keine   **Lähmungen:** keine
Kraft: gleichmäßig in allen Extremitäten

KREISLAUF

Angaben des Patienten:

Bekannte Hyper-/Hypotonie: nein
Herzleiden: nein   **Knöchelödem:** nein
Claudicatio: nein   **Phlebitis:** nein
Verzögerte Wundheilung: Läsion am linken Fuß seit drei Wochen
Extremitäten: Taubheitsgefühl/Kribbeln:
«Nach langem Gehen fühlen sich meine Füße kalt an und beginnen zu kribbeln».
Husten/Auswurf: gelegentlich/weißliches Sputum
Veränderung der Häufigkeit des Wasserlösens/Urinmenge: häufigeres Wasserlösen in letzter Zeit

Beobachtungen der Pflegenden/pflegerelevante Informationen aus der Krankengeschichte:

Periphere Pulse: vorhanden
BD (wenn relevant, auch stehend/beidseits): 140/80
Puls: 86   **Qualität:** gut fühlbar
Rhythmus: regelmäßig
Gestaute Halsvenen: nein
Extremitäten:
Temperatur: Füße seitlich kühl, Rest warm
Hautfarbe: Beine blaß
Kapilläre Füllung: beidseits verlangsamt an den Füßen
Varizen: wenige vergrößerte oberflächliche Venen in der Wadengegend

Nägel: Fußnägel verdickt, gelb, brüchig
Verteilung und Qualität der Haare: grobes Haar bis zur Wadenmitte, keine Haare auf den Zehen
Allgemeine Hautfarbe: rotwangig, braungebrannte Arme
Schleimhäute/Lippen: rosa   **Nagelbett:** weiß
Bindehaut und Skleren: weiß

INTEGRITÄT DER PERSON

Angaben des Patienten:

Streßfaktoren: «normale Probleme eines Landwirtes: Wetter, Schädlinge, Ertrag usw.».
Umgang mit Streß: «Ich gehe meiner Arbeit nach, rede mit den Tieren, die verstehen ziemlich viel.»
Finanzielle Situation: keine Krankenversicherung, muß eine Hilfe für die Arbeit auf dem Hof organisieren
Soziokulturelle Faktoren: kommt vom Land; Mittelschicht, Selbstversorger
Religion: protestantisch, wünscht Besuch des Seelsorgers
Vor kurzem erfolgte Veränderungen im Leben: keine
Selbsteinschätzung: «Ich habe mein Leben im Griff, außer jetzt mit dem Diabetes».

Beobachtungen der Pflegenden/pflegerelevante Informationen aus der Krankengeschichte:

Emotionaler Zustand: ruhig
Weitere Beobachtungen: äußert Sorgen wegen der Umstellung von den bis anhin eingenommenen Tabletten auf Insulininjektionen
Beobachtete körperliche Reaktion(en): gelegentliche Seufzer/Stirnrunzeln, Schulterzucken

AUSSCHEIDUNG

Angaben des Patienten:

Stuhlgang: regelmäßig täglich, meistens abends
Letzter Stuhlgang: gestern abend
Beobachtungen am Stuhl: geformt/braun
Blutungen: nein   **Hämoroiden:** nein

26

Durchfall: nein   **Verstopfung:** gelegentlich
Abführmittel: Feigensirup
Urininkontinenz: nein   **Beobachtungen am Urin:**
                                    gelblich
Nieren-/Blasenleiden: nein

Beobachtungen der Pflegenden/pflegerelevante Informationen aus der Krankengeschichte:

Abdomen: weich, unauffällig
Umfang: unauffällig
Darmgeräusche: vorhanden
Blase: nicht tastbar
Ketodiaburtest: Glucose 1%, Keton +

ERNÄHRUNG

Angaben des Patienten:

Ernährungsgewohnheiten/Diät: auf 2400 Kalorien Diabetesdiät eingestellt (mogelt gelegentlich bei Süßigkeiten, aber seine Frau kontrolliert ziemlich gut)
Anzahl Mahlzeiten/Tag: drei Mahlzeiten und eine Zwischenmahlzeit
Bevorzugte Getränke: Magermilch, koffeinfreier Kaffee, viel Wasser
Letzte eingenommene Mahlzeit: Nachtessen
Appetitverlust: noch nie, in letzter Zeit sogar hungriger als gewohnt
Übelkeit/Erbrechen: nein   **Nahrungsmittelallergien:**
                                     nein
Sodbrennen/Nahrungsmittelunverträglichkeiten:
Kohl verursacht Blähungen
Kau-/Schluckschwierigkeiten: nein
Prothesen: Brücke oben, guter Sitz
Gewicht: Gewichtsabnahme im letzten Monat
Diuretische Therapie: nein

Beobachtungen der Pflegenden/pflegerelevante Informationen aus der Krankengeschichte:

Gewicht: 85 kg   **Größe:** 1,76 m   **Körperbau:** kräftig
Hautturgor: gut/lederig

Ödeme: nein
Aussehen der Zunge: rosa
Mundschleimhaut: rosa, intakt
Zähne/Zahnfleisch: gesundes, vollständiges Gebiß
Mundgeruch: nein

SAUBERKEIT/BEKLEIDUNG

Angaben des Patienten:

Aktivitäten des täglichen Lebens: unabhängig in allen Bereichen
Bevorzugte Zeit zum Duschen/Baden: duscht jeweils abends

Beobachtungen der Pflegenden/pflegerelevante Informationen aus der Krankengeschichte:

Äußere Erscheinung: sauber, gut rasiert, gepflegtes Haar, rauhe, trockene Hände, schuppige Kopfhaut und Hautschüppchen in Augenbrauen

WAHRNEHMUNG/KOMMUNIKATION

Angaben des Patienten:

Ohnmachts-/Schwindelanfälle: nein
Kopfschmerzen: «Gelegentlich hinter den Augen, wenn ich mir zu viele Sorgen mache».
Schwächegefühl: nein   **Schlaganfall:** nein
Krampfanfälle: nein
Kribbeln/Taubheitsgefühl: gelegentlich in den Füßen
Sehvermögen: weitsichtig **Glaukom:** nein
Katarakt (grauer Star): nein
Hörvermögen: Schwerhörigkeit rechts, hat sich daran gewöhnt, den Kopf entsprechend zu drehen
Geschmacks und Tastsinn: unauffällig

Beobachtungen der Pflegenden/pflegerelevante Informationen aus der Krankengeschichte:

Geistiger Zustand: rege, auf Zeit, Ort und Person orientiert
Stimmungslage: besorgt

28

Kurz und Langzeitgedächtnis: klar und intakt
Sprache: klar und zusammenhängend
Pupillenreaktion: unauffällig
Sehhilfe: Lesebrille **Hörapparat:** nein

SCHMERZ

Angaben des Patienten:

Lokalisation: linker Fuß **Intensität (1–10):** 5
Qualität: dumpfe **Häufigkeit/Dauer:** «hört
Schmerzen nie auf»
Ausstrahlung: nein
Auslösende Faktoren: Schuhe, längeres Gehen
Schmerzlinderung: Aspirin, ohne Erfolg
Weitere Beschwerden: nach harter Arbeit/beim Tragen
schwerer Lasten Rückenschmerzen, die mit Aspirin/Ein-
reiben vergehen

**Beobachtungen der Pflegenden/pflegerelevante
Informationen aus der Krankengeschichte:**

Mimik: beim Belasten der Wundgegend Gesicht verzie-
hen
Schonverhalten: zieht bei Schmerz den Fuß zurück
Eingeschränkte Wahrnehmung: nein
Emotionale Reaktion: angespannt, gereizt

ATMUNG

Angaben des Patienten:

Atemnot: nein **Husten:** gelegentlicher
  Morgenhusten, weißlicher
  Auswurf
Emphysem: nein **Bronchitis:** nein
Asthma: nein **Tuberkulose:** nein
Raucher: ja **Anzahl Päckchen/Tag:** 1/2
Anzahl Raucherjahre: 40
Atemhilfsmittel: nein

Beobachtungen der Pflegenden/pflegerelevante Informationen aus der Krankengeschichte:

Atemfrequenz: 22 **Tiefe:** unauffällig
Rhythmus: regelmäßig **Geräusche:** unauffällig
Gebrauch der Atemhilfsmuskeln: nein
Nasenflügeln: nein
Zyanose: nein **Trommelschlegelfinger:** nein
Beobachtungen am Sputum: keine Probe vorhanden
Geistiger Zustand/Unruhe: wach/orientiert/ruhig

SICHERHEIT

Angaben des Patienten:

Allergien: keine **Bluttransfusionen:** nein
Vorangehende Veränderung des Immunsystems: nein
Geschlechtskrankheiten: nein
Pflegerelevante Frakturen/Dislokationen: nein
Gelenksbeschwerden: «Glaube, daß ich etwas in den Knien habe» (Morgensteifigkeit).
Rückenbeschwerden: gelegentliche Kreuzschmerzen
Beinträchtigtes Seh- oder Hörvermögen: s. Rubrik Wahrnehmung/Kommunikation
Prothesen: nein **Spezielle Hilfsmittel:** nein

Beobachtungen der Pflegenden/pflegerelevante Informationen aus der Krankengeschichte:

Körpertemperatur: 36,7 Grad axillär
Hautdefekt: am linken Fuß
Narben: inguinal rechts (von Hernienoperation)
Hautausschlag: nein **Hämatome:** nein
Lazerationen: nein **Blasen:** nein
Ulzerationen: eine Stelle am linken Innenknöchel, Durchmesser 2,5 cm, etwa 3 mm tief, wenig übelriechendes eitriges, rötliches Sekret
Neuromuskuläre Beschwerden: s. Rubrik Aktivität/ Ruhe

SEXUALITÄT

Angaben des Patienten:

Ausfluß: nein   **Prostatabeschwerden:** nein
Probleme/Beschwerden: «Ich habe keine Probleme, aber fragen Sie doch meine Frau.»

SOZIALE INTERAKTION
Angaben des Patienten:

Zivilstand: seit 40 Jahren verheiratet; lebt mit Ehefrau
Probleme: keine
Familienangehörige: eine Tochter lebt in der Stadt 50 km entfernt; eine weitere Tochter/Enkel wohnen im Ausland
Weitere Beziehungen: verschiedene Paare im selben Alter; treffen sich 2–3mal im Monat zum Kartenspiel
Rollen: betreibt den Bauernbetrieb selbständig, ist Ehemann, Vater, Großvater
Probleme im Zusammenhang mit der Krankheit/Zustand: bis zum jetzigen Zeitpunkt keine
Bewältigungsformen: «Meine Frau und ich sprechen immer über unsere Probleme».

Beobachtungen der Pflegenden/pflegerelevante Informationen aus der Krankengeschichte:

Verbale, nonverbale Kommunikation mit Familie/Bezugsperson(en): spricht ruhig mit der Frau, hat Augenkontakt, ist entspannt in ihrer Anwesenheit
Familienbezogene Verhaltensweisen: Frau sitzt entspannt neben dem Bett, beide lesen und tauschen gelegentlich Gedanken aus.

LEHREN/LERNEN

Angaben des Patienten:
Muttersprache: Deutsch
Bildungsstand: Sekundarschule, Landwirtschaftsschule
Gesundheitsverständnis: «Kleinere Probleme kann ich selber lösen, ich gehe erst zum Arzt, wenn es unbedingt nötig ist.»

Verordnete Medikamente:
Daonil Tbl. à 5 mg morgens/abends
Uringlukosekontrolle: vor einigen Monaten aufgehört, da
die Diabur-Teststreifen ausgingen und die Werte immer
negativ waren.
Regelmäßige Einnahme: ja
Gelegentlich eingenommene Medikamente: Aspirin
Alkoholkonsum (Menge/Häufigkeit): hie und da ein
Bier unter Freunden
Einweisungsgrund aus der Sicht des Patienten: offene
Stelle am Fuß und hoher Blutzucker
Vorgeschichte der momentanen Beschwerde(n): «Vor
drei Wochen bildete sich eine Blase am Fuß beim Eintra-
gen neuer Schuhe. Habe die Blase angestochen, hat sich
aber nicht gebessert.»
**Die Erwartungen des Patienten an den Spitalaufent-
halt:** Heilung der Infektion, Einstellung des Diabetes
mellitus
**Weitere pflegerelevante Krankheiten und/oder frü-
here Spitalaufenthalte:** nein

AUSTRITTSPLANUNG

Voraussichtlicher Entlassungstermin: 1. 7. 91 (3 Tage)
Ressourcen:
Personen: Ehefrau
Finanziell: Genügend Ersparnisse, möchte jedoch so
rasch wie möglich wieder nach Hause.
Vermutliche Veränderungen der Lebensweise: keine
Erforderliche Hilfen: braucht einige Tage eine Hilfe für
den Hof

Pflegeprobleme und Zielsetzungen

1. Pflegediagnose:

Hautdefekt, bestehend: sezernierende Wunde am linken
Fuß aufgrund einer Druckstelle, verändertem Stoffwechsel, eingeschränkter Zirkulation und verminderter Sensibilität

32

Patientenbezogene Pflegeziele:

- Korrektur des Stoffwechsels entsprechend dem Blutzuckerwert bis hin zu normalen Werten innerhalb von 36 Stunden (30. 6., 7 Uhr).
- Wunde frei von eitrigem Sekret innerhalb von 48 Stunden (30. 6., 19.00 Uhr).
- Nachweis beginnender Wundheilung bei Austritt.

Maßnahmen	Begründung
Einen Wundabstrich nach Verordnung durchführen.	Um die pathogenen Keime zu identifizieren und eine entsprechende Therapie einleiten zu können.
Floxapen Kps. à 500 mg nach Verordnung verabreichen, 1. Kps. um 10.00 Uhr. Auf Zeichen einer Überempfindlichkeit achten (z. B. Juckreiz, Urticaria, Hautausschlag).	Zur Therapie der Infektion/ Verhütung von Komplikationen. Nahrungsmittel stören die Medikamentenresorption, deshalb Verabreichung zwischen den Mahlzeiten. Obwohl keine Allergie auf Penicillin besteht, kann dies spontan auftreten.
Baden des linken Fußes in steriler Betadinelösung. 3mal täglich 15 Minuten nach Verordnung.	Lokal bakterizide Wirkung bei oberflächlichen Wunden.
Wunde trocken und steril verbinden; hautfreundliches Heftpflaster verwenden.	Wunde wird sauber gehalten; eine Kreuzkontamination möglichst verhindern. Normales Heftpflaster kann das zarte Gewebe verletzen.
15 IE Protaphan s/c nach morgendlicher Blutzuckerbestimmung entsprechend der Verordnung verabreichen.	Therapie des Diabetes, um den Blutzuckerspiegel herabzusetzen und somit die Heilung zu fördern.

2. Pflegediagnose:

Schmerz: im Zusammenhang mit Wundversorgung am linken Fuß, erkennbar an geäußerten Beschwerden bei unvorsichtiger Manipulation und Schonung des betroffenen Fußes.

Patientenbezogene Pflegeziele:

- R. S. berichtet über Schmerzlinderung innerhalb 48 Stunden (30. 6., 19.00 Uhr).
- Kann sich bei Austritt frei bewegen und das Bein normal belasten.

Maßnahmen	Begründung
Merkmale des Schmerzes anhand von Beschreibungen des Patienten ermitteln.	Ausgangslage schaffen, um jede Verbesserung/Veränderung zu beurteilen.
Bettbogen einrichten/Tragen eines weiten Pantoffels empfehlen.	Zur Druckentlastung der Wunde, um eine Konstriktion/vermehrte Schmerzen zu vermeiden.
Ponstan Kps. à 500 mg maximal 6 stdl. bei Bedarf verabreichen. Wirkung dokumentieren.	Zur Schmerzlinderung, wenn andere Maßnahmen erfolglos.

3. Pflegediagnose:

Gewebedurchblutung, verändert, peripher: aufgrund einer verminderten arteriellen Durchblutung, was sich durch schwach fühlbare Fußpulse, blaße/kühle Füße, verdickte Fußnägel, Taubheitsgefühl/Kribbeln bei längerem Gehen zeigt.

Patientenbezogene Pflegeziele:

- R. S. kann nach 48 Stunden (30. 6., 19.00 Uhr) den Zusammenhang zwischen der Grundkrankheit Diabetes mellitus und den Zirkulationsstörungen erklären.

34

- R. S. kann nach 72 Stunden (1. 7., 8.00) eine sorgfältige Fußpflege und Sicherheitsmaßnahmen vorweisen.

Maßnahmen	Begründung
Hochlagern des linken Fußes beim Sitzen. Meiden herunterhängender Füße während längeren Zeitspannen.	Vermeidet einen Blutstau durch Abknickung und fördert den venösen Rückfluß.
Zeichen einer Dehydratation beobachten. Ein- und Ausfuhr-Kontrolle durchführen und ausreichende Flüssigkeitszufuhr empfehlen.	Glykosurie kann zu einer Dehydratation führen, was zu einem vermindertem Flüssigkeitsvolumen im Körper führt und weitere Einschränkung der peripheren Durchblutung zur Folge hat.
Instruktion des Patienten, einengende Kleidung/Socken und schlecht sitzende Schuhe zu meiden.	Beeinträchtigung der Zirkulation und vermindertes Schmerzempfinden können einen Hautdefekt auslösen oder verschlimmern.
Erhöhte Vorsicht beim Gebrauch von Heizkissen, Bettflaschen/Fußbädern.	Wärme erhöht den Stoffwechselbedarf des gefährdeten Gewebes. Vaskuläre Insuffizienz vermindert das Schmerzempfinden, was zu erhöhter Verletzungsgefahr führt.
Überprüfen, ob R. S. die Spätfolgen, die zu vaskulären Schäden führen, versteht (z. B. Ulzerationen, Gangrän, Veränderung des Muskel-, Knochengewebes).	Eine korrekte Diabeteskontrolle kann Spätfolgen zwar nicht verhindern, aber die Auswirkungen vermutlich auf ein Mindestmaß beschränken.

Die korrekte Fußpflege, wie bei «Wissensdefizit» beschrieben, überprüfen.	Eine veränderte Gewebe-durchblutung der unteren Extremitäten kann zu schwerwiegenden/bleiben-den Problemen im zellulä-ren Bereich führen.

4. Pflegediagnose:

Wissensdefizit: bezieht sich auf Mißverständnis oder Vergeßlichkeit bei vernachlässigter Diabeteskontrolle, Uringlukosekontrolle und Fußpflege; nicht rechtzeitiges Erkennen von Zeichen der Hyperglykämie

Patientenbezogene Pflegeziele:

- R. S. kann nach 48 Stunden (30. 6., 19.00 Uhr) Krank-heitsverlauf und Therapie erklären.
- R. S. führt nach 72 Stunden (1. 7., 19.00 Uhr) Urinkon-trolle und Insulinverabreichung korrekt durch und kann die Verrichtungen begründen.

Maßnahmen:	**Begründungen:**
Wissensstand besprechen, Prioritäten in Lernbedürf-nissen setzen, Ehefrau bei Instruktion miteinbeziehen.	Voraussetzungen klären, damit die Instruktion wirk-sam gestaltet werden kann. Der Einbezug der Ehefrau kann, falls erwünscht, das Durchziehen der neu erlern-ten Verhaltensweisen för-dern.
Informationsschriften über den Umgang mit Diabetes mellitus abgeben. Die zur Verfügung stehenden Mit-tel an Patient und Ehefrau weiter geben (evtl. Film, Gruppenunterricht).	Verschiedene Methoden der Informationsvermitt-lung anwenden.
Fragen besprechen und dem Patienten Rückmel-dungen über die erworbe-nen Kenntnisse geben.	Lerngelegenheiten ausnüt-zen und üben und Fort-schritte anerkennen.

Faktoren besprechen, welche zu einer Veränderung in der Diabeteskontrolle führen können (z. B. Streß, Krankheit, Anstrengungen).

Zeichen der Hyperglykämie besprechen (z. B. Müdigkeit, Übelkeit, Erbrechen, Polyurie, erhöhtes Durstgefühl). Maßnahmen zur Vorbeugung besprechen und Kriterien aufzeigen, wann der Arzt aufgesucht werden muß.

Informationen überprüfen.

Überprüfen und sorgen für Informationen über die tägliche Kontrolle der Füße und korrekte Fußpflege (z. B. tägliche Kontrolle nach Verletzungen, Druckstellen, Hühneraugen, Schwielen; korrektes Nägelschneiden; tägliches Waschen; Meiden von Barfußlaufen; Tragen von nicht einengenden Socken, gut sitzenden Schuhen; z. B. vorsichtiges Eintragen neuer Schuhe; beim Auftreten einer Fußverletzung/Hautdefektes: desinfizieren und mit steriler Gaze abdecken, Wunde täglich kontrollieren und verbinden, bei Rötung, Schwellung oder Wundsekretion sofort Arzt aufsuchen).

Insulintherapie ebenso Diät brauchen evtl. Anpassungen bei kürzeren oder längeren Streßphasen.

Kenntnis und Verständnis der Krankheit helfen dem Patienten, sowohl Zeichen und Symptome rechtzeitig zu erkennen als auch die entsprechenden Maßnahmen einzuleiten, um Komplikationen vorzubeugen.

Vermindert die Gefahr einer Gewebeverletzung; fördert sowohl das Verständnis wie auch das Verhüten einer Ulzerabildung und weiterer Probleme bei der Wundheilung.

Instruktion der verordneten Insulinverabreichung.	Die Insulintherapie kann vorübergehender oder permanenter Ersatz der Daonil Tbl. sein.
Wirkung von Protaphan s.c. (NPH)-Insulin erklären.	Wirkt 18−24 Stunden, mit maximaler Wirkung nach 6−12 Stunden.
Umgang mit Stechampulle und ihre Aufbewahrung erklären (langsames Durchmischen der Flüssigkeit vor dem Aufziehen, Ampulle kühl und trocken aufbewahren).	Kräftiges Schütteln und Temperaturschwankungen können die Wirksubstanzen zerstören.
Günstige Injektionsstellen und Spritzschema erklären.	Das Abwechseln der Injektionsstelle kann Gewebeschädigungen vorbeugen. Je nach Einstichstelle ist die Resorptionszeit unterschiedlich.
Vorzeigen und/oder ausführen unter Kontrolle: Aufziehen, Dosiskontrolle und Verabreichung des Insulins.	Dieser Prozeß muß dem Patienten und seinen Bedürfnissen angepaßt werden. Entsprechend müssen Übungsgelegenheiten angeboten werden (z. B. Aufziehen), bis sich der Patient sicher fühlt.
Instruktion der Zeichen/Symptome einer Insulinreaktion/Hypoglykämie (z. B. Müdigkeit, Übelkeit, Kopfschmerzen, Heißhunger, Schwitzen, Reizbarkeit, Zittern, Angstgefühl, Konzentrationsschwierigkeiten).	Um Zeichen sofort erkennen und entsprechend handeln zu können (z. B. Einnahme von Orangensaft als Sofortmaßnahme und Käse für eine verzögerte Wirkung).

Überprüfen der Maßregeln bei Krankheit (z.B. Aufsuchen des Hausarztes wenn keine Nahrungszufuhr möglich, Insulinverabreichung entsprechend Verordnung; Vorkommnisse schriftlich festhalten).	Um das korrekte Vorgehen bei Krankheit wieder in Erinnerung zu rufen und somit eine Hyper-/Hypoglykämie zu meiden.
Dem Patienten empfehlen, Fingerblutzuckerwerte, Insulindosis/Injektionsort, ungewohnte körperliche Reaktionen, Nahrungszufuhr aufzuzeichnen.	Zur genauen Beurteilung der Wirksamkeit der Therapie durch Betreuungspersonen.
Verweisung an Ernährungsberatung zur Überprüfung der Diät.	Die Kalorienzahl bleibt unverändert, wird jedoch auf drei Mahlzeiten und zwei Zwischenmahlzeiten umverteilt.

AKTIVITÄTSINTOLERANZ*
[Beeinträchtigungssstufe angeben]

Taxonomie 1R: Sich bewegen (6.1.1.2)
[Thematische Gliederung: Aktivität/Ruhe]

> **Definition: Ein Zustand, der einem Menschen nur ungenügende physische oder psychische Kraft läßt, um die erforderlichen oder erwünschten Aktivitäten des täglichen Lebens zu verkraften oder auszuführen.**

MÖGLICHE FAKTOREN

Allgemeine Schwäche

Bewegungsarme Lebensweise

Bettruhe oder Immobilität

Mißverhältnis zwischen Sauerstoffangebot und -bedarf
[kognitive Defizite/Gemütszustand; Folge einer Grundkrankheit]

MERKMALE

– subjektive
☆ Verbale Äußerungen über Müdigkeit oder Schwäche
Bei Anstrengung, Mißbehagen oder Atemnot
[Schmerz]
[Spricht aus, keine Aktivität zu wünschen und/oder mangelndes Interesse daran zu haben]

– objektive
Abnormale Puls- oder Blutdruckregulation

---

* **Anm. d. Übers.: Unvermögen, aktiv zu sein**
☆ **Hauptsächliche/entscheidende Merkmale**

AKTIVITÄTSINTOLERANZ [Beeinträchtigungsstufe angeben]

41

EKG-Veränderungen aufgrund von Arrhythmien oder einer Ischämie

[Blässe]

[Zyanose]

Empfohlene Klassifikation zur Bestimmung des Ausmaßes der Beeinträchtigung (Gordon, 1987):

Stufe I: Gehen in normalem Tempo, ohne Steigung und ohne Unterbruch; Treppensteigen über ein oder mehrere Stockwerke, ungewohnt stark außer Atem sein

Stufe II: Gehen ohne Steigung etwa 250 m; langsam ein Stockwerk Treppensteigen, ohne anzuhalten

Stufe III: Gehen ohne Steigung und ohne anzuhalten nicht mehr als 25 m; nicht fähig, ein Stockwerk Treppen zu steigen, ohne anzuhalten

Stufe IV: Atemnot und Erschöpfung im Ruhezustand

PATIENTENBEZOGENE PFLEGEZIELE/ KRITERIEN ZUR EVALUATION

Der Patient

- erkennt negative/positive Faktoren, die die Aktivitätstoleranz beeinflussen; eliminiert oder reduziert nach Möglichkeit negative Einflüße.
- nimmt freiwillig an notwendigen/erwünschten Aktivitäten teil.
- berichtet über eine merkliche Zunahme der Aktivitätstoleranz.
- zeigt eine Abnahme der physiologischen Zeichen der Aktivitätsintoleranz (z. B. Puls, Atemfrequenz und Blutdruck innerhalb der normalen Werte des Patienten).

MASSNAHMEN

1. Pflegepriorität: Erkennen von ursächlichen/auslösenden Faktoren:

- Schätze die Reaktionen auf Aktivität ein, einschließlich der Vitalzeichen zuvor und danach.

42

- Schätze die Fähigkeit zu stehen und herumzugehen ein, sowie das Ausmaß der Unterstützung, die dabei gegeben werden muß.
- Beurteile das Ausmaß der Einschränkungen im Vergleich zu den früheren Aktivitäten.
- Achte auf Äußerungen des Patienten über Schwäche, Müdigkeit, Schlaflosigkeit, Schmerzen, Schwierigkeiten bei der Durchführung von Verrichtungen.
- Erkenne notwendige Aktivitäten im Gegensatz zu ersehnten Aktivitäten (z.B. kann Treppen steigen, möchte aber Federball spielen).
- Ermittle Streßfaktoren/psychologische Faktoren, die einen Einfluß haben könnten.
- Ermittle Faktoren, die einen Zusammenhang mit der Therapie haben könnten (z.B. Nebenwirkungen von Medikamenten).

2. Pflegepriorität: Unterstützen des Patienten im Umgang mit Faktoren, die Müdigkeit verstärken, und beim Zurechtkommen mit den individuellen Einschränkungen:
- Plane Ruhephasen zwischen den einzelnen Aktivitäten ein, um die Müdigkeit zu verringern.
- Begegne dem Patienten mit einer positiven Haltung und zeige dabei Verständnis für seine schwierige Situation.
- Überwache die Aktivität, um eine Überanstrengung zu vermeiden.
- Ermutige den Patienten, möglichst oft an der Planung von Aktivitäten teilzunehmen.
- Verhüte Unfälle durch Unterstützung des Patienten bei Aktivitäten, und sorge für geeignete Hilfsmittel bei Bedarf (z.B. Gehstöcke, Gehbock und/oder Rollstuhl).
- Schaffe Bedingungen, die das Wohlbefinden fördern, und sorge für Schmerzlinderung (vgl. PD Schmerzen oder chronische Schmerzen).
- Sorge bei Bedarf für eine Überweisung an andere Dienste (z.B. Gymnastik, Ergo-, Physio-, Aktivierungstherapie).

3. Pflegepriorität: Fördern des Wohlbefindens (Beraten/Ausbilden):

- Plane die größtmögliche Aktivität unter Berücksichtigung der Fähigkeiten des Patienten.
- Instruiere den Patienten, Reaktionen auf Aktivität zu überwachen und auf Zeichen/Symptome zu achten, die eine Änderung der Aktivität erfordern.
- Sorge für eine dem Patienten angepaßte Steigerung der Aktivität.
- Informiere den Patienten über Zeichen, die einen täglichen Fortschritt sichtbar machen.
- Unterstütze den Patienten, sich entsprechende Vorsichtsmaßnahmen zu eigen zu machen, um Unfälle zu verhüten.
- Vermittle Kenntnisse über den Einfluß allgemein gesundheitsfördernder Maßnahmen auf die Aktivitätsintoleranz (z. B. Ernährung, ausreichende Flüssigkeitszufuhr).
- Vgl. PD Beschäftigungsdefizit.

ZUSÄTZLICHE ANGABEN FÜR DIE PFLEGEDOKUMENTATION

- Übertrage die Aktivitätsstufe entsprechend der Klassifikation nach Gordon.

PERSÖNLICHE NOTIZEN

AKTIVITÄTSINTOLERANZ, POTENTIELL

Taxonomie 1R: Sich bewegen (6.1.1.3)

[Thematische Gliederung: Aktivität/Ruhe]

Definition: Ein Zustand, bei dem ein Mensch der Gefahr ausgesetzt ist, nur ungenügende physische oder psychische Kraft zu haben, um die erforderlichen oder erwünschten Aktivitäten des täglichen Lebens zu verkraften oder auszuführen.

RISIKOFAKTOREN

Bekannte Einschränkung von früher

Bestehende Kreislauf-/Atemprobleme

Verminderter Allgemeinzustand

Mangelnde Erfahrung in der gewohnten Aktivität

[Frühe Erkennung eines progressiven Krankheitszustandes wie z.B. Krebs, Multiple Sklerosis, chronisch obstruktive Lungenerkrankungen, große Operationen]

[Äußert Unvermögen/Unfähigkeit, die erwartete Aktivität auszuführen]

ANMERKUNG: Eine potentielle Diagnose kann nicht durch Zeichen und Symptome belegt werden, da das Problem nicht aufgetreten ist und die Pflegemaßnahmen die Prävention bezwecken.

PATIENTENBEZOGENE PFLEGEZIELE/ KRITERIEN ZUR EVALUATION

Der Patient

- spricht Verständnis aus, daß ein potentieller Verlust der Fähigkeit in Bezug zum momentanen Zustand besteht.
- nimmt an einem Aktivierungs-/Rehabilitationsprogramm teil, um die Leistungsfähigkeit zu verbessern.
- erkennt Möglichkeiten, die helfen, den momentanen Aktivitätszustand aufrechtzuerhalten.
- erkennt Zustände/Symptome, die eine erneute medizinische Beurteilung erfordern.

MASSNAHMEN

1. Pflegepriorität: Ermitteln von Faktoren, die die gegenwärtige Situation beeinflußen:

- Überprüfe Risikofaktoren bei der PD Aktivitätsintoleranz.
- Beachte die aktuelle medizinische Diagnose und/oder Therapie, die einen störenden Einfluß auf die Leistungsfähigkeit des Patienten bei einem erwünschten Aktivitätszustand haben könnte.
- Bestimme den momentanen Aktivitäts- und den momentanen körperlichen Zustand.
- Stelle irgendwelche gegenwärtige Einschränkungen der Leistungsfähigkeit fest (z. B. Alter, Arthritis, Klima oder Wetter usw.).

2. Pflegepriorität: Herausfinden von alternativen Möglichkeiten, um im Rahmen des eingeschränkten Zustandes aktiv zu bleiben:

- Entwickle ein körperliches Therapie-/Übungsprogramm in Zusammenarbeit mit dem Patienten und anderen Mitarbeitern (z. B. Physio- und/oder Ergotherapie).
- Baue ein Aktivierungsprogramm auf und unterstütze die Teilnahme an Übungs-/Aktivitätssgruppen.
- Leite den Patienten bei ungewohnten oder alternativen (zu gewohnten) Aktivitäten an.

3. Pflegepriorität: Fördern des Wohlbefindens
(Beraten/Ausbilden):

- Gib Informationen über mögliche Störungen der Aktivität, die auftreten können.
- Unterstütze den Patienten/Bezugsperson(en), evtl. notwendige Veränderungen zu planen.
- Sprich über den Zusammenhang zwischen der Krankheit/dem geschwächten Zustand und der Unfähigkeit, erwünschte Aktivität(en) auszuführen.
- Erkenne und sprich mit dem Patienten über Symptome, bei denen der Patient medizinische Hilfe/Beurteilung in Anspruch nehmen muß.

PERSÖNLICHE NOTIZEN

BESCHÄFTIGUNGSDEFIZIT

Taxonomie 1R: Sich Bewegen (6.3.1.1)

[Thematische Gliederung: Aktivität/Ruhe]

Definition: Der Zustand, in welchem ein Mensch einen verminderten Antrieb, mangelndes Interesse oder Engagement für die Gestaltung von Freizeit und Erholung erlebt [aufgrund innerer/äußerer Faktoren, die er beeinflussen kann oder nicht].

MÖGLICHE FAKTOREN

Mangel an Beschäftigungsmöglichkeiten in der Umgebung (z. B. bei längerfristiger Hospitalisierung, häufigen, langdauernden Behandlungen)

[Körperliche Einschränkungen, Bettlägerigkeit]

[Situations-, entwicklungsbedingte Probleme]

[Psychischer Zustand, z. B. Depression]

MERKMALE

– subjektive

Folgende Aussagen des Patienten über:

Langeweile; Wunsch, etwas tun zu können, z. B. lesen usw.

Gewohnte Hobbies können im Spital nicht ausgeübt werden [oder sind durch körperliche Einschränkungen erschwert]

– objektive

[flache Affektivität; Desinteresse]

[Unruhe, Weinen]

[Lethargie; Zurückgezogenheit]

[Feindseligkeit]

48

ERWÜNSCHTE PFLEGEZIELE/ KRITERIEN ZUR EVALUATION

Der Patient

- erkennt seine psychischen Reaktionen (z. B. Hoffnungs- und Hilflosigkeit, Wut, Depression) und versucht, diese zu bewältigen.
- beschäftigt sich im Rahmen seiner Möglichkeiten mit Aktivitäten und ist damit zufrieden.

MASSNAHMEN

1. Pflegepriorität: Ermitteln der auslösenden/ursächlichen Faktoren:

- Prüfe nach, wie sehr tatsächlich eine Benachteiligung durch die Umstände vorhanden ist.
- Beachte die Auswirkung der Einschränkung/Krankheit auf die Lebensweise des Patienten. Vergleiche mit dem Aktivitätszustand vor der Krankheit.
- Bestimme mögliche Fähigkeiten, an Aktivitäten teilzunehmen, und das Interesse daran (hindernde Faktoren: z. B. bestehende Depression, Zurückgezogenheit, Probleme der Mobilität, Verlust in der Sinneswahrnehmung).

2. Pflegepriorität: Motivieren und anregen des Patienten, sich an der Lösungssuche zu beteiligen:

- Anerkenne die Realität der Situation und die Gefühle des Patienten.
- Bringe aus der Vorgeschichte des Patienten bevorzugte Aktivitäten, Hobbies usw. in Erfahrung.
- Halte entsprechende Maßnahmen fest, um mit Begleitumständen umzugehen (z. B. Depression, Immobilität usw.).
- Sorge für körperliche und geistige Aktivitäten.
- Fördere abwechselnde Aktivitäten/Anregungen (z. B. Musik, Nachrichten, erzieherische Darbietungen – Fernsehen, Kassetten, Lesematerial oder Besuche, Spiele, Handarbeiten und Hobbies) und schalte bei Bedarf Erholungsphasen/Ruhepausen ein.

BESCHÄFTIGUNGSDEFIZIT

49

Anmerkung: Aktivitäten müssen dem Patienten persönlich etwas bedeuten, damit er die höchste Befriedigung daraus zu ziehen vermag.

- Ermutige den Patienten, bei Planung und Auswahl der notwendigen und freiwilligen Aktivitäten mitzuhelfen. Er möchte vielleicht eine Lieblingssendung während einer Pflegeverrichtung anschauen; die Verrichtung – wenn möglich – zu einem anderen Zeitpunkt einplanen (fördert beim Patienten das Gefühl der Mitbestimmung).

- Nimm keine Änderungen ohne Absprache mit dem Patienten vor. Es ist wichtig, daß die Pflegenden Vereinbarungen mit dem Patienten treffen und sich daran halten.

- Sorge wenn möglich für Umgebungswechsel; drinnen oder draußen.

- Erkenne, was zur Mobilisierung nötig ist (Rollstuhl/ Gehbock/Transporter/Wagen/freiwillige Hilfe).

- Sorge für regelmäßige Veränderungen in der unmittelbaren Umgebung des Patienten, wenn er diese nicht verlassen kann. Anschlagbretter entsprechend der Jahreszeit, farbliche Veränderungen, Möbelumstellungen, Bilder usw. können auf den Patienten anregend wirken. Berücksichtige Vorschläge des Patienten bei der Umgestaltung.

- Schlage die Anschaffung z. B. von Vogelfutterstellen/-bädern oder Blumenfenstern, einem Terrarium/Aquarium vor, um die Anteilnahme und Beteiligung beim Erkennen der Vogelarten, Auswahl der Körner usw. zu fördern.

- Akzeptiere feindselige Gefühlsäußerungen, setze jedoch Grenzen bei aggressivem Austoben. (Das Zugeständnis, Gefühle der Wut oder Hilflosigkeit auszudrücken, erlaubt eine beginnende Heilung. Destruktives Verhalten ist kontraproduktiv für Selbstwertgefühl und Problemlösung.)

3. Pflegepriorität: Fördern des Wohlbefindens (Beraten/Ausbilden):

- Entdecke andere Möglichkeiten für sinnvolle Aktivitä-

50

ten unter Berücksichtigung der Stärken/Fähigkeiten der Person.

- Gib geeignete Hinweise auf vorhandene Hilfsgruppen, Vereine, Dienstleistungsorganisationen.
- Vgl. PD Machtlosigkeit; soziale Isolation.

PERSÖNLICHE NOTIZEN

INAKTIVITÄTSSYNDROM, POTENTIELL

Taxonomie 1R: Austauschen (1.6.1.5)

[Thematische Gliederung: Aktivität/Ruhe]

Definition: Der Zustand, bei dem ein Mensch der Gefahr eines körperlichen Abbaus als Folge auferlegter oder unvermeidbarer muskuloskeletaler Inaktivität ausgesetzt ist. (Anm. Die NANDA stellt folgende Komplikationen bei Immobilität fest: Dekubiti, Verstopfung, Stase der Lungensekrete, Thrombose, Harnwegsinfekt/-retention, verminderte Kraft/Ausdauer, Orthostase, verminderte Gelenksbewegung, Desorientierung, Störung des Körperbildes und Machtlosigkeit).

RISIKOFAKTOREN

– subjektive

Starker Schmerz, [chronische Schmerzen]

– objektive

Paralyse/Lähmungen

Immobilität jeglicher Art

Veränderter Bewußtseinszustand

ANMERKUNG: Eine potentielle Diagnose kann nicht durch Zeichen und Symptome belegt werden, da das Problem nicht aufgetreten ist und die Pflegemaßnahmen die Prävention bezwecken.

PATIENTENBEZOGENE PFLEGEZIELE/ KRITERIEN ZUR EVALUATION

Der Patient

- weist intakte Haut/Gewebe auf oder erlangt eine komplikationslose Wundheilung.
- bewahrt/erlangt wirksame Ausscheidungsgewohnheiten.
- ist frei von Zeichen/Symptomen infektiöser Vorgänge im Körper.
- weist eine angemessene periphere Durchblutung mit stabilen Vitalzeichen auf; die Haut ist warm und trocken, die peripheren Pulse tastbar.
- bewahrt/erlangt einen optimalen Funktionszustand.
- bewahrt den gewohnten Realitätssinn.
- spricht aus, ein Gefühl der Kontrolle über die gegenwärtige Situation und das zukünftige Geschehen zu haben.
- erkennt und integriert auf realistische Weise die Veränderung in sein Selbstbild, ohne sein Selbstwertgefühl zu schmälern.

MASSNAHMEN

1. Pflegepriorität: Beurteilen, ob Komplikationen, die bei den Risikofaktoren aufgelistet sind, entstehen können:

- Stelle fest, ob spezielle Probleme bestehen.
- Ermittle die individuellen Ressourcen/Unterstützungssysteme des Patienten.
- Stelle fest, ob die Erkrankung des Patienten akut/kurzfristig ist oder ob es sich um eine längerfristige/bleibende Krankheit handelt.
- Beurteile, ob der Patient und die Familie die Situation einschätzen können und fähig sind, die Pflege für eine längere Zeitspanne zu übernehmen.

2. Pflegepriorität: Erkennen von individuell angemessenen präventiven/verbessernden Maßnahmen:

Haut:

- Lagere häufig um, je nach Bedarf und Situation.
- Setze rechtzeitig druckentlastende Hilfsmittel ein (z. B. Superweichlagerung, Wasserkissen usw.).
- Ermittle den Ernährungszustand.
- Sorge für eine wiederholte Patienteninstruktion bezüglich Ernährung, Umlagern, persönlicher Hygiene.
- Vgl. PD Hautdefekt; Gewebeschädigung.

Ausscheidung:

- Fördere eine ausgewogene Ernährung mit hohem Nahrungsfaseranteil und ausreichender Flüssigkeitszufuhr einschließlich Fruchtsäfte.
- Fördere eine optimale Mobilität so früh als möglich, verwende bei Bedarf angepaßte Hilfsmittel.
- Beurteile, ob Stuhlweichmacher, Quellmittel angezeigt sind.
- Überwache die Ausscheidungsmenge/Qualität des Urins.
- Führe bei Bedarf ein Ausscheidungstraining für Darm und Blase durch.
- Vgl. PD Verstopfung; Durchfall; Stuhlinkontinenz; Urinausscheidung, gestört; Harnverhalten [akut/chronisch].

Atmung:

- Sorge für regelmäßiges Umlagern, Aushusten, vertieftes Atmen.
- Fördere den Gebrauch eines Incentive-Spirometers.
- Instruiere Lagerungen zur Sekretentleerung.
- Unterstütze/instruiere Familienangehörige und Betreuungspersonen bezüglich wirksamer Hustentechniken.
- Kontrolliere die Atemgeräusche und das Aussehen des Sekretes.
- Rate ab vom Rauchen. Empfiehl bei Bedarf die Teilnahme an einem Entwöhnungsprogramm.

- Halte bei Bedarf die Atemwege durch Absaugen frei.
- Vgl. PD Freihalten der Atemwege/Atemvorgang, ungenügend.

Gewebedurchblutung (vaskulär):
- Kontrolliere die Kern- und Hauttemperatur.
- Beobachte Veränderungen der Sensibilität, Durchblutung, allgemeine Hautfarbe, Bewußtseinszustand, Atmung und Sekrete.
- Setze Hilfsmittel zur Förderung der vaskulären Zirkulation ein (z. B. Einbinden der Beine, Stützstrümpfe).
- Kontrolliere den Blutdruck, wenn möglich vor und nach Aktivität, stehend, sitzend und liegend.
- Erhöhe stufenweise den Kopfteil. Hilf bei Bedarf mit beim Umlagern. Setze bei Bedarf einen kippbaren Tisch ein.
- Sorge für eine korrekte Körperhaltung; vermeide einengende Kleidung/Hilfsmittel zur Zwangsruhigstellung.
- Vgl. PD Gewebedurchblutung, verändert.

Mobilität/Kraft usw. (muskulär):
- Führe passive und aktive Bewegungsübungen mit Hilfe der Physio-/Ergotherapie (zur Kräftigung der Muskulatur) durch.
- Fördere den Patienten, schrittweise seine persönliche Pflege zu übernehmen.
- Plane regelmäßige Aktivitäten ein, um die Kraft/Ausdauer nach Möglichkeit zu verbessern.
- Wende funktionelle Schienen bei Bedarf an.
- Beurteile den Einfluß der Schmerzen bei Mobilitätsproblemen.
- Führe je nach Situation ein Schmerzlinderungsprogramm durch.
- Vgl. PD Aktivitätsintoleranz; Mobilität, körperlich, beeinträchtigt; Schmerz [akut]/chronisch.

Sensibilität/Wahrnehmung:
- Orientiere wenn nötig den Patienten über Zeit, Ort, Person usw. Sorge für Orientierungshilfen (z. B. Uhr, Kalender).
- Sorge für eine stimulierende Umgebung (z. B. Musik, Fernseher/Radio, Besuche).
- Ermutige den Patienten (entsprechend den körperlichen Möglichkeiten), an einem regelmäßigen Übungsprogramm teilzunehmen. Unterstütze den Gebrauch von persönlichen Schlafhilfen/Einschlafritualen, um die normale Schlaf-/Ruhephase zu fördern.
- Vgl. PD Sinneswahrnehmungen, verändert; Schlafgewohnheiten, gestört; soziale Isolation.

Machtlosigkeit (Selbstkonzept):
- Erkläre/besprich alle pflegerischen Verrichtungen mit dem Patienten.
- Sorge für gemeinsame Zielsetzungen unter Beteiligung der Bezugsperson(en).
- Sorge wenn möglich für eine kontinuierliche Pflege durch die gleiche Person.
- Stelle sicher, daß der Patient seine Bedürfnisse ausreichend mitteilen kann (z. B. Rufglocke in Reichweite, schriftliche Mitteilungsmöglichkeiten, Übersetzungshilfe).
- Ermutige das Aussprechen von Gefühlen/Fragen.
- Vgl. PD Machtlosigkeit; Kommunikation, verbal, beeinträchtigt; Selbstwertgefühl, Störung; Rollenerfüllung, verändert.

Körperbild (Selbstkonzept):
- Orientiere den Patienten über körperliche Veränderungen durch mündliche Beschreibungen, schriftliche Informationen; ermutige ihn zur Selbstbetrachtung und zu Gesprächen über die Veränderungen.
- Fördere Beziehungen zu Gleichaltrigen/Gleichgesinnten und die Rückkehr zu gewohnten Aktivitäten im Rahmen der individuellen Möglichkeiten.

56

- Vgl. PD Körperbild, Störung; Selbstwertgefühl, situationsbedingt tief; soziale Isolation; persönliche Identität, Störung.

3. Pflegepriorität: Fördern des Wohlbefindens (Beraten/Ausbilden):

- Vermittle/besprich Kenntnisse bezüglich individueller Bedürfnisse/Problembereiche.
- Besprich Zeichen/Symptome, die eine medizinische Kontrolle/Intervention erfordern.
- Erkenne Hilfsgruppen/soziale Institutionen in der Gemeinde (z. B. finanzielle Hilfen, Hauspflege, Tageskliniken, Ferienlager, Transportmöglichkeiten).
- Verweise auf angemessene Möglichkeiten zur Rehabilitation/Pflege im eigenen Heim.
- Beachte Bezugsstellen für Hilfsmittel/-geräte.

PERSÖNLICHE NOTIZEN

MÜDIGKEIT

Taxonomie 1R: Sich bewegen (6.1.1.2.1)

[Thematische Gliederung: Aktivität/Ruhe]

Definition: Ein anhaltendes überwältigendes Gefühl der Erschöpfung und eine verminderte Fähigkeit, körperliche und geistige Arbeit zu leisten.

MÖGLICHE FAKTOREN

Verminderter/erhöhter Stoffwechsel

Veränderte chemische Vorgänge im Körper (z. B. Medikamente, Drogenentzug, Chemotherapie)

Erhöhter Energiebedarf, um die Aktivitäten des täglichen Lebens auszuführen

Überwältigende psychische oder emotionale Anforderungen

Übermäßige soziale Anforderungen und/oder Rollenerwartungen

Zustände des Mißbehagens

MERKMALE

– subjektive

☆ Aussagen über einen nicht nachlassenden und überwältigenden Mangel an Energie; Unfähigkeit, den gewohnten Tätigkeiten nachzugehen

Wahrgenommenes Bedürfnis nach zusätzlicher Energie, um die gewohnten Pflichten zu erfüllen

Beeinträchtigtes Konzentrationsvermögen

Verminderte Libido

☆ **Hauptsächliche/entscheidende Merkmale**

58

– objektive

Zunahme von körperlichen Beschwerden

Emotionale Labilität oder Reizbarkeit

Lethargie oder Apathie

Desinteresse in Bezug auf das Umfeld/Introspektion

Vermindertes Leistungsvermögen, erhöhte Unfallneigung

PATIENTENBEZOGENE PFLEGEZIELE/ KRITERIEN ZUR EVALUATION

Der Patient

- berichtet über einen besseren Energiezustand.
- erkennt den Grund der Müdigkeit und individuelle Kontrollbereiche.
- führt die Aktivitäten des täglichen Lebens aus und nimmt je nach Fähigkeit an erwünschten Aktivitäten teil.
- beteiligt sich am empfohlenen Therapieprogramm.

MASSNAHMEN

1. Pflegepriorität: Ermitteln der ursächlichen/begünstigenden Faktoren:

- Beachte die Medikamenteneinnahme (z. B. Müdigkeit kann eine Nebenwirkung von Betablockern sein).
- Beachte, ob gewisse psychische oder physische Krankheitszustände vorhanden sind (z. B. Hepatitis, AIDS, schwerwiegende depressive Störung, Angstzustände).
- Beachte Veränderungen der Lebensweise, vermehrte Verantwortung, berufsbedingte Konflikte.
- Ermittle Ausmaß der Fähigkeit zu stehen, herumzugehen und die darin erforderliche Unterstützung.
- Überwache die körperliche Reaktion auf Aktivität (z. B. Veränderungen von Blutdruck, Puls oder Atemfrequenz). Beachte die Art der Erkrankung, das Stadium des Krankheitsprozeßes, den Ernährungszustand, die Flüssigkeitsbilanz.

- Ermittle psychische Faktoren und Persönlichkeitsmerkmale, die einen Einfluß auf die Klagen über Müdigkeit haben können.
- Stelle fest, wie sich die Müdigkeit äußert, sowie ihre Intensität, Dauer und emotionale Bedeutung für den Patienten. Verwende dazu eine Skala oder einen standardisierten Beobachtungsbogen, wie z. B. den «Piper Fatigue Self-Report Scale», wenn vorhanden.
- Beachte, was nach der Auffassung des Patienten die Müdigkeit verursacht und wie er sich davon befreien kann.
- Beurteile Aspekte einer «erlernten Hilfslosigkeit», die sich möglicherweise äußert durch Selbstaufgabe/Aufrechterhalten eines «Müdigkeitszyklus», beeinträchtigtes Leistungsvermögen, erhöhte Angst und Müdigkeit.
- Stelle fest, ob Schlafstörungen vorhanden sind, und beurteile ihr Ausmaß.

2. Pflegepriorität: Unterstützen des Patienten, die Müdigkeit zu bewältigen und entsprechend den individuellen Fähigkeiten damit zurechtzukommen:
- Plane Ruhephasen bei der Pflege ein. Plane Aktivitäten in jener Zeitspanne ein, in der der Patient am meisten Energie hat.
- Laß den Patienten/Bezugsperson(en) an der Zeitplanung teilnehmen.
- Vermeide eine übermäßige/mangelnde Stimulation (sowohl kognitiv als auch sensorisch).
- Plane mit dem Patienten realistische Aktivitätsziele.
- Unterstütze den Patienten bei der persönlichen Pflege; stelle das Bettniveau auf die unterste Position, räume Hindernisse aus dem Weg, leiste Mithilfe bei der Mobilisation.
- Ermutige den Patienten, alles, was möglich ist, selbst auszuführen (z. B. persönliche Pflege, aufstehen, spazieren). Steigere die Aktivität entsprechend dem Zustand des Patienten.
- Instruiere Methoden, um die Kräfte gut einzuteilen (z. B. Aktivitäten sitzend anstatt stehend auszuführen,

sitzend zu duschen. Plane zu Beginn den Handlungsablauf so, daß alles benötigte Material in Reichweite ist).

- Sorge für eine Umgebung, die eine Verminderung der Müdigkeit bewirkt (es ist z. B. bekannt, daß Lufttemperatur und -feuchtigkeit den Erschöpfungszustand beeinflußen können).

- Sorge für eine entsprechende Sauerstoffgabe bei einer bestehenden Anämie/Hypoxie, welche die Müdigkeit begünstigen. Besprich Maßnahmen, die regelmäßig durchgeführt, einen erholsamen Schlaf fördern (vgl. PD Schlafgewohnheiten, gestört).

- Sorge für Aktivitäten zur Erholung/Beschäftigung.

- Instruiere bei Bedarf Methoden für den Umgang mit Streß (z. B. Visualisierungstechniken, Entspannungsmethoden und Biofeedback).

- Verweise an Physio-/Ergotherapie für regelmäßige tägliche Übungen und Aktivitäten, um die Kraft und den Muskeltonus zu bewahren/erhöhen und das persönliche Wohlbefinden zu steigern.

3. Pflegepriorität: Fördern des Wohlbefindens (Beraten/Ausbilden):

- Anerkenne, daß die Beschwerden des Patienten bei Müdigkeit für ihn real sind, und unterschätze die daraus folgende Einbuße an Lebensqualität nicht.

- Unterstütze den Patienten/Bezugsperson(en), einen Aktivitäts- und Übungsplan zu erstellen unter Berücksichtigung der jeweiligen persönlichen Fähigkeiten.

- Instruiere den Patienten, aktivitätsbedingte Reaktionen zu überwachen und Zeichen/Symptome zu erkennen, die eine Veränderung des Aktivitätszustandes erfordern.

- Besprich den Therapieplan mit Hinweis auf die individuellen ursächlichen Faktoren (z. B. körperliche und/oder psychische Krankheiten) und hilf dem Patienten, die Beziehung zwischen Müdigkeit und Krankheit zu verstehen.

- Empfiehl allgemeine gesundheitsfördernde Maßnahmen (z.B. gesunde Ernährungsweise, ausreichende Flüssigkeitszufuhr, angepaßte Vitaminzufuhr).

- Besprich, falls angezeigt, das Burn-Out Syndrom mit entsprechenden Maßnahmen, die der Patient ergreifen kann, um seine Situation zu verändern.
- Ermutige den Patienten, die Fähigkeit zur Selbstbehauptung zu entwickeln, dabei Prioritäten in Zielsetzung/Aktivitäten zu unterscheiden und zu lernen, nein zu sagen.
- Unterstütze den Patienten, Bewältigungsformen zu erkennen, die das Gefühl, die Kontrolle zu haben, erhöhen und das Selbstwertgefühl steigern.
- Verweise falls angezeigt auf Beratungsmöglichkeiten/ Psychotherapie.
- Vermittle Ressourcen als Hilfe für Routinearbeiten (z.B. Mahlzeitendienst, Haushalthilfen/Haus- und Gartenpflege).

PERSÖNLICHE NOTIZEN

SCHLAFGEWOHNHEITEN, GESTÖRT

Taxonomie 1: Sich bewegen (6.2.1)

[Thematische Gliederung: Aktivität/Ruhe]

> **Definition: Schlafstörungen, die bei einem Menschen Mißbehagen bereiten oder die erwünschte Lebensweise stören.**

MÖGLICHE FAKTOREN

Veränderungen der Wahrnehmung:

Innere Faktoren: (Krankheit [Schmerzen]; psychologischer Streß [Angst, Depression]; [Inaktivität])

Äußere Faktoren: (umweltbedingte Veränderungen [einschließlich Schichtwechsel], Spitalroutine; soziale Umstände [z. B. Verpflichtungen zur Pflege von anderen])

MERKMALE

– subjektive

☆ Verbale Äußerungen über Einschlafstörungen

☆ Verbale Äußerungen über das Gefühl, nicht ausgeruht zu sein

☆ Früheres oder späteres Erwachen als erwünscht

☆ Schlafunterbrüche

[Einschlafen während Aktivitäten]

– objektive

Veränderungen im Verhalten und Auftreten (erhöhte Reizbarkeit, Desorientierung, Lustlosigkeit, Unruhe, Lethargie)

Körperliche Zeichen (schwacher, flüchtiger Nystagmus, Herabhängen des Oberlides, leichter Tremor der Hand, ausdrucksloses Gesicht, dunkle Augenringe, Veränderungen der Körperhaltung, häufiges Gähnen)

☆ **Hauptsächliche/entscheidende Merkmale**

Mühevolles Sprechen mit schlechter Artikulation und falscher Wortwahl

ERWÜNSCHTE PFLEGEZIELE/ KRITERIEN ZUR EVALUATION

Der Patient

- äußert Einsicht in die Schlafstörung.
- erkennt individuell geeignete Maßnahmen, um den Schlaf zu fördern.
- paßt die Lebensweise so an, daß dem chronobiologischen Rhythmus («innere Uhr») Rechnung getragen wird.
- berichtet über eine Verbesserung der Schlafgewohnheiten.
- berichtet über ein verbessertes Wohlbefinden und das Gefühl, ausgeruht zu sein.
- (Familie) geht angemessen mit Durchschlafstörungen bei Kindern um.

MASSNAHMEN

1. Pflegepriorität: Erkennen der ursächlichen/begünstigenden Faktoren:

- Erkenne bestehende, bei den Ursachen aufgelistete, innere/äußere Faktoren, einschließlich Faktoren, die zur Schlaflosigkeit beitragen können, z.B. chronische Schmerzen, Depression, Krankheiten des Stoffwechsels wie z.B. Hyperthyreoidismus und Diabetes mellitus, rezeptpflichtige/nicht rezeptpflichtige Medikamenteneinnahme, Altern. (Eine hohe Prozentzahl der Betagten haben einen veränderten Schlafrhythmus).
- Beachte eine diagnostizierte Narkolepsie, Schlafapnoe, schlafinduzierte respiratorische Störungen, nächtlicher Myoklonus usw.
- Ermittle Störungen der Schlafgewohnheiten, die einen Zusammenhang mit bestimmten vorhandenen Krankheiten haben, z.B. Nykturie, die bei einer gutartigen Prostatavergrößerung auftritt.

- Ermittle Durchschlafstörungen, die Kinder betreffen: Schlafwandeln, Alpträume und Bettnässen.
- Überprüfe den psychischen Zustand, achte auf individuelle und Persönlichkeitsmerkmale.
- Ermittle vor kurzem aufgetretene traumatische Ereignisse im Leben des Patienten (z. B. Todesfall in der Familie, Stellenverlust usw.).
- Schätze den Konsum von Koffein und alkoholischen Getränken ein. (Eine übermäßige Einnahme stört den REM-Schlaf).
- Leiste Mithilfe bei diagnostischen Untersuchungen (z. B. EEG, Schlafstudien).

2. Pflegepriorität: Beurteilen der Schlafgewohnheiten und -störung(en):

- Ermittle die individuellen Schlafgewohnheiten durch Beobachten und/oder Rückmeldungen von Bezugsperson(en), einschließlich der gewohnten Einschlafzeit, Rituale/Routine, Anzahl der Schlafstunden, Aufwachzeit und Umgebungsbedingungen.
- Finde heraus, ob der Patient schnarcht und in welcher Schlafposition dies auftritt.
- Achte auf subjektive/objektive Äußerungen über die Schlafqualität.
- Achte auf Umstände, die den Schlaf unterbrechen, und auf ihre Häufigkeit.
- Beachte Veränderungen der gewohnten Schlafzeiten, z. B. andere Arbeitszeiten, andere Einschlafzeiten (Hospitalisation).
- Beobachte körperliche Ermüdungszeichen (z. B. Unruhe, Handtremor, mühevolles Sprechen usw.).
- Leiste Mithilfe bei verschiedenen Untersuchungen/Abklärungen der Schlafgewohnheiten.

3. Pflegepriorität: Unterstützen des Patienten, optimale Schlafgewohnheiten zu erreichen:

- Plane nach Möglichkeit ungestörte Ruhephasen bei der Pflege ein, berücksichtige vor allem längere Schlafperioden in der Nacht. Führe möglichst viele Pflegeverrichtungen aus, ohne den Patienten zu wecken.

- Erkläre, warum beim hospitalisierten Patienten Störungen zur Überwachung der Vitalzeichen und/oder von anderen Pflegeverrichtungen notwendig sind.
- Sorge für eine ruhige Umgebung und führe wohltuende Maßnahmen aus, z. B. Rückenmassage, körperliche Erfrischungen, sorge als Schlafvorbereitung für frische und faltenfreie Leintücher.
- Empfiehl die Einschränkung von Schokolade und koffein-/alkoholhaltigen Getränken, vor allem vor dem Schlafen.
- Schränke die Flüssigkeitszufuhr am Abend ein, falls die Nykturie ein Problem ist.
- Probiere andere Schlafhilfen aus (z. B. ein warmes Bad/ Milch, Eiweißzufuhr vor dem Schlafen).
- Verabreiche bei Bedarf Schmerzmedikamente eine Stunde vor dem Schlafen.
- Kontrolliere die Wirkung medikamentöser Therapien – wie bei Amphetamine oder Stimulantien (z. B. Ritalin bei Narkolepsie).
- Besprich bei schwerwiegender Schlafapnoe mit dem Patienten die Empfehlungen des Arztes über den Gebrauch von Tranquilizern, Operation (Tracheotomie) und/oder Sauerstofftherapie – mit gebremster Ausatmung (CPAP).
- Gehe sparsam mit Barbituraten und/oder anderen Schlafmedikamenten um. (Untersuchungen zeigen, daß der längerfristige Gebrauch dieser Medikamente sogar Schlafstörungen hervorrufen kann.)
- Entwickle Verhaltensmaßnahmen gegen Schlaflosigkeit:

Im Bett an entspannende Dinge denken.

Tagsüber keine Nickerchen machen.

Nicht lesen im Bett; das Bett verlassen, wenn der Schlaf nach einer Viertelstunde nicht eintritt.

Den Schlaf auf 7 Stunden pro Nacht beschränken.

Dem Patienten versichern, daß Schlaflosigkeit die Gesundheit nicht beeinträchtigen sollte.

- Besprich mit den Eltern die physiologischen/psychologischen Faktoren, die den Durchschlafstörungen der Kinder zugrundeliegen (z. B. verzögerte Entwicklung des Nervensystems). Die meisten dieser Störungen verschwinden bis zur Pubertät.

4. Pflegepriorität: Fördern des Wohlbefindens (Beraten/Ausbilden):

- Unterstütze den Patienten, ein individuelles Entspannungsprogramm zu erstellen. Demonstriere Entspannungstechniken (z. B. Biofeedback, Selbsthypnose, Visualisierung, progressive Entspannung).

- Fordere den Patienten dazu auf, täglich an einem regelmäßigen Übungsprogramm teilzunehmen als Hilfe zur Streßkontrolle/Freisetzung von Energien. Anmerkung: Übungen vor dem Schlafen können den Patienten eher stimulieren als entspannen und den Schlaf sogar stören.

- Empfiehl einen Imbiß vor dem Schlafen (z. B. Milch oder einen milden Fruchtsaft und Biskuits) ins Ernährungsprogramm aufzunehmen, um eine Schlafstörung durch Hunger zu vermindern.

- Schlage vor, das Bett/Schlafzimmer nur für den Schlaf zu benutzen, nicht um zu arbeiten oder fernzusehen.

- Probiere Hilfsmittel aus, um Licht/Lärm auszuschalten, z. B. Augenbinden, Rolläden/Vorhänge zur Verdunkelung, Ohropax, monotone Geräusche (z. B. Weißes Rauschen).

- Leiste Mithilfe bei einem Programm, wenn der Patient eine «verzögerte Einschlafstörung» hat, um die innere Uhr des Körpers «wiedereinzustellen» (Chronotherapie).

- Hilf dem Patienten, Zeitpläne zu erstellen, um die Leistungsspitze auszunutzen, die bei der chronobiologischen Kurve ersichtlich geworden ist.

- Empfiehl, wenn erforderlich, ein Nickerchen in der Mitte des Vormittags. Nickerchen, vor allem am Nachmittag, können normale Schlafgewohnheiten stören.

- Unterstütze den Patienten, bei einem Verlust mit dem Trauerprozeß fertig zu werden.

- Schlage bei Bedarf die Überweisung an ein Schlaflabor zur Abklärung vor.
- Schlage die Überweisung an eine Familienberatung vor als Hilfe für Eltern, mit Problemen bei Durchschlafstörungen ihrer Kinder umzugehen.

PERSÖNLICHE NOTIZEN

DYSREFLEXIE (HYPERREFLEXIE)

Taxonomie 1R: Austauschen (1.2.3.1)

[Thematische Gliederung: Kreislauf]

Definition: Der Zustand, bei dem ein Mensch mit einer Rückenmarksverletzung oberhalb Th6 eine lebensbedrohende, ungehemmte, autonome Reaktion des Nervensystems auf einen schädlichen Reiz erlebt.

MÖGLICHE FAKTOREN

Blasenüberdehnung, Darmblähung

Hautreizung

Wissensdefizit des Patienten und der Pflegeperson

[Sexuelle Übererregung]

MERKMALE

☆ Ein Mensch mit einer Rückenmarksverletzung (oberhalb Th6):

– subjektive

☆ Kopfschmerzen (ein diffuser Schmerz in unterschiedlichen Kopfbereichen und nicht beschränkt auf einen von einem bestimmten Nerv innervierten Kopfbereich)

Parästhesien; Frösteln; verschwommenes Sehen; Thoraxschmerzen; metallischer Mundgeschmack; Blutandrang in der Nase

Pilomotorischer Reflex (Gänsehaut nach Kühlung der Haut)

– objektive

☆ Paroxysmale Hypertension (plötzlich auftretender periodisch erhöhter Blutdruck bei einem systolischen Druck

---

☆ **Hauptsächliche/entscheidende Merkmale**

69

von mehr als 140 mmHg und diastolischen Druck von mehr als 90 mmHg)

☆ Bradykardie oder Tachykardie (Pulsfrequenz weniger als 60 oder mehr als 100 Schläge pro Minute)

☆ Schweißsekretion (oberhalb der Rückenmarksverletzung); rote Hautflecken (oberhalb der Rückenmarksverletzung); Blässe (unterhalb der Rückenmarksverletzung)

Horner-Syndrom (Pupillenverengung, partielles Herabhängen des Oberlides, Enophthalmus und manchmal eine fehlende Schweißsekretion auf der betroffenen Gesichtshälfte); Bindehautschwellung

PATIENTENBEZOGENE PFLEGEZIELE/ KRITERIEN ZUR EVALUATION

Der Patient/die Pflegeperson

• erkennt Risikofaktoren.

• erkennt Zeichen/Symptome der Dysreflexie.

• wendet präventive/korrigierende Maßnahmen an.

• erlebt keine Anfälle einer Dysreflexie oder fordert medizinische Hilfe rechtzeitig an.

MASSNAHMEN

1. Pflegepriorität: Ermitteln der auslösenden Risikofaktoren:

• Ermittle, ob eine Blasenüberdehnung/Darmblähung, Blasenkrämpfe/Nierensteine oder Infektion vorhanden sind.

• Beobachte Haut/Gewebe nach Druckstellen, vor allem nach längerem Sitzen.

• Sorge dafür, daß der Patient extreme Temperaturen/ Durchzug meidet, und instruiere ihn entsprechend.

☆ **Hauptsächliche/entscheidende Merkmale**

- Überwache den Patienten engmaschig während Untersuchungen, bei denen eine Blasen- oder Darmmanipulation stattfindet.

2. Pflegepriorität: Sorgen für eine Früherkennung und sofortige Maßnahmen:

- Beurteile mit der Dysreflexie in Zusammenhang auftretende Beschwerden/Symptome (z. B. starke Kopfschmerzen, Thoraxschmerzen, verschwommenes Sehen, Gesichtsrötungen, Übelkeit, metallischer Mundgeschmack, Horner-Syndrom).
- Erhöhe den Bettkopfteil um $45°$ oder lagere in einer sitzenden Stellung, um den Blutdruck zu senken.
- Korrigiere/schalte den ursächlichen Reiz aus (z. B. bei einer Blasenüberdehnung/Darmblähung, Druck auf eine Hautstelle, extreme Temperatur).
- Überwache während eines Anfalls häufig den Blutdruck. Sorge für regelmäßige Blutdruckkontrollen nach Abklingen der Symptome.
- Verabreiche nach Verordnung Medikamente zur Blockierung einer übermäßigen autonomen Reizleitung, zur Normalisierung der Pulsfrequenz und zur Reduktion der Hypertension.
- Trage eine lokal anästhesierende Salbe auf das Rektum auf; entferne eine Kotstauung nach Abklingen der Symptome.

3. Pflegepriorität: Fördern des Wohlbefindens (Beraten/Ausbilden):

- Besprich Warnzeichen und präventive Maßnahmen mit dem Patienten/Bezugsperson(en).
- Instruiere den Patienten/Familie bei der Darm- und Blasenpflege, Prävention eines Hautdefektes, Pflege von bestehenden Hautdefekten, Prävention einer Infektion.
- Instruiere die Bezugsperson/Betreuungsperson, bei einem akuten Anfall den Blutdruck zu messen.
- Überprüfe die korrekte Anwendung/Verabreichung der Medikamente, falls angezeigt.

71

- Hilf dem Patienten/Familie zu klären, an wen sie sich in einer Notfallsituation wenden können (z. B. ärztlicher Dienst, Rettungsdienst, Gemeindepflege).

PERSÖNLICHE NOTIZEN

GEWEBEDURCHBLUTUNG, VERÄNDERT: ZEREBRALE, KARDIOPULMONALE, RENALE, GASTROINTESTINALE, PERIPHERE

Taxonomie 1 R: Austauschen (1.4.1.1)

[Thematische Gliederung: Kreislauf]

> **Definition: Der Zustand, bei dem ein Mensch eine Abnahme der Nährstoff- und Sauerstoffversorgung auf zellulärer Ebene erlebt, bedingt durch ein Defizit der kapillären Blutversorgung. [Probleme der Gewebedurchblutung können existieren ohne eine Abnahme des Herzminutenvolumens; es kann jedoch ein Zusammenhang zwischen dem Herzminutenvolumen und der Gewebedurchblutung bestehen.]**

MÖGLICHE FAKTOREN

Unterbruch des Blutstroms – arteriell, venös

Austauschstörungen

Hypervolämie, Hypovolämie

MERKMALE

– subjektive

Claudicatio

[Enge]

[Palpitationen]

– objektive

☆ Verminderter/[nicht tastbarer] arterieller Puls

☆ **Hauptsächliche/entscheidende Merkmale**

73

Hautfarbe:

☆ Blässe bei Hochlagerung, verzögerte Farbveränderung bei anschließender Tieflage

In Tieflage: blau oder violett, [oder marmoriert]

Hauttemperatur: kalte Extremitäten

Hautqualität: wächsern, haarlos

Blutdruckveränderungen in den Extremitäten

Abnorme Strömungsgeräusche

Langsam wachsende, trockene verdickte brüchige Nägel

Verzögerte Wundheilung

Rundliche Narben mit atrophierter Haut

Gangrän

[Verzögerte kapilläre Nachfüllung]

• Weitere Arbeit und Entwicklung sind erforderlich für die weiteren Untergruppen im speziellen zerebral, renal und gastrointestinal.

Zerebral

　[Unruhe]

　[Veränderte Bewußtseinslage]

　[Gedächnisverlust]

Renal

　[Verminderte Urinausscheidung]

　[Ödembildung]

　[Hypertonie]

　[Veränderte Laborwerte]

Gastrointestinal

[Schmerz]

[Übelkeit/Erbrechen]

[Veränderte Darmgeräusche]

☆ **Hauptsächliche/entscheidende Merkmale**

[Geblähtes Abdomen]

[Melaena]

PATIENTENBEZOGENE PFLEGEZIELE/ KRITERIEN ZUR EVALUATION

Der Patient

- erkennt die ursächlichen Faktoren.

- drückt Verständnis des Gesundheitszustandes, der Therapie, der Nebenwirkungen der Medikamente und des Zeitpunktes zur Benachrichtigung des Arztes aus.

- zeigt Verhaltensweisen/Veränderungen seiner Lebensgewohnheiten, um den Kreislauf zu verbessern (z.B. Rauchentwöhnung, Entspannungstechniken, Übungs-/ Ernährungsprogramm).

- weist eine angemessen erhöhte Durchblutung auf (z.B. warme/trockene Haut, gut fühlbaren peripheren Puls, Vitalzeichen im normalen Bereich des Patienten, wach/orientiert, ausgewogene Zufuhr/Ausfuhr, keine Ödeme, schmerzfrei/kein Mißbehagen).

MASSNAHMEN

1. Pflegepriorität: Ermitteln der ursächlichen/begünstigenden Faktoren:

- Bestimme Faktoren, die einen Bezug zur individuellen Situation haben: z.B. Thrombose-/Embolierisiko, Frakturen, Diagnose des Raynaud-Syndroms und der Buerger-Krankheit. Beachte zusätzlich, daß gewisse Zustände sämtliche Körpersysteme beeinflußen (z.B. Kollagenosen, Glukokortikoide bei der Addison-Krankheit, Phäochromozytom, andere endokrine Störungen und Sepsis).

- Überwache Veränderungen des Bewußtseinszustandes, Vitalzeichen, Orthostase, Zeichen von Elektrolytverschiebungen.

- Beachte Zeichen einer Infektion, vor allem bei geschwächtem Immunsystem.

75

- Beachte Zeichen einer Lungenembolie: plötzlich auftretende Thoraxschmerzen, Zyanose, Atemnot, blutiges Sputum, Schwitzen, Hypoxie, Angst, Unruhe.

2. Pflegepriorität: Erkennen des Ausmaßes der Schädigung/Organbeteiligung:

Gastrointestinal:

- Achte auf Klagen über Übelkeit/Erbrechen, Lokalisation/Art der Schmerzen.
- Horche die Darmgeräusche ab; miß den Bauchumfang; beobachte Veränderungen des Stuhls/Blutnachweis.
- Beobachte Symptome einer Peritonitis, ischämischen Kolitis, Angina abdominalis.

Zerebral:

- Ermittle Veränderungen des Sehvermögens, der Persönlichkeit, senso-motorische Veränderungen, wie Kopfschmerzen, Schwindel, verändertes Bewußtsein.
- Beachte kurze/intermittierende Phasen der Verwirrung/Synkopen in der Vorgeschichte.

Kardial:

- Beurteile die Blutgaswerte im Ruhezustand, Elektrolyte, Harnstoff/Kreatinin, Herzenzyme.
- Überwache den Herzrhythmus, dokumentiere Arrhythmien.
- Kläre Äußerungen über Thoraxschmerzen/Angina ab. Beachte auslösende Faktoren, Veränderungen bei den Schmerzepisoden.

Renal:

- Miß die Urinausscheidung. (Eine Oligurie kann ein Frühzeichen einer verminderten Durchblutung sein.)
- Beurteile die Harnstoff/Kreatinin-Werte, Proteinurie, spezifisches Gewicht, Serumelektrolyte.
- Beobachte die Bewußtseinslage (kann verändert sein bei erhöhten Harnstoff/Kreatinin-Werten).
- Kontrolliere Blutdruck/Puls. (Eine verminderte glome-

76

ruläre Filtrationsrate kann die Reninausschüttung und den Blutdruck erhöhen).

Peripher:

- Beachte frühere Schmerzerfahrungen/Merkmale der Schmerzen (z. B. im Ruhezustand/bei Aktivität, Temperatur-/Farbveränderungen, Parästhesien, Zeitpunkt (Tag/Nacht), wärmebedingt usw.).
- Miß bei Bedarf den Umfang der Extremitäten.
- Beurteile bei den unteren Extremitäten die Hautbeschaffenheit, ob Ödeme, Ulzerationen vorhanden sind.
- Beobachte die kapilläre Nachfüllung, Vorhandensein/Fehlen und Qualität der Pulse.
- Kontrolliere, ob eine Druckdolenz in der Wade (Homans-Thrombosezeichen), Schwellung und Rötung vorhanden sind, was auf eine Thrombose hindeuten kann.
- Beurteile die Gerinnungszeiten, Hämoglobin/Hämatokrit.
- Achte auf Zeichen eines Schocks/Sepsis. Beobachte, ob eine Blutung oder Zeichen einer disseminierten intravasalen Gerinnung vorhanden sind.
- Auskultiere die systolischen/kontinuierlichen Strömungsgeräusche unterhalb der Obstruktion in den Extremitäten.

3. Pflegepriorität: Reduzieren/Korrigieren der ursächlichen Faktoren auf ein Minimum; Heraufsetzen der Gewebedurchblutung auf ein Maximum:

Gastrointestinal:

- Sorge für eine gastrische/intestinale Entlastung und überwache die Verluste.
- Sorge für leichtverdauliche Nahrungsmittel/Flüssigkeiten in kleineren Portionen, wenn der Patient dies verträgt.
- Empfiehl eine Ruhepause nach den Mahlzeiten, um die Blutzufuhr zum Magen auf ein Maximum zu steigern.

- Bereite den Patienten auf eine Operation vor, wenn dies angezeigt ist. (Kann ein chirurgischer Notfall sein z. B. Resektion, Bypaßoperation, mesenteriale Endarterektomie usw.).

Zerebral:

- Erhöhe den Kopfteil des Bettes (z. B. 10°) und halte den Kopf/Hals gerade oder in einer entsprechenden Position, um die Zirkulation zu fördern.
- Verabreiche verordnete Medikamente, z. B. Steroide/ Diuretika, die angewendet werden, um die Ödeme zu vermindern; Antikoagulantien usw.
- Leiste Mithilfe/überwache die Hypothermie, die evtl. eingesetzt wird, um den Stoffwechsel und den Sauerstoffbedarf herabzusetzen.
- Bereite den Patienten auf eine Operation vor, wenn es angezeigt ist, z. B. Endarterektomie der Carotis.

Kardial:

- Kontrolliere die Vitalzeichen, Kreislauffunktionen, Herzgeräusche.
- Sorge für eine ruhige, entspannte Atmosphäre.
- Mahne den Patienten zur Vorsicht bei Aktivitäten, welche die Herzbelastung zusätzlich steigern (z. B. Pressen beim Stuhlgang). Prüfe Möglichkeiten, um eine Verstopfung zu vermeiden.
- Verabreiche verordnete Medikamente (z. B. Antiarrhythmika, Fibrinolytika usw.)
- Beachte Zeichen einer Ischämie als Folge von Medikamentennebenwirkungen.

Renal:

- Kontrolliere stündlich die Ausscheidung. (Erstelle evtl. eine Zwischenbilanz.)
- Überwache die Vitalzeichen, achte auf bestehende Schmerzen, Aussehen des Urins und das spezifische Gewicht des Urins.
- Kontrolliere und dokumentiere täglich das Körpergewicht.

78

- Verabreiche verordnete Medikamente (z. B. Antikoagulantien bei einer bestehenden Thrombose; Steroide bei membranöser Glomerulonephritis usw.).
- Sieh bei Bedarf Essenseinschränkungen vor. Sorge jedoch für eine ausreichende Kalorienzufuhr, um die körperlichen Bedürfnisse zu erfüllen.
- Gib dem Patienten/Bezugsperson(en) psychische Unterstützung. Ein Fortschreiten der Krankheit und die daraus folgende Therapie (Dialyse) können von längerfristiger Dauer sein.

Peripher:
- Führe aktive/passive Bewegungsübungen durch.
- Fördere nach Möglichkeit eine Frühmobilisation.
- Halte den Patienten davon ab, längere Zeit zu sitzen/stehen, einengende Bekleidung zu tragen, die Beine übereinanderzuschlagen.
- Lagere die Beine hoch beim Sitzen und meide ein zu starkes Abknicken der Hüfte oder Knie.
- Meide den Gebrauch des Knieknicks im Bett; erhöhe bei Bedarf das Bettende.
- Verwende bei Bedarf einen Bettbogen.
- Benutze Stützstrümpfe/elastische Binden vor dem Aufstehen, um den venösen Rückfluß zu fördern und eine venöse Stauung zu vermeiden.
- Sei vorsichtig beim Gebrauch von Bettflaschen oder Heizkissen; das Gewebe hat evtl. eine verminderte Sensibilität aufgrund der Ischämie (Wärme kann ebenfalls den Stoffwechsel des schon gefährdeten Gewebes erhöhen).
- Achte auf Zeichen einer Blutung während der Behandlung mit Fibrinolytika.
- Ermutige den Patienten, das Rauchen einzuschränken/aufzugeben.
- Sorge für eine Weichlagerung zum Schutz der Extremitäten.
- Erhöhe evtl. nachts das Kopfteil des Bettes, um den Blutfluß durch die Schwerkraft zu erhöhen.

- Leiste Mithilfe bei medizinischen Behandlungsmethoden zur Verbesserung der Durchblutung und bereite den Patienten darauf vor (z. B. eine Sympathektomie, Venentransplantation).
- Überwache den Patienten engmaschig, um nach einer Sympathektomie Zeichen eines Schocks zu erkennen.
- Verabreiche verordnete Medikamente (z. B. Vasodilatatoren, Papaverin, Lipidsenker, Antikoagulantien usw.) (Anmerkung: aufgrund der verminderten Gewebedurchblutung können Medikamentenwirkung, Halbwertszeit und toxischer Bereich verändert sein).
- Verwende hautfreundliches Pflaster anstelle von Heftpflaster.
- Vermeide es, bei Emboliegefahr die Beine zu massieren.
- Kontrolliere die Durchblutung ober-/unterhalb von Gipsverbänden; verwende Eis, und erhöhe die Extremität, um die Ödeme zu vermindern.

4. Pflegepriorität: Fördern des Wohlbefindens (Beraten/ Ausbilden):

- Besprich mit dem Patienten die Pflege der betroffenen Extremitäten, Körper-, Fußpflege bei eingeschränkter Durchblutung.
- Instruiere präoperativ den Patienten entsprechend der Situation.
- Besprich notwendige Veränderungen der Lebensgewohnheiten und hilf dem Patienten, die Krankheitsbewältigung in die Aktivitäten des täglichen Lebens zu integrieren.
- Überprüfe mit dem Patienten Veränderungen/Einschränkungen in der Ernährung (z. B. Einschränkung des Cholesterins, der Triglyzeride, eiweißarme/-reiche Diät, Meiden von Roggen bei der Buerger-Krankheit usw.).
- Weise auf die Wichtigkeit hin, daß bei der Antikoagulation, die Einnahme von Aspirin, einiger rezeptfreier Medikamente, kaliumhaltiger Vitamine, mineralischer Öle, Alkohol zu vermeiden sind.

- Rate dem Patienten bei vorhandenen Varizen/Thrombophlebitis ab, die Wade zu massieren, um eine Embolie zu vermeiden.
- Besprich mit dem Patienten die medizinische Therapie und die entsprechenden Sicherheitsmaßnahmen (z. B. den Gebrauch eines elektrischen Rasierapparates während der Dauer der Antikoagulation).
- Besprich mit dem Patienten die Risikofaktoren der Arteriosklerose.
- Ermutige den Patienten, das Rauchen aufzugeben, einer Nichtrauchergruppe beizutreten oder ein anderes Nichtraucherprogramm durchzuführen.
- Ermutige den Patienten, Entspannungstechniken/-übungen anzuwenden, um Spannungszustände zu lösen.
- Empfiehl dem Patienten, gefäßverengende Medikamente zu vermeiden.
- Rate dem Patienten, sich nicht der Kälte auszusetzen; sich warm anzukleiden; Kleidung aus Naturfasern zu benutzen, die wirksamer isolieren.
- Ermutige den Patienten, über seine Gefühle in Bezug auf die Prognose/längerfristigen Folgen seines Zustandes zu sprechen.
- Verweise auf spezielle Hilfsorganistionen, Beratungsstellen.

PERSÖNLICHE NOTIZEN

HERZZEITVOLUMEN, VERMINDERT

Taxonomie 1R: Austauschen (1.4.2.1)

[Thematische Gliederung: Kreislauf]

Definition: **Ein Zustand, bei dem das vom Herzen gepumpte Blut eines Menschen derart vermindert ist, daß es das Gewebe des Körpers unzureichend versorgen kann. [Anmerkung: Bei einem erhöhten Stoffwechsel kann die Versorgung des Gewebes immer noch ungenügend sein, obwohl das Herzzeitvolumen noch im normalen Bereich liegt. Das Herzzeitvolumen und die Gewebedurchblutung stehen evtl. in Beziehung zueinander, es gibt jedoch Unterschiede. Wenn das Herzzeitvolumen vermindert ist, treten Störungen der Gewebeperfusion auf, Störungen der Gewebeperfusion können jedoch auch ohne vermindertes Herzzeitvolumen auftreten].**

MÖGLICHE FAKTOREN

In Bearbeitung durch die NANDA

(Mechanische: Veränderung der Vorlast [z. B. verminderten venösen Rückfluß, veränderte Kontraktionskraft des Myokards]; Nachlast [z. B. Veränderungen des systemischen Gefäßwiderstandes]; inotrope Veränderungen am Herzen).

(Elektrische: Veränderungen der Frequenz, Rhythmus, Überleitung.)

(Strukturelle: [z. B. bei Ventrikel-Septum-Ruptur, ventrikuläres Aneurysma, Ruptur des papillären Muskels, Klappenerkrankung])

Anmerkung: Diese Faktoren wurden festgehalten, wie die

82

Diagnose angenommen worden ist, und wurden als Unterstützung für den Benutzer beibehalten, bis die NANDA ihre Arbeit beendet hat.

MERKMALE

– subjektive

Müdigkeit

Dyspnoe

– objektive

Veränderungen des Blutdrucks [und weiterer hämodynamischer Werte]

Farbveränderungen der Haut und Schleimhäute [Zyanose]

Kaltschweißige Haut

Orthopnoe

Arrhythmien [Veränderungen des EKGs]

Gestaute Halsvenen

Oligurie; Anurie

Verminderte periphere Pulse

Abnormale auskultatorische Atemgeräusche

Unruhe

WEITERE MÖGLICHE MERKMALE

– subjektive

Synkope

Schwindelgefühl

Schwäche

[Enge-Gefühl]

– objektive

Ödeme

Veränderung des geistigen Zustandes

Kurzatmigkeit

Schaumiges Sputum

Galopprhythmus; abnormale Herzgeräusche
Husten
[Lebervergrößerung/Aszites]

PATIENTENBEZOGENE PFLEGEZIELE/ KRITERIEN ZUR EVALUATION

Der Patient

- zeigt eine verbesserte hämodynamische Stabilität (z. B. Blutdruck, Herzzeitvolumen, renale Durchblutung/ Urinausscheidung, periphere Pulse);
- berichtet über weniger Anfälle von Atemnot, Engegefühl und Arrhythmien;
- zeigt eine Zunahme der Aktivitätstoleranz;
- drückt Verständnis des Krankheitsgeschehens, für individuelle Risikofaktoren und Behandlungsplan aus;
- nimmt an Aktivitäten teil, die die Belastung des Herzens senken (z. B. Streßbewältigungsprogramm);
- erkennt Zeichen der kardialen Dekompensation, verändert seine Aktivitäten und sucht entsprechende Hilfe.

MASSNAHMEN

1. Pflegepriorität: Ermitteln der ursächlichen/begünstigenden Faktoren:

- Finde anhand der aufgelisteten möglichen Faktoren Risikopatienten oder Patienten mit einem Hirnstamm-Trauma, Rückenmarksverletzungen bei Th-7 oder oberhalb davon heraus (vgl. PD Dysreflexie).
- Ermittle beginnende Schockzustände: hämatogene, septische, kardiogene, vaskuläre und psychogene.

2. Pflegepriorität: Ermitteln des Ausmaßes der Schwäche:

- Bestimme die Vitalzeichen/hämodynamischen Werte.
- Erfasse Zeichen einer drohenden Dekompensation/ Schocks, wie bei den Merkmalen aufgelistet, ein-

schließlich der Vitalzeichen, blutigen Druckmessungen, Atemgeräusche, Herztöne und Urinausscheidung. Beachte das Auftreten eines paradoxen Pulses. Er kann auf eine Herztamponade hindeuten.

- Beurteile Laborwerte, z. B. CPK, Elektrolyte, arterielle Blutgasanalysen, Harnstoff/Kreatinin, Herzenzyme und Kulturen aus Blut/Wunden/Sekreten usw.

3. Pflegepriorität: Reduzieren/korrigieren der ursächlichen Faktoren auf ein Minimum; Heraufsetzen des Herzzeitvolumens auf ein Maximum:

Akutes Stadium

- In einer Schocksituation erhöhe die Beine bei flachem Oberkörper um 20–30°. (Bei Stauungszuständen kann dies kontraindiziert sein, in diesem Falle wird die Semi-Fowler Position [Oberkörper um 15° erhöht, Beine um 20–30° erhöht] bevorzugt).
- Kontrolliere häufig die Vitalzeichen, einschließlich vor, während und nach Aktivitäten.
- Führe bei Bedarf blutige Druckmessungen aus, z. B. arteriellen Druck, ZVD (Zentralvenendruck), PAP (Pulmonalarteriendruck), CWP (Wedge-Druck), linker Vorhofdruck, Herzzeitvolumen.
- Schränke, den Bedürfnissen des Patienten und der stündlichen Urinausscheidung entsprechend, die Flüssigkeitszufuhr (i/v, p. os) bei Bedarf ein.
- Erkläre den Grund der Nahrungs-/Flüssigkeitseinschränkung.
- Führe die kontinuierliche Monitorüberwachung des Herzrhythmus aus.
- Verabreiche nach Verordnung Blut-/Flüssigkeitsersatz, Antibiotika, Diuretika, inotrope Medikamente, Antiarrhythmika, Steroide, Vasopressoren und/oder Vasodilatoren. Beobachte therapeutische, paradoxe oder toxische Wirkungen der medikamentösen Therapie.
- Überwache engmaschig die Infusionsmenge pro Zeiteinheit, verwende bei Bedarf Infusionspumpen.
- Verabreiche Sauerstoff, wenn es angezeigt ist, um das

Sauerstoffangebot für das Gewebe (Myokard eingeschlossen) zu erhöhen.

- Sorge für eine ruhige Umgebung durch Eindämmen von äußeren Einflüssen. Erreiche ein Höchstmaß an Erholungsphasen, indem Aktivitäten und Überwachung koordiniert sind.

- Unterstütze den Patienten bei seinen Aktivitäten oder übernimm sie.

- Vermeide es, wenn möglich, einen verwirrten Patienten anzubinden. (Könnte die Erregung und die Herzbelastung steigern).

- Verabreiche verordnete Beruhigungs- und Schmerzmittel mit Vorsicht, um die erwünschte Wirkung ohne nachteiligen Einfluß auf die hämodynamischen Werte zu erreichen.

- Halte die venösen/arteriellen Leitungen offen. Sichere Verbindungsstücke, um eine Luftembolie und/oder Verblutung zu verhindern.

- Wahre die Asepsis.

- Kontrolliere täglich das Gewicht.

- Meide Aktivitäten, die ein Valsalva-Manöver stimulieren können, wie bei isometrischen Übungen, rektaler Stimulation, Erbrechen, Reizhusten usw. Verabreiche bei Bedarf Stuhlweichmacher.

- Leite den Patienten an, tief durchzuatmen während Aktivitäten, welche die Gefahr eines Valsalva-Effektes erhöhen.

- Gib psychologische Unterstützung. Bleibe ruhig, beantworte Fragen des Patienten wahrheitsgetreu. Ehrlichkeit kann Sicherheit vermitteln, wenn die Besorgnis für den Patienten offensichtlich ist.

- Sorge dafür, daß der Patient über Untersuchungsabläufe sowie seine Mitwirkung informiert ist.

- Leiste bei Bedarf Mithilfe bei speziellen Eingriffen (z. B. beim Einlegen einer venösen/arteriellen Leitung, eines intraarteriellen Ballonkatheters, eines Pacemakers, Perikardpunktion, Kardioversion).

- Vgl. PD Gewebedurchblutung, verändert.

86

4. Pflegepriorität: Fördern des venösen Rückflußes (postakute/chronische Phase):

- Sorge für genügende Ruhe, und lagere dabei den Patienten möglichst bequem.
- Lagere beim Sitzen die Beine hoch, verwende bei Bedarf einen Bauchgurt.
- Sorge für die Hautpflege und die Dekubitusprophylaxe.
- Lagere ödematöse Extremitäten hoch und meide einengende Bekleidung. Wenn Stützstrümpfe angezeigt/ verordnet sind, achte darauf, daß sie individuell angepaßt werden.
- Steigere die Aktivität entsprechend dem individuellen Gesundheitszustand.

5. Pflegepriorität: Aufrechterhalten eines angemessenen Ernährungszustandes und Flüssigkeitshaushaltes:

- Sieh Essenseinschränkungen vor: häufige kleinere Mahlzeiten; bei Bedarf eine salzarme, leichtverdauliche, kalorien- und fettarme Kost.
- Beachte Klagen über Appetitlosigkeit/Übelkeit und sei wenn nötig zurückhaltend mit der oralen Zufuhr.
- Verabreiche Flüssigkeiten und Elektrolyte nach Verordnung (evtl. Flüssigkeitseinschränkung, Elektrolyt-, Kaliumersatz).
- Kontrolliere die Ein- und Ausfuhr und führe die Flüssigkeitsbilanz aus.

6. Pflegepriorität: Fördern des Wohlbefindens. (Beraten/Ausbilden):

- Beachte vorhandene individuelle Risikofaktoren (z.B Rauchen, Streß, Übergewicht usw.) und kläre ab/berate den Patienten in Bezug auf Maßnahmen zur Reduktion der ursächlichen Faktoren.
- Überprüfe Einzelheiten der medikamentösen Therapie, der Diät, des Übungs- und Aktivitätsprogrammes.
- Beachte Klagen über Muskelkrämpfe, Kopfschmerzen, Schwindelgefühl, Hautallergien, die Zeichen einer Medikamentenüberdosierung und/oder Elektrolytverlustes (v.a. Kalium) sein können.

- Leite den Patienten an, einen Lagewechsel vorsichtig vorzunehmen; laß den Patienten am Bettrand sitzen vor dem Aufstehen, um die Gefahr einer Orthostase zu vermindern.
- Informiere über Zeichen einer Verbesserung, z.B. vermindertes Ödem, bessere Vitalzeichen/Kreislauf.
- Achte auf «Warnsignale», die eine Benachrichtigung des Arztes erfordern (z.B. vermehrte Schmerzen, Dyspnoe, Ödeme usw.).
- Instruiere den Patienten – in Hinblick auf seine Entlassung – angemessen zur Selbstkontrolle des Gewichtes, Pulses und/oder Blutdruckes.
- Fördere Besuche von Bezugspersonen, die einen positiven Einfluß auf den Patienten haben.
- Fördere eine beruhigende Atmosphäre durch Entspannungstechniken, Massage, beruhigende Musik, ruhige Aktivitäten.
- Instruiere – wenn angezeigt – Streßbewältigungstechniken, einschließlich eines geeigneten Übungsprogrammes.
- Erkenne für den Patienten passende Hilfsgruppen zur Gewichtsabnahme, zur Rauchentwöhnung usw.
- Vgl. Aktivitätsintoleranz; Beschäftigungsdefizit; Bewältigungsformen des Betroffenen/Familie; Sexuelle Störung; Schmerz [akut]/chronisch; Nahrungsaufnahme, verändert; Flüssigkeitsüberschuß/-defizit.

BESONDERE HINWEISE ZUR PFLEGEDOKUMENTATION

- Halte die Austrittsplanung fest unter Angabe der für die Pflege verantwortlichen Personen.

PERSÖNLICHE NOTIZEN

88

ANGST [GERINGFÜGIGE, MÄSSIGE, AUSGEPRÄGTE, PANISCHE]

Taxonomie 1R: Fühlen (9.3.1)

[Thematische Gliederung: Integrität der Person]

Definition: Ein vages, unsicheres Gefühl, dessen Ursache diesem Menschen oft unklar oder unbekannt ist.

MÖGLICHE FAKTOREN

Unbewußter Konflikt über grundsätzliche Werte [Glaubensfragen] und Lebenssinn

Situative und [oder] entwicklungsbedingte Krisen

Zwischenmenschliche Übertragung

Bedrohung des Selbstkonzeptes [subjektiv oder objektiv]; [unbewußter Konflikt]

Todesangst [subjektiv oder objektiv]

Bedrohung oder Veränderung des Gesundheitszustandes [terminale Erkrankung], Rollenfunktion, Umgebung [Sicherheit], Interaktionsmuster, sozioökonomischer Status

Unerfüllte Bedürfnisse

[positive oder negative Selbstbeeinflussung]

[Physiologische Faktoren wie Hyerthyreoidismus, Phäochromozytom, Steroide usw.]

MERKMALE

– subjektive

Erhöhte Anspannung

Gefühle des Bedauerns

Verängstigt; zittrig

Übererregt; erschüttert; verzweifelt

Besorgnis; Unsicherheit; Furchtsamkeit

Unzulänglichkeitsgefühle

Furcht vor unklaren Folgen

Ausgedrückte Besorgnis um Veränderungen der Lebensumstände

Beunruhigt; ängstlich; nervös

Schmerzvolle und anhaltend zunehmende Hilflosigkeit

[Somatische Beschwerden]

[Schlaflosigkeit]

[Gefühl eines drohenden Unheils]

[Hoffnungslosigkeit]

– objektive

☆ Sympathotone Stimulation: kardiovaskuläre Erregung, periphere Vasokonstriktion, erweiterte Pupillen

Erhöhte Vorsicht; Umherschauen; wenig Augenkontakt

Fahrige Bewegungen (Herumschieben der Füße, Hand-, Armbewegungen)

Vermehrtes Schwitzen

Zittern/Tremor der Hände; Ruhelosigkeit

Schlaflosigkeit

Angespannte Gesichtszüge

Zitternde Stimme

Ichbezogenheit

[Häufiges Wasserlösen]

[Wiederholtes Fragen]

[Auf- und Abschreiten/ziellose Tätigkeit]

[Beeinträchtiges Funktionieren/Immobilität]

PATIENTENBEZOGENE PFLEGEZIELE/ KRITERIEN ZUR EVALUATION

Der Patient

- macht einen ruhigen Eindruck und teilt mit, daß sich die Angst auf ein erträgliches Maß reduziert hat.
- spricht Angstgefühle aus.

☆ **Hauptsächliche/entscheidende Merkmale**

90

- erkennt sinnvolle Möglichkeiten, mit der Angst umzugehen.
- zeigt, daß er fähig ist, Probleme zu lösen.
- nutzt Ressourcen wirksam aus.

MASSNAHMEN

1. Pflegepriorität: Einschätzen des Angstzustandes:

- Prüfe den bisherigen Medikamentenkonsum, familiäre/physiologische Faktoren (z. B. erblich bedingte Depressionsform, anamnestisch bekannte Schilddrüsenerkrankungen, Einnahme von Kortikosteroiden usw.).

- Erkenne, was der Patient in seiner Situation als Bedrohung wahrnimmt.

- Überwache körperliche Reaktionen: Herzklopfen, Tachykardie, stereotype Bewegungen, Auf- und Abschreiten.

- Beobachte das Verhalten, um den betreffenden Angstzustand zu ermitteln:

  Geringfügig: wachsam, gesteigerte Wahrnehmung der Umgebung, Aufmerksamkeit auf Umgebung und unmittelbare Ereignisse fixiert.

  Unruhig, reizbar, schlaflos

  (Noch motiviert, sich mit den vorhandenen Problemen zu befassen)

  Mäßig: Wahrnehmung eingeschränkt, erhöhte Konzentration; läßt sich bei der Problemlösung nicht ablenken.

  Hat eine zittrige Stimme oder evtl. einen veränderten Tonfall.

  Zittern, erhöhter Puls/Atemfrequenz.

  Ausgeprägt: Wahrnehmung ist vermindert; Angst beeinträchtigt wirksames Funktionieren.

  Ist vom Gefühl des Mißbehagens/drohenden Unheils eingenommen.

  Erhöhter Puls/Atemfrequenz mit Klagen über Schwindel, Kribbeln, Kopfschmerzen usw.

91

Panisch: Gestörte Konzentrationsfähigkeit; das Verhalten ist desintegriert.
Nimmt die Situation verzerrt wahr; kann, was geschieht, nicht richtig einordnen. Erlebt möglicherweise Terror und Verwirrung, ist unfähig, zu sprechen oder sich zu bewegen (vor Angst gelähmt).

- Ermittle das Rückzugsverhalten, z.B. Konsum von Drogen/Medikamenten/Alkohol im Zusammenhang mit Problemen, Schlafstörungen (im speziellen Schlaflosigkeit oder übermäßiges Schlafen), Beschränkung/ Vermeidung von Interaktionen mit anderen.

- Beachte Abwehrmechanismen: könnte in der Phase der Verneinung, Regression usw. sein.

- Erkenne, welche Bewältigungsformen der Patient zur Zeit anwendet: Zorn, Tagträumen, Vergeßlichkeit, Essen, Rauchen, Problemlösen.

- Überprüfe frühere Bewältigungsformen.

- **Anmerkung:** Die Pflegeperson muß sich der eigenen Angst und der Gefühle des Unbehagens bewußt sein, was oft einen Hinweis auf den Angstzustand des Patienten geben kann (Übertragung).

2. Pflegepriorität. Unterstützen des Patienten, Gefühle zu erkennen und zu beginnen, sich mit seinen Problemen auseinanderzusetzen:

- Baue eine therapeutische Beziehung auf durch Empathie und positive Wertschätzung.

- Ermutige den Patienten, Gefühle zuzulassen und auszudrücken: Weinen (Traurigkeit), Lachen (Furcht, Abwehr), Fluchen (Furcht, Zorn).

- Unterstütze den Patienten, sein eigenes verbales und nonverbales Verhalten wahrzunehmen.

- Kläre die Bedeutung von Gefühlen/Handlungen durch Feedback und Überprüfung.

- Anerkenne Angst/Furcht. Verneine sie nicht oder versuche nicht, dem Patienten zu versichern, daß alles in Ordnung sein wird.

- Gib genaue Informationen über die Situation. Hilf dem Patienten, den Bezug zur Realität herzustellen.

- Sei verfügbar, um dem Patienten zuzuhören und mit ihm zu sprechen (therapeutische Beziehung).
- Sorge für wohltuende Maßnahmen (z. B. ein warmes Bad, Rückenmassage).
- Nimm den Patienten an, wie er ist. (Es kann für den Patienten grundlegend wichtig sein, die betreffende Phase zu erleben).
- Gestehe dem Patienten sein Verhalten zu und bezieh es nicht auf dich.
- Unterstütze den Patienten, den Angstzustand auszunutzen, wenn dieser für die Bewältigung der Situation hilfreich ist. (Mäßige Angst schränkt die Wahrnehmung so ein, daß dem Patienten ermöglicht wird, sich auf Probleme zu konzentrieren.).

PANISCHER ZUSTAND

- Bleibe beim Patienten, bewahre eine ruhige, sichere Haltung.
- Sprich in kurzen Sätzen, drücke dich in einfachen Worten aus.
- Sorge für eine nicht bedrohliche, beständige Umgebung/Atmosphäre. Vermindere Reizeinwirkung auf ein Minimum. Achte dabei auf Besucher und Interaktionen.
- Begrenze destruktives Verhalten, und hilf dem Patienten, annehmbare Verhaltensweisen im Umgang mit seiner Angst zu entwickeln. Anmerkung: das Personal muß evtl. Sicherheitsmaßnahmen ergreifen, bis er seine Selbstkontrolle wiedererlangt.
- Steigere die Aktivitäten/Beschäftigung mit anderen entsprechend der Verminderung der Angst.
- Gib Anxiolytika (Tranquilizer/Sedativa) entsprechend der Verordnung.

3. Pflegepriorität. Fördern des Wohlbefindens (Beraten/Ausbilden):

- Leite den Patienten an, auslösende Faktoren und andere Methoden kennenzulernen, um die lähmende Angst zu bewältigen.

- Überprüfe Ereignisse, Gedanken und Gefühle, die dem Angstanfall vorausgegangen sind.
- Finde frühere Bewältigungsformen des Patienten bei Nervosität/Angstgefühlen heraus.
- Erkenne hilfreiche vorhandene Ressourcen/Personen, einschließlich des Not-, Sorgentelefons oder der Krisenberatung.
- Unterstütze den Patienten, ein Übungs-/Aktivitätsprogramm zu entwickeln, das beim Abbau des Angstzustandes hilfreich sein kann.
- Unterstütze die Entwicklung von Fähigkeiten, die negative Selbstbeeinflußung auszuschalten (z. B. Bewußtmachen von negativen Gedanken durch Innehalten und positives Denken).
- Prüfe Strategien für den Umgang mit angstauslösenden Situationen, Rollenspiele und Visualisierungstechniken, um die Reaktion auf zu erwartende Ereignisse zu üben.
- Kontrolliere die medikamentöse Therapie nach möglichen Interaktionen mit rezeptfreien Medikamenten/Alkohol usw.
- Sorge für eine ärztliche Betreuung bei der weiteren medikamentösen Therapie.
- Sorge für eine Überweisung an Einzel- und/oder Gruppentherapie bei chronischen Angstzuständen.

PERSÖNLICHE NOTIZEN

ANPASSUNG, BEEINTRÄCHTIGT

Taxonomie 1R: Wählen (5.1.1.1.1)

[Thematische Gliederung: Integrität der Person]

> **Definition: Der Zustand, bei dem ein Mensch un-
> fähig ist, seine Lebensweise so zu än-
> dern, daß dieser mit dem veränderten
> Gesundheitszustand übereinstimmt.**

MÖGLICHE FAKTOREN

Unfähigkeit, Veränderungen im Lebensstil herbeizuführen

Ungenügendes Unterstützungssystem/Beziehungsnetz

Beeinträchtigte Wahrnehmung, Reizüberflutung

Verletztes Selbstwertgefühl, veränderte Kontrollerwartung (locus of control)

Nicht abgeschlossener Trauerprozeß [emotionell schwerwiegender Verlust]

[Körperliche Einschränkung und/oder Lernbehinderung]

[Lebensbedrohender Zustand oder Krankheit]

MERKMALE

– subjektive

☆ Verbale Äußerungen über Nicht-Wahrhaben-Wollen des veränderten Gesundheitszustandes

– objektive

☆ Keine oder ungenügende Fähigkeiten, in Problemlösung oder Zielsetzung miteinbezogen zu werden.

Mangelndes Streben nach Unabhängigkeit

Langandauernder Schockzustand, langandauernde Verneinung, oder langandauernder Zorn in Bezug auf den veränderten Gesundheitszustand

---

☆ **Hauptsächliche/entscheidende Merkmale**

Fehlendes zukunftsorientiertes Denken
[Verminderte Fähigkeit, Erwartungen an sich selbst zu begrenzen]

PATIENTENBEZOGENE PFLEGEZIELE/ EVALUATIONSKRITERIEN

Der Patient

- zeigt zunehmendes Interesse, sich aktiv und kooperativ an der eigenen Pflege zu beteiligen.
- entwickelt – wenn möglich – die Fähigkeit, die Verantwortung für eigene Bedürfnisse zu übernehmen.
- erkennt belastende Situationen, die zu beeinträchtigter Anpassung führen können, und ergreift gezielte Gegenmaßnahmen.
- beginnt, seine Lebensweise so zu verändern, daß eine Anpassung an die momentanen Lebensumstände möglich wird.

MASSNAHMEN

1. Pflegepriorität: Ermitteln des Ausmaßes unangepaßten Funktionierens:

- Bestimme das Ausmaß der Einschränkung(en) im gegenwärtigen Zustand, und schließe Informationen aus dem biopsychosozialen Bereich ein.
- Hör zu, wie der Patient seine Unfähigkeit interpretiert, sich der gegenwärtigen Situation anzupassen.
- Prüfe – gemeinsam mit dem Patienten – das wichtigste frühere und gegenwärtige Unterstützungssystem/Beziehungsnetz (Familie, Kirche, Gruppen und Organsationen).
- Beachte Gefühlsäußerungen der Patienten/Bezugsperson(en), die mit der beeinträchtigten Anpassung zusammenhängen (z. B. Furcht, Zorn, Ärger, passive und/oder aktive Verneinung).

2. Pflegepriorität: Erkennen der ursächlichen/begünstigenden Faktoren, die zu einer beeinträchtigten Anpassung führen:

- Achte darauf, wie der Patient die Faktoren, die zur momentanen Beeinträchtigung geführt haben, einschätzt.
- Prüfe gemeinsam mit dem Patienten frühere Lebensumstände und Rollenwechsel; erkenne bereits entwickelte Anpassungsfähigkeiten.
- Erkenne Ressourcen, die dem Patienten bei früheren Anpassungen in anderen Lebensumständen geholfen haben (z. B. berufliche Wiedereingliederung, Arbeitserfahrungen oder psychosoziale Dienstleistungen).
- Überprüfe vorhandene Dokumente oder andere Ressourcen, um Lebenserfahrungen zu bestimmen (z. B. Krankengeschichte, Aussagen von Bezugspersonen, Berichte von anderen Dienststellen). Bei körperlich und/oder emotional extrem belastenden Situationen wird der Patient Umstände, die zur gegenwärtigen Situation geführt haben, eventuell nicht genau einzuschätzen vermögen.
- Organisiere eine interdisziplinäre Besprechung mit dem Patienten, die sich auf begünstigende Faktoren der beeinträchtigten Anpassung konzentriert.

3. Pflegepriorität: Unterstützen des Patienten in Bewältigung/Umgang mit der beeinträchtigten Anpassung:

- Anerkenne die Bemühungen des Patienten in seiner Anpassung.
- Plane gemeinsam mit dem Patienten das Vorgehen, um die dringlichsten Bedürfnisse zu erfüllen (körperliche Sicherheit und Hygiene, psychische Unterstützung durch Berufs- und Bezugspersonen) und unterstütze die Ausführung des Planes.
- Beteilige Bezugsperson(en) bei der längerfristigen Planung der biopsychosozialen Bedürfnisse.
- Sorge für eine offene Atmosphäre, daß realistisch mit Gefühlsäußerungen in Bezug auf die beeinträchtigte Anpassung umgegangen werden kann.

- Wende therapeutische Kommunikationsfertigkeiten an (aktives Zuhören, Bestätigen, Schweigen, Ich-Botschaften usw.).
- Erkenne mit dem Patienten Frustrationen in der täglichen Pflege und löse diesbezügliche Probleme (die Auseinandersetzung mit kleineren Problemen ermöglicht dem Patienten, die beeinträchtigte Anpassung aus einer weniger bedrohlichen Perspektive wahrzunehmen: Taktik der kleinen Schritte).

4. Pflegepriorität: Fördern des Wohlbefindens (Beraten/Ausbilden):

- Erkenne Stärken, die der Patient in der gegenwärtigen Lebenssituation wahrnimmt. (Beziehe dich auf die Gegenwart, das Ungewisse der Zukunft könnte zu überwältigend sein).
- Verweise bei Bedarf auf andere Ressourcen bei der längerfristigen Pflegeplanung (z. B. Ergotherapie, berufliche Wiedereingliederung).
- Unterstütze den Patienten/Bezugsperson(en), entsprechende Veränderungen durch die Kontrollerwartung (locus of control) zu erkennen.
- Berate/instruiere Bezugsperson(en), geeignete Methoden zur Hilfeleistung im Umgang mit gegenwärtigen Bedürfnissen (vgl. PD, die sich mit Defiziten des Patienten befassen).
- Plane Lernsituationen in geeigneten Abständen und zu sinnvollen Zeiten entsprechend den Bedürfnissen des Patienten ein; gib Feedback während und danach (z. B. bei der Selbstkatheterisierung, Kontrakturenprophylaxe, Wundpflege, therapeutische Kommunikation).

PERSÖNLICHE NOTIZEN

BEWÄLTIGUNGSFORMEN (COPING), DEFENSIV

Taxonomie 1R: Wählen (5.1.1.1.2)

[Thematische Gliederung: Integrität der Person]

Definition: Der Zustand, bei dem ein Mensch wiederholt eine falsche positive Selbsteinschätzung projiziert als Selbstschutz gegen eine zugrundeliegende wahrgenommene Bedrohung seiner positiven Selbstachtung.

MÖGLICHE FAKTOREN

Vgl. PD Bewältigungsformen des Betroffenen, ungenügend

MERKMALE

– subjektive

☆ Verneinung von offensichtlichen Problemen/Schwächen

☆ Projektion von Schuld/Verantwortung

☆ Überempfindlichkeit auf Nichtbeachtung/Kritik

☆ Grandiosität

Rationalisieren von Mißerfolgen

– objektive

Überhebliche Haltung gegenüber anderen

Schwierigkeit, Beziehungen aufzubauen/aufrechtzuerhalten

Feindseliges Lachen über andere oder sich über andere lustigmachen

Schwierigkeit bei der Realitätseinschätzung

☆ **Hauptsächliche/entscheidende Merkmale**

99

Mangelndes Durchhaltevermögen, fehlende Teilnahme an einer Behandlung oder Therapie

PATIENTENBEZOGENE PFLEGEZIELE/ KRITERIEN ZUR EVALUATION

Der Patient

- spricht aus, seine Probleme/Stressoren zu verstehen.
- erkennt Sorgen-/Problembereiche.
- zeigt, daß er die Verantwortung für das eigene Handeln, für Erfolge und Mißerfolge tragen kann.
- beteiligt sich an einem Behandlungsprogramm/Therapie.
- hält Beziehungen aufrecht.

MASSNAHMEN

Vgl. PD Bewältigungsformen des Betroffenen, ungenügend für zusätzliche Maßnahmen.

1. Pflegepriorität: Ermitteln des Ausmaßes der Beeinträchtigung:

- Ermittle die Fähigkeit des Patienten, die gegenwärtige Situation sowie seine entwicklungsbedingte Handlungs- und Funktionsfähigkeit zu verstehen.
- Bestimme das Ausmaß der Angst und die Wirksamkeit der Bewältigungsformen.
- Ermittle, welche Bewältigungsstrategien der Patient anwendet (z. B. Projektion, Rationalisieren) und wie diese die gegenwärtige Situation beeinflußen.
- Hilf dem Patienten zu erkennen, daß das Problem anders angegangen werden kann.
- Beschreibe alle Aspekte des Problems mit Hilfe von therapeutischen Kommunikationsmitteln wie z. B. aktivem Zuhören.
- Beobachte Interaktionen mit anderen, beachte dabei die Fähigkeit des Patienten, zufriedenstellende Beziehungen aufzubauen.

- Achte auf Zeichen von Grandiosität nicht entsprechend den Lebensumständen (z. B. «Ich werde mir ein neues Auto kaufen», wenn der Betroffene arbeitslos ist oder nicht die erforderlichen finanziellen Mittel dafür hat).

2. **Pflegepriorität:** Unterstützen des Patienten, mit der gegenwärtigen Situation umzugehen:

- Erkläre die Rahmenbedingungen der Therapie und die Konsequenzen einer fehlenden Kooperation.

- Setze Grenzen bei manipulativen Verhaltensweisen; handle konsequent, wenn der Patient die Rahmenbedingungen mißachtet und die Grenzen zu überschreiten versucht.

- Baue eine therapeutische Beziehung auf, die dem Patienten ermöglicht, neue Verhaltensweisen in einem geschützten Rahmen zu erproben. Versuche, dem Patienten positiv und nicht wertend zu begegnen und verwende Ich-Botschaften, um das Selbstwertgefühl des Patienten zu fördern.

- Ermutige den Patienten, Gefühle wahrzunehmen und auszudrücken.

- Sorge dafür, daß der Patient feindselige Gefühle auf eine «gesunde» Weise ausleben kann (z. B. Boxübungen mit Sandsack, Jogging). Lasse den Patienten an einem Freizeitprogramm im Freien teilnehmen, sofern vorhanden (z. B. Fußballspielen, Schwimmen, Radsport, Wandern).

- Sorge dafür, daß der Patient Gelegenheit hat, mit anderen auf positive Weise zu interagieren, um dabei das Selbstwertgefühl zu steigern.

- Unterstütze den Patienten bei der Problemlösung. Erkenne schlechte Bewältigungsformen und empfiehl Alternativen. Hilf dem Patienten, bei Bedarf konstruktivere Bewältigungsstrategien zu wählen.

- Hilf dem Patienten, seine Abwehrmechanismen (z. B. Verneinung, Projektion) zu erkennen, welche die Entwicklung von befriedigenden Beziehungen hindern, indem du ihn behutsam damit konfrontierst.

3. Pflegepriorität: Fördern des Wohlbefindens (Beraten/Ausbilden):

- Ermutige den Patienten, Entspannungs-, Visualisierungsmethoden zu erlernen.
- Fördere die Teilnahme an Aktivitäten/Kursen, wo der Patient neue Fähigkeiten üben und neue Beziehungen aufbauen kann.
- Verweise bei Bedarf auf zusätzliche Ressourcen (z. B. Suchtklinik, Familientherapie/Eheberatung).

PERSÖNLICHE NOTIZEN

BEWÄLTIGUNGSFORMEN DES BETROFFENEN (COPING), UNGENÜGEND

Taxonomie 1 R: Wählen (5.1.1.1)

[Thematische Gliederung: Integrität der Person]

> **Definition:** Störung der Anpassung und der Problemlösungsfähigkeiten eines Menschen in der Erfüllung täglicher Anforderungen und Rollen.

MÖGLICHE FAKTOREN

Situations-/entwicklungsbedingte Krisen

Persönliche Verletzlichkeit

Ungenügende Unterstützungssysteme/Beziehungsnetz

Mangelernährung

Überarbeitung; keine Ferien; [zu viele Abgabetermine]

Unrealistische Wahrnehmung

[Mehrfache Streßoren, die sich in einem bestimmten Zeitraum wiederholen]

[Mehrfache Änderungen der Lebensumstände; Konflikt]

[Ungenügende Erholung, wenig oder keine Bewegung]

[Unerfüllte Erwartungen]

[Ungenügende Bewältigungsformen]

[Störung des Nervensystems]

[Gedächnisverlust]

[Starke Schmerzen, überwältigende persönliche Bedrohung]

MERKMALE

– subjektive

☆ Verbale Äußerungen über die Unfähigkeit, zurechtzukommen oder um Hilfe nachzusuchen

---

☆ **Hauptsächliche/entscheidende Merkmale**

103

Berichte über chronische Sorgen/Angst/Depression, geringes Selbstwertgefühl

[Klagen über muskuläre/emotionale Anspannung, Appetitlosigkeit, chronische Müdigkeit, Schlaflosigkeit, generelle Reizbarkeit]

– objektive

☆ Unfähigkeit, Probleme zu lösen

Unfähigkeit, Rollenerwartungen/Grundbedürfnisse zu erfüllen

Änderung der sozialen Teilnahme

Unangemessene Anwendung von Abwehrmechanismen

Änderung der gewohnten Kommunikationsmuster

Verbale Manipulation

Häufiges Kranksein [einschließlich Hypertonie, Ulzera, Colon irritabile, häufige Kopf-/Nackenschmerzen]

Hohe Unfallrate

Destruktives Verhalten gegen sich selbst und andere [einschließlich Überessen, übermäßiges Rauchen/Trinken/Alkohol, Mißbrauch von verordneten Tranquilizern]

[Mangel an selbstbewußtem Verhalten]

PATIENTENBEZOGENE PFLEGEZIELE/ KRITERIEN ZUR EVALUATION

Der Patient

- erkennt unwirksame Bewältigungsformen und ihre Konsequenzen.
- spricht aus, die eigenen Fähigkeiten zur Bewältigung wahrzunehmen.
- schätzt die momentane Situation richtig ein.
- erfüllt psychische Bedürfnisse, was durch angepaßte Gefühlsäußerungen, Erkennen mehrerer Möglichkeiten und Nutzen von Ressourcen ersichtlich wird.

☆ **Hauptsächliche/entscheidende Merkmale**

- Gefühlsäußerungen stimmen mit dem Verhalten überein.

MASSNAHMEN

1. Pflegepriorität: Ermitteln des Ausmaßes der Beeinträchtigung:

- Ermittle die Fähigkeit, Ereignisse zu verstehen, sorge für eine realistische Einschätzung der Situation.

- Erkenne den Entwicklungsstand beim täglichen Funktionieren. (Menschen neigen dazu, während einer Erkrankung/Krise in eine frühere Entwicklungsstufe zu regredieren).

- Ermittle die momentane Leistungsfähigkeit und beobachte, wie diese die Bewältigungsformen des Betroffenen beeinflußt.

- Schätze Alkoholkonsum, Rauchgewohnheiten, Eßverhalten ein.

- Ermittle, ob die Krankheit Auswirkungen auf die sexuellen Bedürfnisse hat.

- Ermittle kontinuierlich den Angstzustand und die Bewältigungsformen.

- Achte auf Sprachmuster.

2. Pflegepriorität: Ermitteln der Bewältigungsformen:

- Ermittle das Verständnis des Patienten für die momentane Situation.

- Höre aktiv zu und erkenne, wie der Patient das momentane Geschehen wahrnimmt.

- Erkenne frühere Strategien, mit Lebensproblemen umzugehen.

3. Pflegepriorität: Unterstützen des Patienten, mit der gegenwärtigen Situation umzugehen:

- Nenne den Patienten beim Namen. (Vergewissere dich, wie der Patient angesprochen werden möchte).

- Ermutige den Patienten, sich dem Team/Bezugsperson(en) mitzuteilen.

- Benütze Uhren, Kalender, Anschlagbretter und gib häufig Angaben über Ort und Zeit.
- Sorge, wenn möglich, für eine kontinuierliche Pflege durch Bezugspersonen.
- Erkläre Abläufe/Ereignisse auf einfache und präzise Weise.
- Sorge für eine ruhige Umgebung/plaziere beängstigende Apparate außer Sichtweite.
- Plane Ruhephasen zwischen den einzelnen Aktivitäten ein. Steigere die Aktivität allmählich.
- Stelle benötigte/vertraute Gegenstände in Sichtweite.
- Betone positive Reaktionen des Körpers, aber verneine den Ernst der Situation nicht (z. B. stabiler Blutdruck bei blutendem Ulcus oder bessere Körperhaltung beim depressiven Patienten).
- Konfrontiere den Patienten im geeigneten Moment mit seinem Verhalten, zeige dabei die Diskrepanz zwischen Wort und Tat auf.
- Unterstütze den Patienten in angemessener Weise im Umgang mit der veränderten Wahrnehmung seines Körperbildes (vgl. PD Körperbild, Störung).

4. Pflegepriorität: Sorgen für das Erfüllen der psychischen Bedürfnisse:

- Begegne dem Patienten höflich und mit Respekt. Drücke dich sprachlich so aus, daß der Patient dich versteht; sorge für ein sinnvolles Gespräch während der Ausführung der Pflege. Nutze Lernsituationen.
- Gestehe dem Patienten zu, auf seine Weise zu reagieren, ohne vom Pflegepersonal verurteilt zu werden. Gib bei Bedarf Unterstützung.
- Ermutige verbale Äußerungen über Befürchtungen, Ängste und Gefühlsäußerungen der Ablehnung, Depression und Wut. Laß den Patienten wissen, daß dies alles normale Reaktionen sind.
- Sorge für die Möglichkeit, sich über sexuelle Anliegen zu äußern.
- Hilf dem Patienten, beim Ausleben seiner Gefühle

106

Grenzen zu setzen, und zeige ihm Wege auf, wie er seine Gefühle in einer annehmbaren Weise äußern kann.

5. Pflegepriorität: Fördern des Wohlbefindens (Beraten/Ausbilden):

- Gib nach der akuten Phase der Krankheit zusätzliche nötige Informationen über Ereignisse, Ursache (wenn bekannt) und den weiteren Verlauf.
- Verhilf dem Patienten während der Rehabilitationsphase zu Informationen über die Wirkung/Nebenwirkungen der Medikamente/Therapien.
- Betone die Wichtigkeit der Nachsorge.
- Ermutige und unterstütze den Patienten, seine Lebensweise zu überdenken. Finde frühere Aktivitäten in Beruf und Freizeit heraus. Ermittle äußere Stressoren (z. B. Familie, Gesellschaft, Arbeitsklima oder Gesundheitsdienste). Sorge allmählich für notwendige Veränderungen.
- Besprich das zu erwartende Vorgehen und die Anliegen des Patienten ebenso wie postoperative Erwartungen, wenn eine Operation empfohlen wird.
- Verweise an auswärtige Ressourcen und /oder professionelle Therapie, wenn angezeigt/verordnet.
- Kläre Bedürfnis/Wunsch nach Seelsorge/Beratung ab und triff die nötigen Vereinbarungen.
- Sorge, wenn nötig, bei sexuellen Anliegen für Informationen, Privatsphäre oder Beratung.
- Vgl. PD Schmerz; Angst; Verbale Kommunikation, beeinträchtigt; Gewalttätigkeit, potentiell.

PERSÖNLICHE NOTIZEN

ENTSCHEIDUNGSKONFLIKT (IM DETAIL ANGEBEN)

Taxonomie 1R: Wählen (5.3.1.1)

[Thematische Gliederung: Integrität der Person]

> **Definition:** Der Zustand, bei dem ein Mensch unsicher ist, welchen Weg er wählen soll, wenn die Wahl Risiko, Verlust oder Infragestellung der eigenen Wertvorstellungen mit sich bringt.

MÖGLICHE FAKTOREN

Unklare Wertvorstellungen/Einstellung zu Glaubensfragen; wahrgenommene Bedrohung des persönlichen Wertsystems

Mangelnde Erfahrung oder Störung im Entscheidungsprozeß

Fehlen relevanter Informationen; mehrere oder unterschiedliche Informationsquellen

Ungenügendes Unterstützungssystem

MERKMALE
– subjektive

☆ Aussagen über Unsicherheit bezüglich Wahl oder unerwünschter Konsequenzen von Alternativen, die erwogen werden.

Geäußerte Gefühle der Verzweiflung oder Infragestellung persönlicher Wertvorstellungen und Verunsicherung in Glaubensfragen während der Entscheidungsfindung

– objektive

☆ Unschlüssigkeit zwischen mehreren Entscheidungsmöglichkeiten; verzögerter Entscheidungsprozeß

☆ **Hauptsächliche/entscheidende Merkmale**

108

Egozentrik

Körperliche Zeichen der Verzweiflung oder Anspannung (erhöhter Puls, erhöhte Muskelspannung, Unruhe usw.)

PATIENTENBEZOGENE PFLEGEZIELE/ KRITERIEN ZUR EVALUATION

Der Patient

- spricht aus, positive und negative Aspekte der Entscheidungsmöglichkeiten/Alternativen zu erkennen.

- anerkennt Gefühle der Angst und der Verzweiflung im Zusammenhang mit der schwierigen Entscheidungsfindung.

- trifft Entscheidung(en) und spricht aus, über die getroffene Wahl zufrieden zu sein.

- erfüllt seine psychischen Bedürfnisse, was sich in angemessenen Gefühlsäußerungen, Identifikation mit der Wahl und Nutzen von Ressourcen zeigt.

- zeigt ein entspanntes und ruhiges Verhalten, frei von körperlichen Zeichen der Verweiflung.

MASSNAHMEN

1. Pflegepriorität: Ermitteln der ursächlichen/begünstigenden Faktoren:

- Achte auf Zeichen der Unentschlossenheit, der Abhängigkeit von anderen und die übliche Fähigkeit, die eigenen Angelegenheiten zu regeln.

- Höre aktiv zu, um den Grund für die Unentschlossenheit zu erkennen und das Problem zu klären.

- Erkenne, ob positive Bewältigungsformen (z. B. Anwendung von Entspannungsmethoden, Bereitschaft zur Gefühlsäußerung) vorhanden sind.

- Ermittle körperliche Zeichen der Angst (z. B. erhöhter Puls/Muskelspannung).

- Achte auf Äußerungen über die Unfähigkeit, den Sinn im Leben/Grund zum Leben zu finden, auf Gefühle der Nutzlosigkeit oder der Entfremdung von Gott.

109

2. Pflegepriorität: Unterstützen des Patienten, Fähigkeiten zur Problemlösung zu entwickeln:

- Erkenne positive Aspekte dieser Erfahrung und hilf dem Patienten, diese als Lerngelegenheit für das Entwickeln von neuen, kreativen Lösungen zu betrachten.

- Korrigiere mögliche Fehlauffassungen des Patienten und verhilf ihm zu sachlichen Informationen.

- Sorge dafür, daß der Patient Gelegenheit hat, Entscheidungen bezüglich der Aktivitäten des täglichen Lebens zu treffen; akzeptiere es, wenn der Patient dies nicht will.

- Sorge, falls nötig, für eine sichere Umgebung, während der Patient seine Selbstkontrolle wiedererlangt.

- Akzeptiere verbale Äußerungen von Wut, setze Grenzen bei destruktivem Verhalten.

- Sprich über zeitliche Faktoren, setze Zeitgrenzen für kleine Schritte und denke an auftretende Probleme, wenn Entscheidungen nicht sofort getroffen werden können.

- Laß den Patienten in einem Brainstorming Alternativen aufzählen.

- Unterstütze den Patienten beim Erlernen des Problemlösungsverfahrens und übe dieses anhand der gegenwärtigen Situation/Entscheidung.

- Besprich/kläre Glaubensfragen, akzeptiere dabei die Wertvorstellungen des Patienten, ohne darüber zu urteilen.

3. Pflegepriorität: Fördern des Wohlbefindens (Beraten/Ausbilden):

- Sorge für Gelegenheiten, die Fähigkeiten zur Konfliktbewältigung anzuwenden und halte das schrittweise Vorgehen des Patienten fest.

- Fördere die Beteiligung der Familie/Bezugsperson(en), wenn erwünscht/verfügbar, um dem Patienten Unterstützung zu geben.

- Ermutige den Patienten zum Besuch von Kursen zum Streßabbau oder Selbstbehauptungstraining.
- Verweise bei Bedarf auf andere Ressourcen (z. B. Seelsorge, psychiatrische Beratungsstellen, Familientherapie/Eheberatung).

PERSÖNLICHE NOTIZEN

FURCHT

Taxonomie 1R: Fühlen (9.3.2)

[Thematische Gliederung: Integrität der Person]

> **Definition: Furcht ist ein Gefühl des Schreckens, das sich auf eine erkennbare, für diesen Menschen bedeutende Ursache bezieht.**

MÖGLICHE FAKTOREN

In Bearbeitung durch die NANDA

(Natürlicher oder angeborener Herkunft: umweltbedingte Reize)

(Erlernte Reaktion: durch Konditionierung, Prägung oder Identifikation mit anderen)

(Trennung vom Unterstützungssystem in einer potentiell bedrohlichen Situation wie Spitalaufenthalt, Therapien usw.)

(Wissensdefizit oder Unbekanntes)

Phobischer Reiz oder Phobie

(Sprachbarrieren), [Unfähigkeit zu kommunizieren]

(Sensorische Beeinträchtigung)

[Todesbedrohung, subjektiv und objektiv]

Anmerkung: Diese Faktoren wurden festgehalten, als diese Diagnose ursprünglich angenommen wurde, und sollen hier als Hilfe für den Benützer beibehalten werden, bis die NANDA ihre Arbeiten abgeschlossen hat.

MERKMALE

– subjektive

☆ Fähigkeit, den Grund für die Furcht erkennen zu können

_____

☆ **Hauptsächliche/entscheidende Merkmale**

112

Panik; verängstigt; zittrig

[Erhöhte Anspannung; Befürchtung; erschreckt; zu Tode erschreckt]

[Impulsivität]

[Verminderte Selbstsicherheit]

[körperliche Begleitsymtome: Übelkeit, «Herzjagen» usw.]

– objektive

[Angriffs-/Kampfhaltung – aggressiv; Fluchtverhalten – Rückzug]

[Aufgerissene Augen, erhöhte Wachsamkeit, volle Aufmerksamkeit auf Ursache gerichtet]

[Sympathotone Stimulation: kardiovaskuläre Erregung, oberflächliche Vasokonstriktion, erweiterte Pupillen, Erbrechen, Durchfall, Schweißausbruch usw.]

PATIENTENBEZOGENE PFLEGEZIELE/ KRITERIEN ZUR EVALUATION

Der Patient

- anerkennt und spricht über seine Furcht, unterscheidet dabei gesunde gegenüber ungesunden Befürchtungen.
- äußert genaue Kenntnisse über die Situation.
- zeigt Einsicht durch Anwenden wirksamer Bewältigungsformen und aktive Teilnahme an der Behandlung.
- zeigt angemessene Gefühlsreaktionen und verminderte Furcht.
- bemüht sich um eine Problemlösung und nutzt Ressourcen wirksam.

MASSNAHMEN

1. Pflegepriorität: Ermitteln des Ausmaßes der Furcht und der tatsächlichen Bedrohung, die der Patient wahrnimmt:

- Besprich die Situation und das Verständnis für die Situation mit dem Patienten/der(den)Bezugsperson(en).
- Beobachte verbale/nonverbale Reaktionen.
- Achte auf Zeichen der Abwehr/Depression.
- Achte auf mögliche sensorische Defizite, z. B. Schwerhörigkeit.
- Höre aktiv den Sorgen des Patienten zu.
- Beobachte die Konzentrationsfähigkeit und worauf die Aufmerksamkeit gerichtet wird.
- Beachte subjektive Erlebnisse, die der Patient schildert (es könnten Wahnvorstellungen/Halluzinationen sein).
- Gib acht auf mögliche Gewalttätigkeit.
- Kontrolliere die Vitalzeichen und beachte das Ausmaß der Behinderung.
- Bestimme innere/äußere Ressourcen, die zur Problemlösung beitragen z. B. Bewußtsein früher wirksamer Bewältigungsformen, Bezugspersonen, die zur Unterstützung verfügbar sind).
- Ermittle die Familienbeziehungen usw. (vgl. PD Familienprozeß, verändert; Bewältigungsformen der Familie, Entwicklungsmöglichkeiten; Bewältigungsformen der Familie, verletzendes oder hemmendes Verhalten; Angst)

2. Pflegepriorität: Unterstützen des Patienten/Bezugspersonen im Umgang mit der Furcht/Situation:

- Bleibe beim Patienten oder organisiere, daß jemand anderes anwesend ist.
- Gib mündliche und schriftliche Informationen.
- Gib Gelegenheit für Fragen und beantworte sie ehrlich.
- Erkenne Furcht, Schmerzen, Verzweiflung und laß es zu, daß Gefühle entsprechend/frei ausgedrückt werden können.
- Vermeide Diskussionen über die Wahrnehmungen des Patienten zur Situation. Gib objektive Informationen, und laß seine Ansicht dabei gelten.

114

- Fördere, wenn möglich, die Mitbestimmung des Patienten (z. B. Waschzeit) und hilf ihm, diejenigen Dinge zu akzeptieren, über die er keine Kontrolle haben kann.

- Fördere den Kontakt mit Personen, die eine ähnlich furchtauslösende Situation konstruktiv bewältigt haben.

3. Pflegepriorität: Unterstützen des Patienten beim Lernen, die eigenen Reaktionen für die Problemlösung zu nutzen:

- Anerkenne Furcht als möglichen Selbstschutz.

- Erkenne die Verantwortung des Patienten zur Problemlösung (Bestätige, daß die Pflegeperson zur Unterstützung bereit ist).

- Entwickle eine therapeutische Beziehung (Vertrauensbasis) mit dem Patienten.

- Beziehe den Patienten bei der Planung und Teilnahme an der Pflege so oft wie möglich mit ein.

- Erkläre dem Patienten das Vorgehen entsprechend seiner Aufnahme- und Handlungsfähigkeit. (Berücksichtige den Informationsbedarf des Patienten).

- Bestätige den Zusammenhang zwischen Krankheit und Symptomen.

- Überprüfe den Gebrauch verordneter angstlösender Medikamente.

4. Pflegepriorität: Fördern des Wohlbefindens (Beraten/Ausbilden):

- Unterstütze Pläne, die den Patienten befähigen, mit der Realität umzugehen.

- Unterstütze den Patienten beim Erlernen von Entspannungstechniken/Visualisieren und gelenkter Imagination.

- Entwickle ein Übungsprogramm, das der Situation des Patienten entspricht, damit er die durch angestaute Gefühle zustande gekommene Energie gesund ausleben kann.

115

- Sorge für einen angemessenen Umgang mit sensorischen Defiziten (z. B. artikulierte Aussprache, vorsichtiges, der Situation angepaßtes Berühren).
- Verweise auf Hilfsgruppen, Gemeindefürsorgestellen/-organisationen für weiterführende Betreuung.

PERSÖNLICHE NOTIZEN

HOFFNUNGSLOSIGKEIT

Taxonomie 1R: Wahrnehmen (7.3.1)

[Thematische Gliederung: Integrität der Person]

Definition: Ein subjektiver Zustand, bei dem ein Mensch begrenzte oder keine Alternativen sieht oder keine Wahl hat und unfähig ist, Energien zu mobilisieren.

MÖGLICHE FAKTOREN

Aktivitätseinschränkung, welche zu einer Isolation führt.

Sich verschlechternder körperlicher Zustand, körperliches Versagen

Längerfristiger Streß, Verlassenheit

Verlorener Glaube an grundlegende Werte

MERKMALE

– subjektive

☆ Verbale Hinweise (mutloser Inhalt, «ich kann nicht», Seufzen)

– objektive

☆ Passivität, wortkarg

☆ Herabgesetzte Affektivität

Mangel an Initiative

Verminderte Reaktion auf Reize

Sich Abwenden von der sprechenden Person

Schließen der Augen

Achselzucken als Reaktion auf die sprechende Person

Appetitlosigkeit, vermehrter/verminderter Schlaf

Teilnahmslosigkeit bei der Pflege/passives Erdulden der Pflege

---

☆ **Hauptsächliche/entscheidende Merkmale**

117

[☆ Rückzug aus der Umgebung]
[Teilnahmslosigkeit/Desinteresse betreffend Bezugsperson(en), Kinder, Partner]
[Wutausbrüche]

PATIENTENBEZOGENE PFLEGEZIELE/ KRITERIEN ZUR EVALUATION

Der Patient

- erkennt und äußert Gefühle.
- erkennt und wendet Bewältigungsstrategien an, um den Gefühlen der Hilflosigkeit entgegenzuwirken.
- beteiligt sich an den Aktivitäten des täglichen Lebens und hat die Kontrolle darüber (im Rahmen der individuellen Situation).
- setzt aufbauende Nahziele fest, um Verhaltensveränderungen/Zukunftsaussichten zu entwickeln, zu begünstigen und aufrechtzuerhalten.
- beteiligt sich an Freizeitbeschäftigungen nach eigener Wahl.

MASSNAHMEN

1. Pflegepriorität: Erkennen von ursächlichen/begünstigenden Faktoren:

- Überprüfe die familiäre/soziale und körperliche Anamnese, z.B. auf unzureichende Bewältigungsformen in der Vergangenheit, auf gestörte familiäre Beziehungsmuster, seelische Probleme, Sprach-/Kulturbarrieren (die zu einem Isolationsgefühl führen können), vor kurzem aufgetretene oder längerandauernde Erkrankung des Patienten oder eines Familienmitgliedes, mehrfache soziale und/oder körperliche Traumata/ Schockzustände des Patienten oder der Familienmitglieder.
- Überprüfe die momentane familiäre/soziale/körperliche Situation des Patienten (z.B. neu diagnostizierte chro-

---

☆ **Hauptsächliche/entscheidende Merkmale**

118

nische/terminale Krankheit, Sprach-/Kulturbarrieren, Fehlen eines sozialen Netzes, kürzlicher Verlust der Arbeitsstelle, Verlust eines geistigen/religiösen Glaubens, kürzlich aufgetretene mehrfache Traumata).

- Ermittle Bewältigungsformen und Abwehrmechanismen, die der Patient aufweist.

2. Pflegepriorität: Ermitteln des Ausmaßes der Hoffnungslosigkeit:

- Beobachte Verhaltensweisen, die auf Hoffnungslosigkeit hinweisen (vgl. Merkmale).

- Achte auf benutzte und ungenutzte Bewältigungsformen: Problemlösungsstrategien, Äußern von Befürchtungen, Festlegen von Zielen usw.

- Beobachte, ob Abwehrmechanismen angewendet werden oder nicht (sinnvoll oder nicht), Zunahme der Schlafdauer, Medikamentenkonsum, Krankheit, Essensbeschwerden, Verweigerung, Vergeßlichkeit, Tagträumen, ineffektive organisatorische Bemühungen, Hintergehen der eigenen festgelegten Ziele, Regression.

3. Pflegepiorität: Unterstützen des Patienten, Gefühle wahrzunehmen, und beginnen, mit den Problemen umzugehen (die vom Patienten wahrgenommen werden):

- Stelle eine therapeutische/förderliche Beziehung her. (z. B. positive Haltung zum Patienten; der Patient hat Vertrauen, wagt, Gefühle zu zeigen, fühlt sich verstanden und angehört).

- Erkläre eingehend alle Untersuchungen/Eingriffe, informiere den Patienten laufend über Ereignisse und erzielte Fortschritte in der Pflege.

- Ermutige den Patienten, Gefühle und Empfindungen zu entdecken und auszudrücken (z. B. Zorn, Hilflosigkeit, Ohnmacht, Verwirrung, Mutlosigkeit, Isolation, Trauer).

- Zeige dem Patienten Hoffnung und fordere Bezugspersonen und andere Teammitglieder auf, dasselbe zu tun.

- Bemühe dich, Situationen zu vermeiden, die in der Wahrnehmung der Patienten zu Gefühlen der Isolation oder zu Kontrollverlust führen könnten.

- Fördere die Mitbestimmung des Patienten beim Festsetzen der Zeit, des Ortes, der Häufigkeit von Therapiesitzungen.

- Finde gemeinsam mit dem Patienten heraus, welche Änderungen vorgenommen werden können oder nicht, um teilweise Kontrolle über die Situation zu gewinnen. Liste diese auf.

- Fördere die Risikobereitschaft in Situationen, die der Patient meistern kann.

- Hilf dem Patienten, Bewältigungsstrategien zu entwickeln, die erlernt und erfolgreich angewendet werden können, um der Hoffnungslosigkeit zu begegnen.

- Fördere eine kontrollierte Steigerung der körperlichen Aktivität.

- Fördere Entspannungsübungen, Anwendung des geführten Bilderlebens (aktive oder gelenkte Imagination).

- Beziehe Familienangehörige in die Therapie mit ein.

4. Pflegepriorität: Fördern des Wohlbefindens (Beraten/Ausbilden):

- Fördere vermehrt die Anwendung von Bewältigungsstrategien und vermindere die Anwendung von Abwehrmechanismen (wann immer es sinnvoll/angemessen ist): Gib positive Feedbacks/Rückmeldungen über ausgeführte Tätigkeiten, um mit Gefühlen der Hoffnungslosigkeit umzugehen und diese zu überwinden.

- Unterstütze den Patienten/Familie, sich der Faktoren/ Situationen bewußt zu werden, die zu Gefühlen der Hoffnungslosigkeit führen können.

- Sprich über Vorzeichen der Hoffnungslosigkeit (z. B. Aufschieben von Problemen, zunehmendes Schlafbedürfnis, verminderte körperliche Aktivität, verminderte Teilnahme an sozialen/familiären Aktivitäten).

- Ermutige den Patienten/die Familie dazu, Unterstützungshilfen unmittelbar in der Gemeinde in Anspruch zu nehmen.
- Führe den Patienten in eine Hilfsgruppe ein, bevor die individuelle Therapie beendet ist.
- Verweise an andere Ressourcen zur Unterstützung (z. B. Fachpersonen, soziale Dienste usw.).

PERSÖNLICHE NOTIZEN

KÖRPERBILD, STÖRUNG

Taxonomie 1 R: Wahrnehmen (7.1.1)

[Thematische Gliederung: Integrität der Person]

> **Definition: Eine Störung in der Art und Weise, wie man das eigene Körperbild wahrnimmt.**

MÖGLICHE FAKTOREN

Biologisch/physisch [körperliches Trauma/Verstümmelung, Schwangerschaft, körperliche Veränderung aufgrund von biochemischen Substanzen (Medikamente), Abhängigkeit von Apparaten]

Psychosoziale

Kulturelle oder spirituelle

Wahrnehmung

[Bedeutung des Körperteiles oder -funktion im Zusammenhang mit Alter, Geschlecht, Entwicklungsstufe oder Grundbedürfnisse]

[Entwicklungsbedingte Veränderungen]

MERKMALE

A oder B muß vorhanden sein, um die Diagnose «Körperbild, Störung» stellen zu können:

☆ A = Verbale Reaktion auf tatsächliche oder wahrgenommene Veränderung der Struktur und/oder Funktion

☆ B = Nonverbale Reaktion auf tatsächliche oder wahrgenommene Veränderung der Struktur und/oder Funktion

Die folgenden Merkmale können dazu verwendet werden, das Vorhandensein von A oder B zu bestätigen:

☆ **Hauptsächliche/entscheidende Merkmale**

122

– subjektive

Verbale Äußerungen über

Veränderung der Lebensweise

Angst vor Ablehnung oder Reaktionen anderer

Ausrichtung auf frühere Kräfte, Funktion oder Erscheinung

Negative Gefühle zum eigenen Körper

Gefühle der Hilflosigkeit, Hoffnungslosigkeit oder Machtlosigkeit

Ständige Sorge um die Veränderung oder den Verlust

[Gefühle der Depersonalisation/Grandiosität]

Weigerung, die tatsächliche Veränderung anzuerkennen

Betonung noch vorhandener Kräfte, erhöhter Leistung

Personalisierung des Körperteiles oder des Verlustes durch Namengebung

Depersonalisierung des Körperteiles oder des Verlustes durch sachliche Fürwörter

Erweiterung der körperlichen Grenzen, um Gegenstände der Umgebung einzuverleiben

– objektive

Fehlender Körperteil

Bestehende Veränderung in der Struktur und/oder Funktion

Nicht Betrachten/Berühren des Körperteiles

Trauma in Bezug auf den nichtfunktionierenden Körperteil

Veränderung der Beziehung des Körpers zum Raum (räumliches Orientierungsvermögen)

Verdecken oder Entblößen des Körperteiles (bewußt oder unbewußt)

Veränderung der sozialen Anteilnahme

[Unfähigkeit, innere/äußere Reize zu unterscheiden/Verlust Ich-Grenzen]

123

PATIENTENBEZOGENE PFLEGEZIELE/ KRITERIEN ZUR EVALUATION

Der Patient

- spricht über die Annahme seiner selbst in der Situation (z. B. chronisch progressive Krankheit, Amputation, verminderte Unabhängigkeit, gegenwärtiges Gewicht, Auswirkungen der Therapie).
- berichtet über eine Verminderung der Angst und über Anpassung an das tatsächliche/veränderte Körperbild.
- spricht aus, die körperlichen Veränderungen zu verstehen.
- erkennt und integriert in angemessener Weise die Veränderung in sein Selbst-Konzept, ohne seine Selbstachtung zu schmälern.
- bemüht sich um Informationen und strebt nach weiterer persönlicher Reifung.
- anerkennt sich als Person, die für sich selbst verantwortlich ist.
- benützt Hilfsmittel/Prothesen auf angemessene Weise.

MASSNAHMEN

1. Pflegepriorität: Ermitteln von ursächlichen/begünstigenden Faktoren:

- Ermittle bestehende pathophysiologische Zustände und/ oder Situationen, die Auswirkungen auf den Patienten haben.
  Anmerkung: Wenn die Veränderung des Körperbildes einen Zusammenhang mit einem neurologischen Ausfall (z. B. cerebralvaskulärer Insult) hat, vgl. PD Vernachlässigung, halbseitig.
- Ermittle den Wissensstand des Patienten und das Ausmaß der Angst im Zusammenhang mit der Situation.
- Lasse den Patienten sich selbst beschreiben, achte darauf, was positiv, negativ gewertet wird. Beachte, was der Patient glaubt, wie andere über ihn denken.
- Beachte den ethnischen Hintergrund/ die kulturellen Wertvorstellungen.

- Achte auf die Kommentare/Reaktionen des Patienten zur Situation. Je nach individuellen Bewältigungsformen empfinden Personen Situationen unterschiedlich belastend.

- Besprich mit dem Patienten, was der Verlust/ die Veränderung für ihn bedeutet. Ein kleiner Verlust kann eine große Auswirkung haben (z. B. der Gebrauch eines Katheters oder Verabreichung eines Einlaufs). Für einige Menschen kann es schwieriger sein, mit der Veränderung der Funktion (z. B. Immobilität) umzugehen, als mit der Veränderung der Erscheinung.

- Achte auf Rückzugsverhalten und Verneinung. Dies kann eine normale Reaktion auf die Situation oder ein Hinweis auf eine psychische Krankheit (z. B. Schizophrenie) sein. Vgl. Verneinung, unwirksam.

- Achte auf Verhaltensweisen, die auf eine übertriebene Sorge um den Körper und seine Vorgänge hinweisen.

- Beobachte Interaktionen des Patienten mit seinen Bezugsperson(en). Verzerrungen des Körperbildes können von Familienmitgliedern unbewußt verstärkt werden, und/oder ein sekundärer Krankheitsgewinn kann den Fortschritt hemmen.

- Schätze die psychischen/physischen Auswirkungen der Krankheit auf den Gemütszustand des Patienten ein (z. B. bei Erkrankungen des endokrinen Systems, Steroidtherapie usw.).

- Achte auf den Konsum von Suchtmitteln/Alkohol, was auf gestörte Bewältigungsformen hindeuten kann.

- Achte auf Stimmungsschwankungen.

- Achte auf Zeichen des Trauerns und Zeichen einer schweren oder langandauernden Depression.

- Erkenne soziale Aspekte der Krankheit (z. B. von Geschlechtskrankheiten, Sterilität, chronischen Zuständen).

- Achte auf akute/chronische Schmerzen.

- Ermittle den momentanen Anpassungsgrad und Fortschritt des Patienten.

2. Pflegepriorität: Unterstützen des Patienten/Bezugsperson(en), mit Problemen umzugehen, die als Folge des veränderten Körperbildes mit dem Selbst-Konzept entstehen, und diese anzunehmen:

- Baue eine therapeutische Beziehung auf zwischen Pflegeperson-Patient, um eine Haltung der Anteilnahme zu fördern und eine Vertrauensbasis zu herzustellen.
- Hilf mit, offenbar werdende Probleme zu beheben, um eine optimale Genesung zu fördern.
- Sprich über Sorgen der Angst vor Verstümmelung, Prognose, Ablehnung.
- Fördere das Sprechen über mögliche persönliche Konflikte und Probleme der Arbeit.
- Ermutige den Patienten/Bezugsperson(en), einander die Gefühle mitzuteilen.
- Anerkenne und akzeptiere Gefühle von Abhängigkeit, Trauer und Feindseligkeit.
- Gehe von der Annahme aus, daß alle Menschen auf Veränderungen im Aussehen empfindlich reagieren und vermeide Stereotypen.
- Setze Grenzen bei destruktiven Verhaltensweisen, hilf dem Patienten bei der Erkennung positiver Verhaltensweisen, die zur Genesung beitragen.
- Sorge für angemessene Informationen entsprechend dem Bedürfnis/Wunsch des Patienten. Wiederhole frühere Informationen.
- Informiere schrittweise, so daß die Aufnahme erleichtert werden kann.
- Schaffe Gelegenheiten, sich Sorgen und Fragen anzuhören.
- Mache die Pflegepersonen darauf aufmerksam, daß sie sich ihrer Körpersprache in Bezug auf das Aussehen des Patienten bewußt werden (z. B. Ekel, Akzeptanz usw.).
- Hilf dem Patienten/Bezugsperson(en), mit Veränderung(en) im Aussehen zurechtzukommen.
- Ermutige den Patienten, im richtigen Moment seinen betroffenen Körperteil anzusehen/zu berühren.
- Gestehe dem Patienten zu, Abwehrstrategien zu benut-

zen, ohne diese zu verstärken oder abzuwehren (z.B. der Patient kann sich zu Beginn weigern, den Anus praeter anzuschauen; die Pflegeperson sagt: «Ich werde Ihnen nun den Colostomiesack wechseln» und mit der Aufgabe beginnen).

- Hilf dem Patienten, sich so zu kleiden, daß körperliche Veränderungen möglichst wenig sichtbar sind, und dadurch das Aussehen zu verbessern.

- Arbeite in Anerkennung des Selbst-Konzeptes des Patienten, ohne moralisch zu verurteilen.

- Ermutige die Familienmitglieder, den Patienten als normal, nicht als invalid zu behandeln.

- Schaue häufig nach dem Patienten und begegne ihm mit Wertschätzung.

- Besprich die Möglichkeit von Prothesen, plastischer Chirurgie, Physio-/Ergotherapie, so wie es sich aus der individuellen Situation ergibt.

- Besprich bei Bedarf die Überweisung an eine Schmerzklinik für Biofeedback/Erholung und/oder andere Hilfen.

- Gib Informationen über die Gründe der Isolation und entsprechende Maßnahmen; wenn du im Zimmer bist, räume dir Zeit ein, dich hinzusetzen und zu sprechen/ zuzuhören.

- Gib notwendige Unterstützung bei der persönlichen Pflege.

3. Pflegepriorität: Fördern des Wohlbefindens (Beraten/Ausbilden):

- Beginne so schnell als möglich mit der Beratung.

- Informiere entsprechend der Aufnahmefähigkeit des Patienten.

- Unterstütze den Patienten, die Krankheitsverarbeitung in die Aktivitäten des täglichen Lebens zu integrieren (z.B. während der Haushaltsarbeiten Übungen zu machen).

- Ermutige den Patienten, eigene Entscheidungen zu treffen/ eigene Stärken und Schwächen zu akzeptieren.

127

- Unterstütze den Patienten, Strategien zu erlernen, um Gefühlen Ausdruck zu verleihen und mit ihnen umzugehen.
- Gib positive Rückmeldungen bei erzielten Leistungen (z. B. Gesichtspflege, Benutzung einer Prothese usw.).
- Bekräftige Aussagen bezüglich der Pflege, die dem Patienten von anderen Teammitgliedern gegeben worden sind.
- Verweise bei Bedarf auf geeignete Hilfsgruppen/Beratungen/Therapien.

PERSÖNLICHE NOTIZEN

MACHTLOSIGKEIT

Taxonomie 1R: Wahrnehmen (7.3.2)

[Thematische Gliederung: Integrität der Person]

> **Definition: Die Wahrnehmung eines Menschen, daß das eigene Handeln keinen wesentlichen Einfluß auf den Ausgang einer Sache haben wird; wahrgenommener Kontrollverlust über eine momentane Situation oder ein unmittelbares Ereignis.**

MÖGLICHE FAKTOREN

Einflüße durch die Organisation des Gesundheitswesens

Zwischenmenschliche Interaktionen

Krankheitsbezogene Therapien

Lebensweise der Hilflosigkeit

MERKMALE

– subjektive

– gravierende

Verbale Äußerungen, weder Kontrolle noch Einfluß auf die Situation, das Resultat oder die persönliche Pflege zu haben

Depression aufgrund des fortschreitenden körperlichen Zerfalls, der trotz Kooperation («Compliance») des Patienten in der Therapie auftritt

– mäßige

Nichtbeteiligen an der Pflege oder an Entscheidungen bei gegebenen Gelegenheiten

Äußerungen von Unzufriedenheit und Frustration über die Unfähigkeit, frühere Handlungen und/oder Aktivitäten ausführen zu können

Geäußerte Zweifel in Bezug auf die Rollenerfüllung

Widerwillen, wahre Gefühle zu äußern; Angst vor der Entfremdung von den Pflegepersonen

– *geringfügige*

Geäußerte Verunsicherung über wechselnde Kraftzustände

– objektive

– *gravierende*

Apathie [Rückzug, Resignation, Weinen]

[Wut]

– *mäßige*

Registriert keinen Fortschritt

Abhängigkeitsverhältnis, das zu Reizbarkeit, Ärger, Wut und Schuldgefühlen führen kann

Unfähigkeit, sich Informationen bezüglich der Pflege zu holen

Verteidigt eigene pflegerische Gewohnheiten nicht, wenn diese in Frage gestellt werden

Passivität

– *geringfügige*

Passivität

PATIENTENBEZOGENE PFLEGEZIELE/ KRITERIEN ZUR EVALUATION

Der Patient

- drückt ein Gefühl der Kontrolle über die gegenwärtige Situation und den Ausgang von zukünftigen Angelegenheiten aus.
- fällt Entscheidungen, die die Pflege betreffen, und ist daran beteiligt.
- stellt Bereiche fest, über die er die Kontrolle hat.
- anerkennt die Tatsache, daß es Bereiche gibt, über die er keine Kontrolle hat.

130

MASSNAHMEN

1. Pflegepriorität: Ermitteln der ursächlichen/begünstigenden Faktoren:

- Erkenne situationsbedingte Umstände (z. B. fremde Umgebung, Immobilität, Diagnose einer terminalen/ chronischen Krankheit, fehlendes Unterstützungssystem(e), fehlende Informationen zur Situation).

- Erkenne die Kontrollerwartung (locus of control) des Patienten: innere Kontrollerwartung (geäußertes Selbstverantwortungsgefühl und die Fähigkeit, die Resultate kontrollieren zu können, «Ich habe nicht mit dem Rauchen aufgehört») oder äußere Kontrollerwartung (Äußerungen über fehlende Selbstkontrolle und Kontrolle über die Umgebung, «Nichts gelingt mir», «Was für ein Pech, Lungenkrebs zu haben»).

- Achte auf Aussagen, die auf Resignation hinweisen: «Es wird sowieso nichts nützen».

- Ermittle, wie der Patient sein Leben bis anhin gemeistert hat.

- Stelle mögliche Veränderungen in der Beziehung zu Bezugspersonen fest.

- Überprüfe pflegerische Maßnahmen. Unterstützen sie die Selbstkontrolle/Eigenverantwortung des Patienten?

2. Pflegepriorität: Ermitteln des Ausmaßes der vom Patienten/Bezugspersonen wahrgenommenen Machtlosigkeit:

- Höre auf Aussagen des Patienten: «Es ist Ihnen egal», «Es wird keinen Unterschied bewirken», «Scherzen Sie?».

- Achte auf Aussagen über Furcht.

- Bestimme die Kontrollerwartung (locus of control) und beziehe diese in die individuelle Pflegeplanung ein (z. B. beim Patienten mit einer inneren Kontrollerwartung ermutige ihn, die Kontrolle über seine Pflege zu übernehmen und beim Patienten mit äußerer Kontrollerwartung: beginne mit kleinen Aufgaben und steigere diese je nach Zustand des Patienten).

- Beobachte fehlende Kommunikation, flache Affektivität und fehlenden Augenkontakt.
- Erkenne, wann der Patient Informationen möchte und ermittle Wahrnehmung/Wissensstand des Patienten über seinen Zustand und Therapieplan.
- Stelle fest, wie der Patient auf die Therapie reagiert. Kennt der Patient die Zusammenhänge und versteht er, daß all dies in seinem Interesse geschieht, oder ist der Patient fügsam und hilflos?
- Stelle fest, ob manipulatives Verhalten angewendet wird und ermittle die Reaktionen des Patienten und der Pflegepersonen. (Manipulation wird zur Bewältigung von Machtlosigkeit benutzt aufgrund von Mißtrauen gegenüber anderen, Angst vor Nähe, Suche nach Anerkennung und nach Bestätigung der eigenen Geschlechtlichkeit).

3. Pflegepriorität: Unterstützen des Patienten beim Erkennen von Faktoren, über die er Kontrolle hat und bei der Verminderung von hilflosem Verhalten:

- Gib dem Patienten die Wertschätzung seiner Person zu erkennen.
- Nimm dir Zeit, dir Gedanken und Sorgen des Patienten anzuhören und ihn zu Fragen aufzufordern.
- Akzeptiere Wut und Hoffnungslosigkeit.
- Vermeide Diskussionen oder rationales Denken beim hoffnungslosen Patienten. Der Patient wird nicht glauben, daß sich etwas verändern kann.
- Geh so mit Manipulation um, daß Bedürfnisse mit dem Patienten offen besprochen werden und eine vereinbarte Routine festgesetzt wird, um die erkannten Bedürfnisse zu erfüllen.
- Lenke im geeigneten Moment die Gedanken des Patienten von der Gegenwart in die Zukunft.
- Wahre Hoffnung im Sinne des Patienten.
- Erkenne Stärken/Vorteile des Patienten.
- Hilf dem Patienten zu erkennen, wozu er selber fähig ist. Erkenne, was der Patient kontrollieren/nicht kontrollieren kann.

- Unterstütze den Patienten, realistische Ziele/Erwartungen zu setzen.
- Erlaube dem Patienten, soviel zu kontrollieren, wie es seine Kraft und Einschränkungen durch die Pflege zuläßt.
- Hilf dem Patienten, die Relationen der Situation wahrzunehmen.
- Nimm mitgeteilte Entscheidungen und Wünsche mit Respekt auf. (Meide beschützende Verhaltensweisen).
- Schränke Verhaltensregeln und Überwachung auf ein Mindestmaß ein, so daß die Sicherheit noch gewährleistet ist, um dem Patienten das Gefühl der Selbstkontrolle zu geben.
- Sorge dafür, daß die Pflegepersonen bei erwünschten Verhaltensweisen positive Bestätigung geben.
- Kümmere dich häufig um den Patienten, um seine Wünsche zu erfüllen und zu zeigen, das jemand für ihn da ist.
- Beziehe Bezugspersonen in die Pflege des Patienten ein.

4. Pflegepriorität: Fördern des Wohlbefindens (Beraten/Ausbilden):

- Sorge für exakte mündliche und schriftliche Informationen über das Geschehen und besprich diese mit dem Patienten/Bezugsperson(en). Wiederhole dies so oft wie nötig.
- Hilf dem Patienten, realistische Ziele für die Zukunft zu setzen.
- Unterstütze den Patienten beim Erlernen von Fähigkeiten zur Selbstbehauptung.
- Erleichtere das Zurückkehren zu einer produktiven Rolle in einer für den Patienten möglichen Form.
- Ermutige den Patienten zu einer produktiven und positiven Denkweise und dazu, die Verantwortung für eigenständiges Denken zu übernehmen.
- Schlage eine regelmäßige Überprüfung der eigenen Bedürfnisse/Ziele vor.

133

- Verweise bei Bedarf an Hilfsgruppen, Beratung/Therapie usw.

PERSÖNLICHE NOTIZEN

PERSÖNLICHE IDENTITÄT, STÖRUNG

Taxonomie 1R: Wahrnehmen (7.1.3)

[Thematische Gliederung: Integrität der Person]

Definition: Unfähigkeit, zwischen sich und der Außenwelt zu unterscheiden.

MÖGLICHE FAKTOREN

In Bearbeitung durch die NANDA

[Organisches Hirnsyndrom]

[Schlechte Selbstdifferenzierung, wie bei Schizophrenie]

[Panischer Zustand/Dissoziation]

[Biochemische körperliche Veränderungen]

MERKMALE

In Bearbeitung durch die NANDA

– subjektive

[Verwirrung in Bezug auf Selbstwahrnehmung, Lebenssinn oder -ziel, sexuelle Identifikation/Präferenz]

– objektive

[Entscheidungsschwierigkeiten]

[Schlecht differenzierte Ich-Grenzen]

[Vgl. PD Angst, Panischer Zustand]

PATIENTENBEZOGENE PFLEGEZIELE/ KRITERIEN ZUR EVALUATION

Der Patient

- anerkennt die Bedrohung der persönlichen Identität.
- integriert die Bedrohung auf eine gesunde, positive Art

135

(sagt z.B., daß sich der Angstzustand vermindert hat, macht Zukunftspläne).

- spricht aus, erfolgte Veränderungen zu akzeptieren.
- erklärt sich fähig, sich selbst als eine Person wahrzunehmen und zu akzeptieren.

MASSNAHMEN

1. Pflegepriorität: Ermitteln der ursächlichen/begünstigenden Faktoren:

- Bestimme das Ausmaß der Selbstbedrohung, die der Patient wahrnimmt, und wie er mit der Situation umgeht.
- Ermittle eine Störung des Körperbildes. (Das Körperbild ist Teil der persönlichen Identität.)
- Beobachte körperliche Zeichen eines panischen Zustandes (vgl. PD Angst).
- Beachte das Alter des Patienten. (Eine ältere Person wird evtl. vermehrt Schwierigkeiten haben, eine Bedrohung der Identität zu akzeptieren/damit umzugehen).
- Ermittle das soziale Netz und die Reaktion der Familie/ Bezugspersonen.
- Beobachte Zeichen eines Rückzuges, automatisierte Verhaltensweisen, Regression.
- Achte auf Zeichen einer allgemeinen Verwirrung im Verhalten, Halluzinationen/Wahnvorstellungen.
- Achte auf Verzerrungen in der Realitätswahrnehmung des Patienten.
- Bestimme, wie rasch die Bedrohung aufgetreten ist. (Ein plötzlich aufgetretenes Ereignis kann eher bedrohlich sein).

2. Pflegepriorität: Unterstützen des Patienten, mit der Bedrohung umzugehen:

- Nimm Dir Zeit, dem Patienten zuzuhören, ermutige ihn, seine Gefühle – auch Angst und Feindseligkeit – auszudrücken.
- Schaffe eine ruhige Umgebung.

- Verwende Grundlagen der Krisenintervention, um nach Möglichkeit das innere Gleichgewicht des Patienten wiederherzustellen.

- Unterstütze den Patienten, Strategien zu entwickeln, mit der Bedrohung der eigenen Identität umzugehen.

- Laß den Patienten an Aktivitäten teilnehmen, die ihm helfen, sich als ein Individuum zu erkennen (z. B. Gebrauch eines Spiegels als visuelles Feedback, taktile Stimulation).

- Sorge für einfache und konkrete Aufgaben, Aktivitäten.

- Erlaube dem Patienten, sich schrittweise mit der Situation auseinanderzusetzen; er kann evtl. nicht übergeordnet (abstrakt/logisch) denken bei Überforderung.

- Hilf dem Patienten, ein individuelles Übungsprogramm zu entwickeln/daran teilzunehmen. Spazierengehen ist ein ausgezeichnetes Anfangsprogramm.

- Gib bei Bedarf konkrete Hilfeleistung (z. B. Hilfe bei den Aktivitäten des täglichen Lebens).

- Achte auf Gelegenheiten, den Reifeprozeß zu fördern. Bedenke, daß der Patient in dissoziiertem Zustand Lernschwierigkeiten haben wird.

- Orientiere Dich an den gegebenen Umständen, ohne den Patienten damit zu konfrontieren.

- Geh mit Humor umsichtig um.

- Besprich die Möglichkeiten, mit Problemen der Geschlechtlichkeit umzugehen (z. B. Therapie/Geschlechtsumwandlung, wenn der Patient transsexuell ist).

- Vgl. PD Körperbild, Störung; Selbstwertgefühl, Störung.

3. Pflegepriorität: Fördern des Wohlbefindens (Beraten/Ausbilden):

- Sorge für genaue Informationen über die Bedrohung und mögliche Konsequenzen für den Betroffenen.

- Unterstütze den Patienten und die Bezugsperson(en), die Bedrohung anzuerkennen und in die Zukunftsplanung zu integrieren (z. B. Veränderung der Lebensweise, um einer Geschlechtsumwandlung des transsexuellen Patienten Rechnung zu tragen).

- Verweise an entsprechende Stellen (z. B. Beratung/ Psychotherapie, Hilfsgruppen).

PERSÖNLICHE NOTIZEN

POSTTRAUMATISCHE REAKTION

Taxonomie 1R: Fühlen (9.2.3)

[Thematische Gliederung: Integrität der Person]

> **Definition: Der Zustand, bei dem ein Mensch eine anhaltend schmerzhafte Reaktion auf ein unerwartetes, außergewöhnliches Ereignis(se) erlebt.**

MÖGLICHE FAKTOREN

Katastrophen [z. B. Überschwemmungen, Erdbeben, Wirbelstürme Flugzeugabstürze], Kampf/Kriege, Epidemien, Vergewaltigung, Überfall, Folter, schwere Krankheit oder Unfall, [Geiselnahme]

MERKMALE

– subjektive

☆ Wiedererleben des traumatischen Ereignisses, das aufgrund von kognitiven, affektiven und/oder sensomotorischen Aktivitäten erkannt werden kann (Rückblenden, eindringliche Gedanken, wiederholte Träume oder Alpträume, übermäßig wiederholtes Erzählen des traumatischen Ereignisses, Äußerungen von Schuldgefühlen als Überlebender oder wegen des zum Überleben notwendigen Verhaltens)

[Somatische Reaktionen: chronische Schmerzen, Übelkeit, veränderter Appetit, Verspannung des Bewegungsapparates/Muskeln, übermäßige Schreckhaftigkeit, Überempfindlichkeit auf Lärm, Schlaflosigkeit, Kopfschmerzen, Schwindel, Gleichgewichtsstörungen, chronische Müdigkeit und rasche Ermüdbarkeit, Schlafstörungen]

☆ **Hauptsächliche/entscheidende Merkmale**

– **objektive**

Psychische/seelische Benommenheit (beeinträchtigte Wahrnehmung der Realität, Verwirrung, Dissoziation oder Amnesie, Unklarheit über das traumatische Geschehen, unterdrückter Affekt)

Veränderte Lebensweise (Selbstzerstörung wie z.B. Suchtverhalten, Selbstmordversuch oder andere Gefühlsausbrüche; Schwierigkeiten in zwischenmenschlichen Beziehungen; [fehlendes Interesse an den gewohnten Aktivitäten, Distanz, fehlendes Gefühl von Intimität/Sexualität]; das Aufkommen einer Phobie in Bezug auf das Trauma; schlechte Kontrolle von Impulsen/Reizbarkeit und Jähzorn)

[Störung der Gefühlswelt (z.B. Depression, Angst, Verlegenheit, Furcht, Beschämung, Selbstvorwürfe, niedriges Selbstwertgefühl, Furcht vor Gewalt gegen sich selbst oder andere]

[Kognitive Störung: Verwirrung, Gedächtnis- oder Konzentrationsverlust, Unentschlossenheit]

[Soziale Reaktionen: Abhängigkeit von anderen, Versagen bei der Arbeit/in der Schule, Meiden von engeren Beziehungen, soziale Isolation]

[Phasen:

Akut: beginnt innerhalb von 6 Monaten und dauert nicht länger als 6 Monate

Chronisch: dauert länger als 6 Monate

Verzögert: Latenzzeit von 6 Monaten oder länger vor dem Auftreten von Symptomen]

PATIENTENBEZOGENE PFLEGEZIELE/ KRITERIEN ZUR EVALUATION

Der Patient

- äußert, daß die Angst/Furcht vermindert ist, wenn Erinnerungen wach werden.

- weist die Fähigkeit auf, mit psychischen Reaktionen auf eine individuell angemessene Weise umzugehen.

140

- drückt die eigenen Gefühle/Reaktionen aus, meidet Projektion.
- berichtet, daß keine körperlichen Komplikationen und keine momentanen Schmerzen oder Mißbehagen vorhanden sind.
- spricht über ein positives Selbstbild.
- zeigt angemessene Veränderungen der Lebensweise (z. B. Stellen-/Wohnortswechsel) und erhält nach Bedarf Hilfe von Bezugsperson(en).
- nimmt aktiv teil an Programmen zur pflegerischen Nachbetreuung, Beratung.
- zeigt Interaktion mit anderen Menschen/Gruppen auf erwünschte und akzeptable Art.
- teilt Erlebnisse mit seinen Bezugspersonen.

MASSNAHMEN

- Vgl. PD Vergewaltigungssyndrom, wenn das Trauma die Folge einer Vergewaltigung ist.

1. Pflegepriorität: Ermitteln des körperlichen Traumas (sofern vorhanden) und der individuellen Reaktion:

Akute Phase:

- Beobachte und frage nach Informationen über die körperliche Verletzung und ermittle Symptome wie Benommenheit, Kopfschmerzen, Engegefühl in der Brustgegend, Übelkeit, Herzklopfen usw.
- Stelle soziale Aspekte des Traumas/Ereignisses fest (z. B. körperliche Entstellung, chronische Zustände, bleibende Behinderungen).
- Ermittle die Angst im Zusammenhang mit der Situation und den Wissensstand des Patienten darüber.
- Ermittle psychische Reaktionen: Zorn, Schock, akute Angst, Verwirrung, Verleugnung. Achte auf Lachen, Weinen, ruhiges oder agitiertes, aufgeregtes (hysterisches) Verhalten, Ausdruck von Ungläubigkeit und/oder Selbstvorwürfe.
- Halte psychische Veränderungen fest.

141

- Beachte den soziokulturellen Hintergrund in Bezug auf die eigene Deutung des Vorfalls (z. B. Strafe Gottes).
- Stelle das Ausmaß der Verwirrung fest.
- Stelle fest, ob der Vorfall vorbestehende oder gleichzeitig bestehende (physische/psychische) Situationen aufgewühlt hat, die die Einstellung des Patienten zum Trauma beeinflußen.
- Stelle fest, ob Beziehungsstörungen vorhanden sind (z. B. Familie, Freunde, Mitarbeiter, weitere Bezugspersonen).
- Achte auf reserviertes Verhalten und Verweigerungstaktiken.
- Achte auf Zeichen zunehmender Angst (z. B. Schweigen, Stottern, Unfähigkeit, ruhig sitzen zu bleiben).
- Achte auf verbale/nonverbale Äußerungen von Schuldgefühlen oder Selbstvorwürfen, wenn der Patient ein Trauma überlebt hat, das andere nicht überlebt haben.
- Ermittle Zeichen/Phasen der eigenen Trauer und der Trauer anderer.
- Erkenne die Entwicklung von phobischen Reaktionen auf alltägliche Dinge (z. B. Messer; auf Situationen, z. B. Läuten der Glocke durch Fremde, das Gehen in Menschenmengen usw.).

Chronische Phase:
- Achte auf Zeichen einer ernsten/ausgedehnten Depression, das Auftreten von Rückblenden, auf eindringliche Erinnerungen und/oder Alpträume.
- Achte auf das Vorhandensein von chronischen Schmerzen oder Schmerzsymptomen in Bezug auf die körperliche Verletzung.
- Ermittle das Ausmaß der gestörten Bewältigung (z. B. Suchtgefahr/Sucht).
- Achte auf andauernde somatische Beschwerden (z. B. Übelkeit, Anorexie, Muskelspannung, Kopfschmerzen).

142

2. Pflegepriorität: Unterstützen des Patienten, mit der bestehenden Situation fertig zu werden:

Akute Phase:

- Sei, falls nötig, behilflich beim Erstellen des Polizeiberichtes und bleibe beim Patienten.

- Schaffe ein Umfeld, in dem sich der Patient frei über seine Gefühle, Befürchtungen äußern kann (einschließlich Sorgen über die Beziehung zu/Reaktionen der Bezugsperson) und Erlebnisse/Sinneseindrücke (z. B. «Nah-Todeserlebnis»).

- Unterstütze den Patienten, indem Du zuhörst und bei ihm bleibst. (Wenn der Patient nicht sprechen will, akzeptiere sein Schweigen).

- Achte auf körperliche Beschwerden und kläre ihr Ausmaß ab.

- Gib Hilfestellung bei der Alltagsbewältigung (z. B. vorübergehende Unterkunft, Geld, Benachrichtigung der Familienmitglieder oder andere Bedürfnisse).

- Beachte und unterstütze den Patienten, wie er seine eigenen Stärken auf eine positive Art nutzen kann, indem er seine Fähigkeit erkennt, mit den momentanen Ereignissen fertig zu werden.

- Finde Bezugspersonen heraus, die dem Patienten bestmögliche Unterstützung geben können.

- Überlasse es dem Patienten, sich auf seine Weise mit der Situation auseinanderzusetzen (kann sich zurückziehen oder nicht bereit sein, zu sprechen); forciere diesbezüglich nichts.

- Beachte Äußerungen über Furcht vor Menschenmengen und/oder Menschen im allgemeinen.

Chronische Phase:

- Nimm Dir weiterhin Zeit, dem Patienten zuzuhören, was ihn beschäftigt. Muß evtl. weiterhin über das Ereignis sprechen können.

- Laß die freie Äußerung von Gefühlen zu (als Fortsetzung der akuten Phase). Der Patient kann deprimiert

143

sein. Dränge ihn nicht zu einem raschen Durchleben seiner Gefühle und beruhige ihn nicht unangemessen. Der Patient kann glauben, daß Schmerzen/Qualen mißverstanden werden. Aussagen wie: «Sie verstehen es nicht, Sie sind nicht dort gewesen» können Hinweis auf einen Abwehrmechanismus sein, eine Möglichkeit, andere von sich zu weisen.

- Ermutige den Patienten, über das Ereignis, Gefühle der Furcht, Angst, Verlust/Trauer zu sprechen (vgl. PD Trauern, nicht angemessen).

- Fordere den Patienten dazu auf, sich der eigenen Gefühle bewußt zu werden und diese zu akzeptieren.

- Anerkenne die Tatsache eines Persönlichkeitsverlustes, der durch das Ereignis entstand. Hilf dem Patienten, sich auf eine Akzeptanz des eigenen Wachstumspotentials hinzubewegen.

- Laß den Patienten weiterhin nach seinem Rhythmus Fortschritte machen.

- Laß zu, daß der Patient seinem Ärger auf akzeptable Art gegenüber seinem Täter/der Situation Luft machen kann.

- Halte die Diskussion auf konkreter Gefühlsebene, anstatt das Erlebnis zu intellektualisieren.

- Gib Hilfestellung bei Sorgen über die Auswirkungen des Ereignisses, Gerichtsvorladung, Beziehung zu Bezugspersonen usw.

- Sorge für einfühlsame, ausgebildete Berater/Therapeuten und verweise auf Therapien wie Psychotherapie mit einer gleichzeitigen medikamentösen Therapie, Implosionstherapie, «Flooding» (Reizüberflutungstherapie), Hypnose, Entspannung, Gedächnisarbeit oder kognitive Rekonstruktion.

- Hilf dem Patienten, die Gefühle während einer Therapie zu kontrollieren.

- Besprich den Gebrauch von Medikamenten (z. B. Lithium, um Wutausbrüche herabzusetzen/niedrig dosierte Psychopharmaka bei Realitätsverlust).

144

3. Pflegepriorität: Fördern des Wohlbefindens (Beraten/Ausbilden):

- Informiere den Patienten, mit welchen Reaktionen er während den einzelnen Phasen rechnen muß. Laß den Patienten wissen, daß dies normale Reaktionen sind. Achte darauf, dich neutral auszudrücken, z.B. «Es ist möglich, daß Sie ...».

- Hilf dem Patienten, Faktoren zu erkennen, die möglicherweise eine risikoreiche Situation hervorgerufen haben, und rate ihm, wie er sie in den Griff bekommen könnte, um sich in Zukunft davor zu schützen. Vermeide Werturteile.

- Besprich Veränderungen der Lebensweise, die der Patient erwägt, und ihren Einfluß auf die Genesung.

- Gib Hilfestellung beim Erlernen von streßreduzierenden Techniken.

- Besprich das Wiederaufleben von Erinnerungen und Reaktionen beim Jahrestag, laß den Patienten wissen, daß das Wiederauftreten von Gedanken und Gefühlen zu diesem Zeitpunkt normal ist.

- Schlag den Bezugspersonen die Teilnahme an Selbsthilfegruppen vor, um den Patienten besser zu verstehen und Anregungen zu erhalten, mit der Situation umzugehen.

- Ermutige den Patienten, eine psychiatrische Konsultation zu beanspruchen, wenn er übermäßig gewalttätig/untröstlich ist, oder keine Zeichen des Fortschrittes bei der sozialen Anpassung sichtbar sind. Die Teilnahme an einer Gruppe kann hilfreich sein.

- Verweise auf eine Familien-/Eheberatung, falls angezeigt.

- Vgl. PD Machtlosigkeit; Bewältigungsformen des Betroffenen, ungenügend; Trauern, vorzeitig/nicht angemessen.

PERSÖNLICHE NOTIZEN

SELBSTWERTGEFÜHL, CHRONISCH TIEF

Taxonomie 1R: Wahrnehmen (7.1.2.1)

[Thematische Gliederung: Integrität der Person]

> **Definition:** Langdauernde negative Selbstein-
> schätzung/negative Gefühle in bezug
> auf sich selbst oder die eigenen Fähig-
> keiten.

MÖGLICHE FAKTOREN

[Fixierung auf eine frühere Entwicklungsstufe]

[Andauernde negative Einschätzung der eigenen Person/
Fähigkeiten während der Kindheit]

[Persönliche Verletzlichkeit]

[Lebensentscheidungen, die fortwährend Mißerfolge nach
sich ziehen]

[Gefühl, im Stich gelassen zu werden von Bezugsperson]

MERKMALE

– subjektive

☆ Selbstverneinende Äußerungen

☆ Äußerung von Scham-/Schuldgefühlen

☆ Beurteilt sich als unfähig, mit Ereignissen umzugehen

☆ Rationalisiert positive Rückmeldungen weg/lehnt sie
ab und übertreibt negativ Rückmeldungen zu seiner Person

☆ **Hauptsächliche/entscheidende Merkmale – langdauernd oder
chronisch**

146

– objektive

☆ Zögert, neue Dinge/Situationen kennenzulernen

Häufig mangelnder Erfolg bei der Arbeit oder anderen wichtigen Lebensereignissen

Übertrieben angepaßt, abhängig von Meinungen anderer

Fehlender Augenkontakt

Unbestimmt/passiv; unentschlossen

Übermäßige Suche nach Bestätigung

PATIENTENBEZOGENE PFLEGEZIELE/ KRITERIEN ZUR EVALUATION

Der Patient

- spricht aus, die negative Selbsteinschätzung sowie ihre Ursache(n) zu verstehen.
- nimmt an einem Therapieprogramm teil, um eine Veränderung der Selbsteinschätzung zu bewirken.
- zeigt Verhaltensweisen/Veränderungen in der Lebensweise, die ein positives Selbstwertgefühl fördern.
- spricht aus, in der gegenwärtigen Situation ein verbessertes Selbstwertgefühl zu empfinden.
- nimmt teil an Aktivitäten in der Familie/Gruppe/Gemeinde, um die Veränderung zu fördern.

MASSNAHMEN

1. Pflegepriorität: Ermitteln der ursächlichen/begünstigenden Faktoren:

- Ermittle Faktoren des niedrigen Selbstwertgefühls, die einen Zusammenhang mit der momentanen Situation haben.
- Ermittle den Inhalt negativer Selbstbeeinflussung.
- Ermittle die Verfügbarkeit der Familie/die Unterstützung der Bezugsperson(en).
- Stelle fest, wie die zwischenmenschliche Dynamik in der Familie früher war und heute ist.
- Achte auf nonverbales Verhalten, z. B. nervöse Bewegungen, fehlenden Augenkontakt.

- Stelle fest, in welchem Maße der Patient an der Therapie teilnimmt/kooperiert.
- Vgl. PD Selbstwertgefühl, Störung für die weitere Informationssammlung.

2. Pflegepriorität: Fördern des Selbstwertgefühls des Patienten im Umgang mit seiner Situation:

- Baue eine therapeutische Beziehung zum Patienten auf. Sei aufmerksam, bestätige die Kommunikation des Patienten, unterstütze Bemühungen. Versuche, offen zu kommunizieren; wende Methoden wie «aktives Zuhören», und «Ich-Botschaften» an.

- Akzeptiere die Wahrnehmung/Meinung des Patienten zur Situation.

- Denke daran, daß Menschen nicht nur rational handeln/denken/fühlen. Sie müssen sich um Informationen bemühen: bewußt lernen wollen; denken anstatt nur zu akzeptieren/reagieren; sich selbst, Tatsachen, Ehrlichkeit usw. wertschätzen, um ein positives Selbstwertgefühl zu entwickeln.

- Besprich Wahrnehmungen des Patienten über seinen Einfluß auf das, was geschieht. Konfrontiere ihn mit Wahrnehmungen, die nicht der Realität entsprechen.

- Betone die Notwendigkeit, den Vergleich mit anderen zu meiden.

- Laß den Patienten von gegenwärtigen/früheren Erfolgen und Stärken erzählen.

- Unterstütze den Patienten, ein inneres Selbstwertgefühl zu entwickeln durch positive «Ich-Botschaften» anstatt durch Lob.

- Verwende therapeutische Kommunikationsmethoden wie «aktives Zuhören» und «Ich-Botschaften» im Zusammenhang mit der therapeutischen Beziehung.

- Besprich, was das Verhalten für den Patienten bewirkt (positive Absicht). Welche Möglichkeiten stehen Patienten/Bezugsperson(en) offen?

- Hilf dem Patienten, mit Ohnmachtsgefühlen fertig zu werden. Vgl. PD Machtlosigkeit.

- Setze Grenzen bei aggressivem oder problematischem

148

Verhalten, wie z. B. ständigen Selbstmordgedanken, Grübeln.

- Fühle dich in den Patienten ein. (Empathie – nicht Sympathie).

- Gib positive Bestätigung bei sichtbaren Fortschritten. Ermutige und unterstütze die Entwicklung von positiven Bewältigungsformen (coping).

- Gestehe dem Patienten zu, nach eigenem Ermessen Fortschritte zu machen. Die Anpassung an eine Veränderung des Selbstkonzeptes ist abhängig von der Bedeutung für den Patienten selbst, der Störung in der Lebensweise und der Dauer der Krankheit/des Schwächezustandes.

Hilf dem Patienten, Ereignisse und Veränderungen zu erkennen, damit umzugehen und Kontrollverlust zu verstehen durch sorgfältiges Integrieren von Veränderungen ins Selbstkonzept.

- Laß den Patienten an Aktivitäten/Übungsprogrammen teilnehmen; fördere soziales Verhalten.

3. Pflegepriorität: Fördern des Wohlbefindens (Beraten/Ausbilden):

- Besprich Ungenauigkeiten in der Eigenwahrnehmung mit Patienten/Bezugsperson(en).

- Bereite – wenn möglich – den Patienten auf zu erwartende Ereignisse/Veränderungen vor.

- Betone die Wichtigkeit einer gepflegten Erscheinung. Hilf, entsprechende Fähigkeiten zu entwickeln und zu fördern.

- Hilf dem Patienten, erreichbare Ziele zu erkennen.

- Unterstütze die Entwicklung sozialer/beruflicher Fähigkeiten. Fördere die Teilnahme an Gruppen/Aktivitäten/Hobbys, die der Patient mag oder gerne kennenlernen würde.

- Betone, daß es sich hier um eine kurze Begegnung im gesamten Leben von Patienten/Bezugsperson(en) handelt. Weiterführende Arbeit und laufende Unterstützung wird notwendig sein.

- Verweise an Gruppen, die Hilfe anbieten, um Fähigkeiten zur Förderung des Selbstwertgefühls zu erlernen (z. B. Selbstbehauptungstraining, positives Selbstbild, Kommunikationsfähigkeiten).

- Verweise bei Bedarf an Beratungen/Therapie, Hilfsgruppen.

ZUSÄTZLICHE ANGABEN FÜR DIE PFLEGEDOKUMENTATION

- Halte Angaben für die Pflegeanamnese fest, einschließlich früherer Erinnerungen an eine negative Selbsteinschätzung (der eigenen Person oder anderer), nachfolgende/auslösende Mißerfolge.

PERSÖNLICHE NOTIZEN

SELBSTWERTGEFÜHL, SITUATIONSBEDINGT TIEF

Taxonomie 1R: Wahrnehmen (7.1.2.2)

[Thematische Gliederung: Integrität der Person]

> **Definition:** Negative Selbsteinschätzung/negative Gefühle in Bezug auf sich selbst, als Reaktion auf einen Verlust oder eine Veränderung bei einem Menschen, der zuvor eine positive Selbsteinschätzung hatte.

MÖGLICHE FAKTOREN

[«Mißerfolg» bei wichtigen Ereignissen im Leben (z. B. Stellenverlust, Scheidung)]

[Altern]

MERKMALE

– subjektive

☆ Episodisch auftretende negative Selbstbeurteilung als Reaktion auf wichtige Ereignisse im Leben eines Menschen, der zuvor eine positive Selbsteinschätzung hatte

☆ Äußerung von negativen Gefühlen über sich selbst (Hilflosigkeit, Nutzlosigkeit)

Selbstverneinende Äußerungen; Äußerung von Scham-/ Schuldgefühlen

Beurteilt sich selbst als unfähig, mit Situationen/Ereignissen umzugehen

– objektive

Schwierigkeit, Entscheidungen zu treffen

☆ Hauptsächliche/entscheidende Merkmale

PATIENTENBEZOGENE PFLEGEZIELE/ KRITERIEN ZUR EVALUATION

Der Patient

- spricht aus, die individuellen Faktoren, welche die gegenwärtige Situation ausgelöst haben, zu verstehen.
- beurteilt sich selbst positiv.
- zeigt Verhaltensweisen, die das Wiedererlangen eines positiven Selbstwertgefühls ermöglichen.
- nimmt an Therapieprogrammen/Aktivitäten teil, um die Krise zu bewältigen.

MASSNAHMEN

1. Pflegepriorität: Ermitteln der ursächlichen/begünstigenden Faktoren:

- Ermittle das Ausmaß der Bedrohung aufgrund der Krise/ Auffassung des Patienten über die Krise.
- Ermittle frühere Bewältigungsformen im Vergleich zur gegenwärtigen Episode.
- Beachte die innere/äußere Kontrollerwartung (locus of control) des Patienten.

2. Pflegepriorität: Unterstützen des Patienten, mit dem Verlust/der Veränderung umzugehen und ein positives Selbstwertgefühl zu erlangen:

- Höre den Sorgen/negativen Äußerungen des Patienten ohne Kommentar oder Urteil aktiv zu.
- Erkenne die individuellen Stärken/Vorzüge des Patienten.
- Unterstütze den Patienten, seine Probleme zu lösen; erstelle hierfür einen Aktionsplan und setze Ziele fest, um das erwünschte Ergebnis zu erreichen.
- Sorge dafür, daß der Patient Gelegenheit hat, andere Bewältigungsstrategien zu erproben, einschließlich Gelegenheiten zur fortschreitenden sozialen Eingliederung.
- Ermutige den Patienten, Visualisierungsmethoden, ge-

152

lenktes Bild-Erleben und Entspannungsübungen anzuwenden, um ein positives Selbstwertgefühl zu fördern.

- Sorge für Rückmeldungen über selbstverneinende Bemerkungen/Verhaltensweisen des Patienten, verwende dabei Ich-Botschaften, damit der Patient eine andere Sichtweise kennenlernt.
- Fördere wenn möglich die Beteiligung an pflegerischen Entscheidungen.

3. Pflegepriorität: Fördern des Wohlbefindens (Beraten/Ausbilden):

- Ermutige den Patienten, langfristige Ziele festzusetzen, um die notwendigen Veränderungen der Lebensweise zu erreichen.
- Fördere bei Bedarf die Teilnahme an einer Therapie/Hilfsgruppe.
- Beziehe die erweiterte Familie/Bezugperson(en) in den Therapieplan ein.
- Verhilf dem Patienten zu Informationen, um ihn darin zu unterstützen, die erwünschten Veränderungen vorzunehmen.
- Empfiehl die Teilnahme an Aktivitäten in einer Gruppe/Gemeinde (z. B. Selbstbehauptungstraining, Freiwilligendienst/Rotes Kreuz, weitere Hilfsgruppen).
- Vgl. PD Selbstwertgefühl, Störung, für weitere Ziele/Maßnahmen.

PERSÖNLICHE NOTIZEN

SELBSTWERTGEFÜHL, STÖRUNG

Taxonomie 1R: Wahrnehmen (7.1.2)

[Thematische Gliederung: Integrität der Person]

> **Definition: Negative Selbsteinschätzung/Gefühle in bezug auf sich selbst oder die eigenen Fähigkeiten, die direkt oder indirekt ausgedrückt werden können. [Das Selbstwertgefühl ist ein menschliches Grundbedürfnis].**

MÖGLICHE FAKTOREN

[Unbefriedigende Eltern-Kind Beziehung]

[Unrealistische Erwartungen (sich selbst oder anderen gegenüber)]

[Unerfüllte Bedürfnisse in einem Abhängigkeitsverhältnis]

[Fehlende, unberechenbare oder inkonsequente elterliche Disziplin]

[Gestörte Familienverhältnisse]

[Kindesmißhandlung/sexueller Mißbrauch oder Vernachlässigung]

[Negative Vorbilder]

[Desorganisiertes oder chaotisches Umfeld]

[Extreme Armut]

[Fehlendes positives Feedback, wiederholt negatives Feedback]

[Wahrgenommene/zahlreiche Mißerfolge (erlernte Hilflosigkeit); «Mißlingen» bei wichtigen Ereignissen im Leben (z.B. Stellenverlust, Scheidung, Beziehungsprobleme)]

[Eingeschränkte Wahrnehmung, die eine negative Selbsteinschätzung fördert]

[Altern]

MERKMALE

– subjektive
Selbstabwertende Äußerungen

Schätzt sich selbst unfähig ein, mit Ereignissen umzugehen

Drückt Scham-/Schuldgefühle aus

Rationalisiert weg/weist positives Feedback ab und überwertet negatives Feedback

[Ist unfähig, positive Bestätigung anzunehmen]

– objektive
Zögert, Neues auszuprobieren

Ist überempfindlich auf Nichtbeachtung oder Kritik

Grandiosität

Verneinen von offensichtlichen Problemen

Projektion von Schuld/Verantwortung für Probleme

Rationalisieren von persönlichem Mißlingen

[Fehlender Augenkontakt]

[Keine Übernahme von Verantwortung bei der persönlichen Pflege (Vernachlässigung der eigenen Person)]

[Fehlendes Durchhaltevermögen]

[Fehlende Teilnahme an der Therapie]

[Selbstzerstörerische Verhaltensweise, unfallgefährdet]

PATIENTENBEZOGENE PFLEGEZIELE/ KRITERIEN ZUR EVALUATION

Der Patient
- erkennt Gefühle und Methoden, mit der negativen Eigenwahrnehmung fertig zu werden.

Weitere Ziele sind abhängig vom Grundproblem, z.B. Situation oder chronisches Tief.

155

MASSNAHMEN

1. Pflegepriorität: Ermitteln der ursächlichen/begünstigenden Faktoren:

- Ermittle die individuelle Situation, die einen Zusammenhang mit dem mangelnden/niedrigen Selbstwertgefühl unter den momentanen Umständen hat.

- Stelle sowohl das grundlegende Selbstwertgefühl des Patienten wie auch sein Selbstbild fest – existentiell, psychisch, physisch.

- Stelle die Wahrnehmung des Patienten zur Selbstbedrohung fest.

- Ermittle die zwischenmenschliche Dynamik/Unterstützung von Familie/Bezugsperson(en).

- Ermittle das Bewußtsein des Patienten in bezug auf seine Selbstverantwortung im Umgang mit der Situation, seinen persönlichen Reifeprozeß usw.

- Achte auf das Selbstkonzept des Patienten im Zusammenhang mit kulturellen Wert(en).

- Ermittle eine negative Haltung und/oder Selbstbeeinflussung.

- Beachte in der Vorgeschichte des Patienten das Durchhaltevermögen bei Instruktionen und/oder Hindernisse im Reifeprozeß.

- Ermittle selbstzerstörerisches/suizidales Verhalten.

- Beobachte die nonverbale Körpersprache.

- Achte auf das Selbstverständnis des Patienten (vermeintliches Selbstverständnis) in bezug auf die Selbstkontrolle über die Situation.

- Ermittle frühere Anpassungsweisen an Krankheiten/einschneidende Ereignisse im Leben. (Kann einen Hinweis auf den zu erwartenden erfolgreichen Ausgang geben).

Vgl. PD Selbstwertgefühl, situationsbedingt oder chronisch tief für weitere Pflegeprioritäten/-maßnahmen.

ZUSÄTZLICHE ANGABEN FÜR DIE PFLEGEDOKUMENTATON

- Dokumentiere zusätzlich den Ausdruck mangelnden Selbstwertgefühls und seine Auswirkungen auf die Interaktionen mit anderen Menschen/Lebensweise des Patienten.

PERSÖNLICHE NOTIZEN

SELBSTWERTGEFÜHL, STÖRUNG

TRAUERN, NICHT ANGEMESSEN

Taxonomie 1 R: Fühlen (9.2.1.1)

[Thematische Gliederung: Integrität der Person]

Definition: [Verzögerte oder übertriebene Reaktion auf subjektiv/objektiv wahrnehmbaren oder potentiellen Verlust].

MÖGLICHE FAKTOREN

Subjektiv oder objektiv wahrgenommener Verlust einer Person oder Sache. Dies schließt Menschen, Besitz, eine Stelle, Status, Heim, Ideale, Teile und Vorgänge im Körper usw. mit ein [z.B. Amputation, Lähmung, chronischer oder terminaler Krankheitsverlauf].

[Paradoxe Trauerreaktion auf einen Verlust (Anm. d. Übersetzer: z.B. schwarzer Humor]

[Mangelnde Verarbeitung bei vorangehender Trauerreaktion]

[Fehlen von vorweggenommenem Trauern]

MERKMALE

– subjektive

Verbale Äußerung der inneren Not über Verlust

Ausdruck von unerledigten Angelegenheiten

Idealisierung der verlorenen Person/Sache

Nicht-Wahrhaben-Wollen des Verlustes

Zorn; Traurigkeit

Veränderungen der Gewohnheiten beim Essen, Schlafen und Träumen, des Aktivitätgrades, der Libido

Aufleben lassen weit zurückliegender Erinnerungen

Ausdruck von Schuldgefühlen

[Hoffnungslosigkeit]

158

– objektive

Weinen

Schwierigkeit, Verlust auszudrücken

Eingriff in Lebensfunktionen

Änderungen in der Konzentrationsfähigkeit und/oder im Erfüllen der täglichen Pflichten

Labiler Gemütszustand

Regression auf eine andere Entwicklungsstufe

[Isolation]

PATIENTENBEZOGENE PFLEGEZIELE/ KRITERIEN ZUR EVALUATION

Der Patient

- zeigt Fortschritt im Umgang mit den Trauerphasen nach persönlichem Rhythmus.
- nimmt nach Möglichkeit an den Aktivitäten des täglichen Lebens teil.
- spricht ein Gefühl des Fortschrittes im Verarbeiten der Trauer und Hoffnung für die Zukunft aus.

MASSNAHMEN

1. Pflegepriorität: Ermitteln der ursächlichen/begünstigenden Faktoren:

- Stelle den erlittenen Verlust fest. Achte auf subtile Zeichen der Traurigkeit (z. B. Seufzen, abwesender Blick).
- Beachte, welche Trauerphase ausgedrückt wird: Nicht-Wahrhaben-Wollen, Zorn, Verhandeln, Depression, Annahme.
- Stelle das Leistungsvermögen und die Fähigkeit, für sich selbst zu sorgen, fest.
- Achte auf ausweichendes Verhalten (z. B. Zorn, Rückzug).
- Ermittle kulturelle Faktoren und die Art, wie der Betroffene mit früherem Verlust umgegangen ist.

- Ermittle die Bedürfnisse der Bezugspersonen.
- Vgl. PD Trauern, vorzeitig.

2. Pflegepriorität: Unterstützen des Patienten, mit dem Verlust angemessen umzugehen:

- Ermutige zum Gespräch ohne Konfrontation mit der Realität (hilfreich bei beginnender Verarbeitung und Annahme).
- Ermutige den Patienten, über das zu sprechen, was er möchte, und versuche nicht, den Patienten zu zwingen, «den Tatsachen ins Auge zu schauen».
- Höre den Gefühlsäußerungen aktiv zu und sei zur Hilfe bereit. Drücke Anteilnahme aus.
- Ermutige den Patienten, Angst und Furcht auszudrükken. Vgl. PD Furcht; Angst.
- Erlaube Ausbrüche von Zorn. Anerkenne diese Gefühle, setze aber Grenzen bei destruktivem Verhalten.
- Anerkenne vorhandene Schuldgefühle und unterstütze den Patienten, Schritte zur Verarbeitung zu unternehmen.
- Unterstütze Bezugsperson(en), mit der Reaktion des Patienten umzugehen. (Familie/Bezugsperson(en) reagieren nach eigener Betroffenheit, die miteinbezogen werden muß).
- Respektiere Bedürfnisse und Wünsche des Patienten nach Stille, Privatsphäre und/oder Gespräch.
- Gestehe dem Patienten eine depressive Phase zu.
- Sorge für Wohlbefinden und Verfügbarkeit, sowie für körperliche Bedürfnisse.
- Bestärke die Anwendung von Bewältigungsformen, die früher geholfen haben.

3. Pflegepriorität: Fördern des Wohlbefindens (Beraten/Ausbilden):

- Sprich mit dem Patienten über wirksame Möglichkeiten, mit schwierigen Situationen umzugehen.
- Gib Informationen über einen normalen Trauerprozeß.

160

- Laß den Patienten familiäre, religiöse und kulturelle Faktoren bestimmen, die für ihn bedeutsam sind.
- Fördere den Kontakt zu anderen, entsprechend den Fähigkeiten des Patienten/Trauerphase.
- Besprich und erleichtere nach Bedarf die Planung der Zukunft/Beerdigung.
- Verweise an andere Ressourcen (z. B. Beratung, Psychotherapie, Hilfsgruppen), wenn zusätzliche Hilfe erforderlich ist, um gegenwärtige Probleme zu lösen.

ZUSÄTZLICHE ANGABEN FÜR DIE PFLEGEDOKUMENTATION

- Halte Reaktionen von Bezugspersonen fest.

PERSÖNLICHE NOTIZEN

TRAUERN, VORZEITIG

Taxonomie 1R: Fühlen (9.2.1.2)

[Thematische Gliederung: Integrität der Person]

> **Definition:** [Reaktion auf Verlust, bevor er tatsächlich eintritt. Anmerkung: Kann eine gesunde Reaktion sein, die Unterstützung und Informationsvermittlung erfordert].

MÖGLICHE FAKTOREN

In Bearbeitung durch die NANDA

[Wahrgenommener potentieller Verlust: einer Bezugsperson, biopsychosoziales Wohlbefinden, Eigentum]

MERKMALE

– subjektive

Trauer; Schuldgefühle; Wut; unterdrückte/verdrängte Gefühle

Nicht-Wahrhaben-Wollen eines potentiellen Verlustes

Ausdruck von Verweiflung bei potentiellem Verlust

Änderungen im Aktivitätsgrad; Schlafgewohnheiten

Veränderte Essgewohnheiten

Veränderte Libido

– objektive

Potentieller Verlust einer wichtigen Sache/Person

Veränderte Kommunikationsmuster

[Veränderter Affekt]

[Weinen]

162

PATIENTENBEZOGENE PFLEGEZIELE/ KRITERIEN ZUR EVALUATION

Der Patient

- nimmt Gefühle wahr und drückt sie frei/wirksam aus (z. B. Traurigkeit, Schuldgefühle, Furcht).

- erkennt Probleme im Zusammenhang mit dem Trauerprozeß (z. B. körperliche Probleme in Bezug auf Essen, Schlafen usw.) und sucht entsprechende Hilfe.

- denkt/plant schrittweise und zukunftsorientiert.

MASSNAHMEN

1. Pflegepriorität: Ermitteln der ursächlichen/begünstigenden Faktoren:

- Ermittle die Diagnose und ihre Bedeutung für den Patienten. «Was für Befürchtungen haben Sie?» – «Welche Auswirkungen könnte dies auf Sie persönlich und Ihre Lebenssituation haben?» – «Was sind Ihre Anliegen?»

- Beobachte, wie die Familie/Bezugsperson(en) auf die Sorgen des Patienten reagieren.

2. Pflegepriorität: Feststellen, wie der Betroffene mit der Situation umgeht:

- Prüfe frühere Lebenserfahrungen, Rollenwechsel und Bewältigungsformen, die mit der Gegenwart in Zusammenhang stehen.

- Höre, wie sich der Patient zu seiner Situation äußert.

- Beobachte die Körpersprache und kläre ihre Bedeutung mit dem Patienten ab.

- Beachte zurückgezogenes, zorniges Verhalten.

- Erkenne Probleme, die sich auf Essen, Aktivitätsgrad, Sexualtität, Rollenerfüllung auswirken (z. B. Arbeit, Elternschaft).

- Beobachte die Kommunikation/Interaktionen in der Familie.

3. Pflegepriorität: Unterstützen des Patienten im Umgang mit der Situation:

- Sorge für eine offene Atmosphäre, in der der Patient frei und realitätsbezogen über seine Gefühle und Sorgen sprechen kann. Wende therapeutische Kommunikationsmethoden des aktiven Zuhörens, Schweigens, Bestätigens usw. an.

- Ermögliche angemessene Ausdruckformen der Wut, Furcht. Vgl. PD Furcht; Angst.

- Respektiere den Wunsch/die Bitte des Patienten, nicht zu sprechen.

- Informiere den Patienten, daß individuelle Trauerreaktionen normal sind.

- Sei ehrlich beim Beantworten von Fragen; verhilf dem Patienten zu Informationen.

- Nimm eine positive Haltung ein; wecke jedoch keine falschen Hoffnungen.

- Erkenne vorhandene körperliche Probleme und gehe sie an.

- Verabreiche Beruhigungsmittel/Tranquilizer mit Vorsicht, weil sie das Durchleben der Trauerphase verzögern können.

- Sprich über Einflußmöglichkeiten, z. B. was vom Betroffenen selbst verändert werden kann und was außerhalb seines Einflußes liegt.

- Laß Familie/Bezugsperson(en) an der Problemlösung, bei der Unterstützung und Begleitung des Patienten im Umgang mit der Situation teilnehmen.

- Beziehe den Patienten in entsprechende Übungsprogramme ein, unterstütze ihn bei der Anwendung von Visualisation und Entspannungstechniken.

- Ermutige das Fortsetzen von gewohnten Aktivitäten/ täglichen Aufgaben.

4. Pflegepriorität: Fördern des Wohlbefindens (Beraten/Ausbilden):

- Erkenne Stärken/Vorteile, die der Patient bei sich selbst/innerhalb der Situation sieht.

164

- Erkenne Unterstützungssysteme, Familie, Freunde usw.
- Teile dem Patienten mit, daß es gut ist, Gefühle hochkommen zu lassen und sie entsprechend zu zeigen.
- Verweise bei Bedarf auf andere Ressourcen, wie z.B. Beratungsstellen/Psychotherapie, Hilfsgruppen.

PERSÖNLICHE NOTIZEN

VERGEWALTIGUNSSYNDROM

Taxonomie 1 R: Fühlen (9.2.3.1)

[Thematische Gliederung: Integrität der Person]

Definition: Erzwungenes und gewalttätiges sexuelles Eindringen gegen den Willen und ohne die Zustimmung des Opfers. Das Traumasyndrom, das sich aus einem Angriff oder versuchten Angriff entwickelt, schließt eine akute Phase der Desorganisation der Lebensweise des Opfers und einen längerfristigen Prozeß der Reorganisation der Lebensweise ein. (Dieses Syndrom beinhaltet die folgenden drei Untergruppen: Vergewaltigungstrauma (A); Komplexe Reaktion (B); und Stumme Reaktion (C). [Anm: Obwohl die Angriffe hauptsächlich auf Frauen ausgerichtet sind, können Männer ebenfalls Opfer sein].

MERKMALE

A: *Vergewaltigungstrauma*
AKUTE PHASE:

Psychische Reaktionen (Wut, Beschämung, Furcht vor körperlicher Gewalt und Tod, Demütigung, Rachegefühle, Selbstvorwürfe)

Mehrfache körperliche Symptome (gastrointestinale Beschwerden, Mißbehagen im Urogenitalbereich, Muskelverspannung, Störungen der Schlafgewohnheiten)

LANGZEIT-PHASE

Veränderungen der Lebensweise (Wohnungswechsel; Umgang mit wiederholten Alpträumen und Phobien; Suche nach Hilfe bei der Familie; Suche nach Hilfe im Unterstützungssystem)

B: *Verstärkte Reaktion* – **Taxonomie 1 R: (9.2.3.1.1)**

Alle bei «Vergewaltigungstrauma» aufgelisteten Merkmale

zusätzlich:

Reaktivierte Symptome von früheren Zuständen (z. B. körperliche Erkrankung, psychische Krankheit)

Alkohol- und/oder andere Suchtmittelabhängigkeit

C: *Stille Reaktion* – **Taxonomie 1 R: (9.2.3.1.1)**

Abrupte Veränderungen in Beziehungen zu Männern

Vermehrte Alpträume

Zunehmende Angst während eines Interviews (z. B. Blokkaden von Assoziationen, längere Schweigephasen, geringfügiges Stottern, körperliches Leiden)

Merkliche Veränderungen im sexuellen Verhalten

Keine verbale Äußerungen über die Vergewaltigung

Plötzliches Auftreten von phobischen Reaktionen

PATIENTENBEZOGENE PFLEGEZIELE/ KRITERIEN ZUR EVALUATION

Der Patient

- geht auf angemessene Art mit emotionalen Reaktionen um; dies zeigt sich im Verhalten und durch Aussprechen von Gefühlen.
- sagt, daß weder körperliche Komplikationen, Schmerzen oder Mißbehagen vorhanden sind.
- spricht ein positives Selbstbild aus.
- stellt fest, daß das Ereignis nicht aufgrund von eigenem Verschulden geschehen ist. Erkennt Verhaltensweisen/ Situationen, die er kontrollieren kann, um das Risiko/ Wiederauftreten zu vermindern.
- befaßt sich mit den praktischen Aspekten (z. B. Gerichtsvorladung usw.).
- zeigt angemessene Veränderungen der Lebensweise (z. B. Berufs-/Wohnortswechsel) nach Notwendigkeit und sucht/erhält bei Bedarf Hilfestellung von Bezugsperson(en).

- Interagiert mit einzelnen/in Gruppen in wünschenswerter und akzeptabler Weise.

MASSNAHMEN

1. Pflegepriorität: Ermitteln des Traumas und der individuellen Reaktion:

- Erkenne eigene Gefühle in Bezug auf Vergewaltigungsproblematik, bevor Du mit der Betroffenen in Beziehung trittst.

- Versuche, Informationen über die körperliche Verletzung zu erhalten, und erkenne streßbedingte Symptome wie Benommenheit, Kopfschmerzen, Enge-Gefühl in der Brust, Übelkeit, Herzklopfen usw.

- Stelle psychische Reaktionen fest: Wut, Schock, akute Angst, Verwirrung, Verneinung. Beachte Lachen, Weinen, ruhiges oder aufgeregtes, aufgebrachtes (hysterisches) Verhalten, Äußerungen über Nicht-Wahrhaben-Wollen und/oder Selbstvorwürfe.

- Bestimme das Ausmaß der Desorganisation.

- Stelle fest, ob das Ereignis vorbestehende oder bestehende Zustände (körperliche und psychische) reaktiviert hat, welche die Haltung des Patienten in Bezug auf das Trauma beeinflussen.

- Stelle Beziehungsstörungen mit Männern und mit anderen Personen fest (z. B. Familienmitglieder, Freunde, Mitarbeiter, Bezugpersonen usw.).

- Beobachte Zeichen einer zunehmenden Angst (z. B. Schweigen, Stottern, Unfähigkeit, ruhig zu sitzen).

- Erkenne die Entwicklung phobischer Reaktionen gegenüber alltäglichen Gegenständen (z. B. Messer) und Situationen (z. B. das Läuten der Hausglocke durch fremde Personen, sich in Menschenmengen bewegen usw.).

- Beobachte das Ausmaß von eindringlichen, sich wiederholenden Gedanken, Schlafstörungen.

- Ermittle das Ausmaß von gestörten Bewältigungsformen (z. B. Konsum von Alkohol, Drogen/Medikamen-

168

ten, von Selbstmordgedanken/Mordabsichten, merklicher Veränderung des sexuellen Verhaltens).

2. Pflegepriorität: Unterstützen des Patienten beim Umgang mit der bestehenden Situation:

AKUTE PHASE

- Bleibe bei der Betroffenen.
- Sei behilflich beim Erstellen des Polizeiberichtes, beim Einhalten der Reihenfolge und beim Sammeln von Beweismaterial (Beweiskette), beschrifte jeden Gegenstand und verpacke/verwahre die Gegenstände auf korrekte Weise.
- Schaffe eine Atmosphäre, in der sich die Betroffene frei über ihre Gefühle und Ängste äußern kann, einschließlich der Sorgen über die Beziehung mit/Reaktion der Bezugsperson.
- Unterstütze die Betroffene durch Zuhören und Dabeibleiben. (Akzeptiere es, wenn die Betroffene nicht sprechen möchte. Anmerkung: kann auf eine «Stumme Reaktion» hindeuten).
- Höre auf körperliche Beschwerden und/oder ermittle solche.
- Biete Hilfestellung in praktischen Belangen (z. B. provisorische Wohngelegenheit, Geld oder andere Notwendigkeiten).
- Beachte und hilf der Betroffenen, Eigenkräfte auf eine positive Weise zu nutzen, indem Du ihre Fähigkeiten anerkennst, mit dem, was passiert, umzugehen.
- Erkenne Personen, die der Betroffenen helfen können.

POSTAKUTE PHASE

- Laß die Betroffene das Ereignis auf ihre Weise verarbeiten. Kann sich zurückziehen oder nicht bereit sein zu sprechen; forciere diesbezüglich nichts.
- Höre auf Äußerungen über Angst vor Menschenmassen und/oder Männern.

169

LANGZEIT-PHASE

- Nimm Dir weiterhin Zeit, der Betroffenen zuzuhören, was sie beschäftigt. Muß evtl. weiterhin über den Angriff sprechen können.

- Achte auf fortbestehende somatische Beschwerden (z.B. Übelkeit, Anorexie, Schlaflosigkeit, Muskelverspannung, Kopfschmerzen).

- Laß Gefühle zu (kann sich nach der akuten Phase fortsetzen). Kann deprimiert sein. Dränge die Betroffene nicht zu einem raschen Durchleben ihrer Gefühle, und beruhige sie nicht unangemessen. Die Betroffene könnte glauben, daß Schmerzen/Qualen mißverstanden werden.

- Anerkenne die Tatsache eines Persönlichkeitsverlustes, der durch das Ereignis entstand. Hilf der Betroffenen, sich auf eine Akzeptanz des eigenen Wachstumspotentials hinzubewegen.

- Laß die Betroffene weiterhin nach ihrem Rhythmus Fortschritte machen.

- «Gestatte» der Betroffenen, den Zorn gegenüber dem Täter/der Situation auf eine akzeptable Weise auszudrücken und damit umzugehen.

- Halte die Diskussion auf einem konkreten und gefühlsmäßigen Niveau, anstatt das Ereignis zu intellektualisieren.

- Gib Hilfestellung bei Sorgen über die Auswirkungen des Ereignisses, wie Gerichtsvorladung, Schwangerschaft, Krankheit, Beziehung zur Bezugsperson usw.

- Sorge für einfühlsame, ausgebildete Berater. (Männliche/weibliche Beratungspersonen können am besten individuell bestimmt werden).

3. Pflegepriorität: Fördern des Wohlbefindens (Beraten/Ausbilden):

- Informiere die Betroffene, mit welchen Reaktionen sie während den einzelnen Phasen rechnen muß. Laß die Betroffene wissen, daß dies normale Reaktionen sind. Achte darauf, Dich neutral auszudrücken, z.B. «Es ist möglich, daß Sie . . .».

170

- Hilf der Betroffenen, Faktoren zu erkennen, die möglicherweise eine risikoreiche Situation hervorgerufen haben und wie sie diese in den Griff bekommen könnte, um sich in Zukunft davor zu schützen. Vermeide Werturteile.
- Besprich Veränderungen der Lebensweise, welche die Betroffene erwägt, und ihren Einfluß auf die Genesung.
- Ermutige die Betroffene, ein psychiatrisches Konsilium zu beanspruchen, wenn die Betroffene übermäßig gewalttätig, untröstlich ist oder keine Zeichen des Fortschrittes sichtbar sind. Die Teilnahme an einer Gruppe kann hilfreich sein.
- Verweise auf eine Familien-/Eheberatung, falls angezeigt.
- Vgl. PD Machtlosigkeit; Bewältigungsformen des Betroffenen, ungenügend; Trauern, vorzeitig/nicht angemessen; Angst; Furcht.

ZUSÄTZLICHE ANGABEN FÜR DIE PFLEGEPLANUNG

- Dokumentiere Reaktionen der Familie/Bezugspersonen.
- Erstelle eine Liste des Beweismaterials und die Anordnung/Aufbewahrung der Gegenstände (Beweiskette).

PERSÖNLICHE NOTIZEN

VERLEGUNGSSTRESS-SYNDROM

Taxonomie 1R: Sich bewegen (6.7)

[Thematische Gliederung: Integrität der Person]

> **Definition: Physiologische und/oder psychosoziale Störungen infolge der Verlegung von einer Umgebung in die andere.**

MÖGLICHE FAKTOREN

Frühere, gleichzeitig auftretende und vor kurzem erlittene Verluste

Verluste im Zusammenhang mit der Entscheidung umzuziehen

Gefühl der Machtlosigkeit

Fehlen einer angemessenen Unterstützung

Geringfügige oder fehlende Vorbereitung auf bevorstehenden Umzug

Mäßiges oder hohes Ausmaß an Umgebungsveränderung

Erlebnisse mit früheren Verlegungen

Beeinträchtigter psychosozialer Gesundheitszustand

Verminderter körperlicher Gesundheitszustand

MERKMALE

– subjektive

☆ Angst

☆ Besorgnis

☆ Depression

☆ Einsamkeit

Aussagen über Widerwilligkeit bezüglich der Verlegung

Schlafstörungen

☆ **Hauptsächliche/entscheidende Merkmale**

172

Veränderung der Eßgewohnheiten

Gastrointestinale Störungen

Vermehrtes Aussprechen von Bedürfnissen

Unsicherheit

Fehlendes Vertrauen

Unvorteilhafter Vergleich zwischen jetzigem und früherem Team

Aussage, besorgt/mitgenommen zu sein wegen der Verlegung

– objektive

☆ Umgebungs-/Ortswechsel

☆ Zunehmende Verwirrtheit (bei älteren Menschen) [kognitiv beeinträchtigte Menschen]

Abhängigkeit

Trauriger Gesichtsausdruck/traurige Körperhaltung

Erhöhte Wachsamkeit

Veränderung des Körpergewichts

Rückzug

PATIENTENBEZOGENE PFLEGEZIELE/ KRITERIEN ZUR EVALUATION

Der Patient

- spricht aus, den Grund (die Gründe) der Veränderung zu verstehen.
- zeigt angemessene Gefühle und verminderte Angst.
- nimmt an alltäglichen und speziellen Ereignissen nach Bedarf/Fähigkeit teil.
- spricht aus, die Situation zu akzeptieren.
- erlebt die Situation nicht als verhängnisvoll.

173

MASSNAHMEN

1. Pflegepriorität: Den vom Patienten wahrgenommenen Streßzustand und die Probleme betreffend der Sicherheit ermitteln:

- Stelle fest, wie der Patient über Veränderung(en) und Zukunftsaussichten denkt.
- Beobachte das Verhalten. Stelle fest, ob der Patient mißtrauisch/paranoid, reizbar, defensiv ist. Vergleiche, wie gewohnte Reaktionen von Bezugsperson(en)/vom Team geschildert werden.
- Achte auf erhöhten Streß, körperliches Mißbehagen/ Schmerz und Müdigkeit, welche den geistigen Zerfall (kognitive Unzulänglichkeit) vorübergehend verschlimmern und die Kommunikationsfähigkeit (soziale Unzulänglichkeit) stärker beeinträchtigen.
- Stelle fest, ob Sorgen/Konflikte in kultureller Hinsicht vorhanden sind.

2. Pflegepriorität: Unterstützen des Patienten, mit Situation/Veränderungen umzugehen:

- Orientiere den Patienten über Umgebung/Zeitplan. Stelle ihm die Teammitglieder, Zimmergenossen/Heimbewohner vor. Sorge für klare, offene Informationen über Handlungen/Ereignisse.
- Fördere das freie Äußern von Gefühlen. Anerkenne die Tragweite der Situation.
- Erkenne Stärken/erfolgreiche Bewältigungsformen, welche der Patient früher hatte.
- Ermutige den Betroffenen/die Familie, die Umgebung mit Bildern, eigenen Gegenständen und dergleichen persönlich zu gestalten.
- Ermittle die Gewohnheiten im bisherigen Tagesablauf, und baue sie nach Möglichkeit in den jetzigen ein.
- Bringe den Patienten in einem Einzelzimmer unter, und integriere die Bezugsperson(en)/Familie in Pflegeverrichtungen, Essenszeiten usw.
- Fördere Umarmungen und Berührungen, sofern sich der Patient zum gegenwärtigen Zeitpunkt nicht in einem paranoiden oder erregten Zustand befindet.

- Begegne aggressivem Verhalten, indem Du ruhig und bestimmt Grenzen setzt. Halte die Umgebung unter Kontrolle, und schütze weitere Personen vor störendem Verhalten des Patienten.
- Verhüte die Eskalation in einen panischen Zustand und Gewaltanwendung durch eine ruhige Haltung. Bringe den Patienten in eine stille Umgebung, so daß er «in den Ausstand treten» kann.

3. Pflegepriorität: Fördern des Wohlbefindens (Ausbilden/Beraten):

- Beteilige den Patienten wenn möglich am Erstellen des Pflegeplanes.
- Betone die Notwendigkeit ausreichender Nahrungs- und Flüssigkeitszufuhr, Ruhe und Bewegung, um das körperliche Wohlbefinden aufrechtzuerhalten.
- Beteilige den Patienten nach Fähigkeit an streßreduzierenden Aktivitäten.
- Fördere bei Bedarf das Ausüben von Aktivitäten/Hobbys und Begegnungen mit anderen Menschen.

PERSÖNLICHE NOTIZEN

VERNEINUNG, UNWIRKSAM

Taxonomie 1R: Wählen (5.1.1.1.3)

[Thematische Gliederung: Integrität der Person]

> **Definition:** Der Zustand eines unbewußten oder bewußten Versuches, das Wissen über ein Ereignis oder seine Bedeutung zu verleugnen, um die Angst/Furcht zum Nachteil der eigenen Gesundheit zu vermindern.

MÖGLICHE FAKTOREN

In Bearbeitung durch die NANDA

[Persönliche Verletzlichkeit; unerfüllte persönliche Bedürfnisse]

[Vorhandensein von überwältigenden angsterzeugenden Gefühlen/Situation; Tatsachen, die bewußt als unerträglich erlebt werden]

MERKMALE

– subjektive

Verharmlost Symptome; projiziert Symptome auf andere Organe

Unfähigkeit, die Auswirkungen der Krankheit auf die Lebensweise zu anerkennen

Verdrängt die Furcht vor den Auswirkungen der Krankheit

Läßt Angst vor Tod oder Invalidität nicht zu

– objektive

☆ Schiebt auf oder verweigert medizinische Hilfe zum Nachteil der eigenen Gesundheit

---

☆ **Hauptsächliche/entscheidende Merkmale**

176

☆ Nimmt die persönliche Tragweite der Symptome oder der Gefahr nicht wahr

Macht abweisende Gesten oder Bemerkungen in Gesprächen über besorgniserregende Ereignisse

Zeigt unangemessene Gefühläußerungen

Verwendet Hausmittel (Selbstbehandlung), um die Symptome zu lindern

PATIENTENBEZOGENE PFLEGEZIELE/ KRITERIEN ZUR EVALUATION

Der Patient

- anerkennt die Realität der Situation/Krankheit.
- drückt realistische Sorgen/Gefühle bezüglich der Symptome/Krankheit aus.
- sucht sich entsprechende Hilfe, um das Problem zu unterbreiten.
- zeigt angemessene Gefühlsäußerungen.

MASSNAHMEN

1. Pflegepriorität: Ermitteln der ursächlichen/begünstigenden Faktoren:

- Erkenne situationsbedingte Krisen/Probleme, und stelle fest, wie der Patient die Situation wahrnimmt.
- Bestimme Ausmaß und Phasen des Verneinungsverhaltens.
- Vergleiche die Symptome/den Zustand, die der Patient beschreibt, mit dem klinischen Bild.
- Beachte die Bemerkungen des Patienten über die Auswirkung der Krankheit/Probleme auf die Lebensweise.

2. Pflegepriorität: Unterstützen des Patienten, angemessen mit der Situation umzugehen:

- Baue eine vertrauensvolle Beziehung zum Patienten

☆ **Hauptsächliche/entscheidende Merkmale**

177

auf. Verwende therapeutische Kommunikationstechniken, wie aktives Zuhören und Ich-Botschaften.

- Sorge für eine sichere, nicht bedrohliche Umgebung.
- Ermutige den Patienten, seine Gefühle auszudrücken, akzeptiere dabei die Einstellung des Patienten zur Situation ohne Konfrontation. Setze Grenzen bei destruktivem Verhalten.
- Unterbreite genaue Informationen, ohne darauf zu bestehen, daß der Patient das Vorgelegte akzeptiert.
- Sprich mit dem Patienten über Verhaltensweisen im Zusammenhang mit der Krankheit (z.B. Diabetes, Alkoholismus) und weise auf Konsequenzen dieser Verhaltensweisen hin.
- Laß den Patienten an Gruppengesprächen teilnehmen, wo er andere Ansichten hört und seine eigene Auffassung hinterfragen kann.
- Vermeide es, ungenauen Aussagen/Auffassungen zuzustimmen.
- Gib bei konstruktiven Bestrebungen nach Unabhängigkeit positive Rückmeldungen.

3. Pflegepriorität: Fördern des Wohlbefindens (Beraten/Ausbilden):

- Besorge schriftliche Informationen über die Krankheit/ Situation für den Patienten und den Gebrauch zu Hause.
- Laß Familienmitglieder/Bezugsperson(en) an der langfristigen Planung zur Erfüllung der Patientenbedürfnisse teilnehmen.
- Verweise auf geeignete Ressourcen in der Gemeinde (z.B. Diabetesgesellschaft, Multiple Sklerose Vereinigung, Anonyme Alkoholiker), um dem Patienten bei der langfristigen Anpassung zu helfen.
- Vgl. PD Bewältigungsformen des Betroffenen, ungenügend.

PERSÖNLICHE NOTIZEN

178

VERZWEIFLUNG (SEELISCHES LEIDEN)

Taxonomie 1R: Wertschätzen (4.1.1)

[Thematische Gliederung: Integrität der Person]

> **Definition: Seelische Verzweiflung ist eine Störung der Lebensgrundsätze, die das Dasein eines Menschen bestimmen und die biologische und psychosoziale Wesensart integrieren und transzendieren.**

MÖGLICHE FAKTOREN

Trennung von religiösen und kulturellen Bindungen

Infragestellung von Glaubensgrundsätzen und Wertvorstellungen (z.B. als Folge der moralischen/ethischen Tragweite einer Therapie oder als Folge von intensivem Leiden)

MERKMALE

– subjektive

☆ Spricht besorgt über den Sinn des Lebens und Sterbens und/oder von Glaubensgrundsätzen

Spricht einen inneren Glaubenskonflikt über Glaubensfragen/Besorgnis über die Beziehung zu Gott aus; erlebt Gott nicht als vergebend

Hinterfragt die moralische/ethische Tragweite einer Therapie

Schilderungen von Alpträumen oder Schlafstörungen

Zorn gegen Gott (gemäß der Definition des Betroffenen); Übertragung von Zorn auf religiöse Vertreter

Hinterfragt den Sinn des Leidens

☆ **Hauptsächliche/entscheidende Merkmale**

Hinterfragt den Sinn des eigenen Daseins

Sucht seelische Hilfe

Nicht in der Lage, sich zu entscheiden [oder entscheidet sich dagegen], an den gewohnten religiösen Handlungen/ Bräuchen teilzunehmen

[Betrachtet Krankheit als Strafe]

[Unfähig, sich selbst zu akzeptieren]

[Schilderungen von somatischen Beschwerden]

– objektive

Verhaltensänderung oder Stimmungsschwankung gekennzeichnet durch Zorn, Weinen, Rückzug, von Sorgen eingenommen, Angst, Feindseligkeit, Apathie usw.

Galgenhumor

PATIENTENBEZOGENE PFLEGEZIELE/ KRITERIEN ZUR EVALUATION

Der Patient

- spricht ein erhöhtes Selbstwertgefühl und Hoffung für die Zukunft aus.
- demonstriert die Fähigkeit, sich selbst zu helfen/an der Pflege teilzunehmen.
- nimmt an Aktivitäten mit anderen teil, sucht aktiv Beziehungen.
- bespricht Glaubensfragen/Wertvorstellungen in spirituellen Belangen.
- spricht aus, sich selbst zu akzeptieren ohne Schuldzuweisung.

MASSNAHMEN

1. Pflegepriorität: Ermitteln der ursächlichen/begünstigenden Faktoren:

- Bestimme die religiöse/geistige Einstellung des Patienten.
- Höre auf Klagen des Patienten/Bezugsperson(en)/Äu-

180

ßerungen der Angst, Besorgnisse/Entfremdung von Gott, Glaube, daß die Krankheit/Situation eine Bestrafung für Fehlverhalten ist usw.

- Achte auf Äußerungen über die Unfähigkeit, einen Lebenssinn, einen Grund zum Leben zu finden.

- Beobachte Verhaltensänderungen (wie sie z. B. bei den Merkmalen aufgelistet sind).

- Ermittle den Medikamentverbrauch/-mißbrauch.

- Ermittle das Selbstwertgefühl, den Lebenssinn, die Fähigkeit, tragende Beziehungen einzugehen.

- Ermittle Gefühle der Sinnlosigkeit, Hoffnungslosigkeit und Hilfslosigkeit, fehlende Motivation, sich selbst zu helfen.

- Beobachte Verhaltensweisen, die auf unbefriedigende Beziehungen zu anderen hinweisen (z. B. manipulative, auf Mißtrauen beruhende, fordernde Beziehungen).

- Ermittle das für Patient/Bezugsperson(en) vorhandene Unterstützungssystem.

- Sei Dir bewußt, welchen Einfluß die Wertvorstellungen einer Betreuungsperson haben können. (Es ist immer noch möglich, dem Patienten eine Hilfe zu sein und dabei trotzdem neutral zu bleiben).

2. Pflegepriorität: Unterstützen des Patienten/Bezugsperson(en), mit Gefühlen/Situation umzugehen:

- Schaffe eine therapeutische Beziehung. Frage, welche Unterstützung hilfreich ist. Zeige Verständnis für den Glauben/ die Sorgen des Patienten.

- Erkenne, ob religiöse Glaubensgrundsätze vorhanden sind, die einen Einfluß haben auf die Pflege/persönlichen Bedürfnisse, oder ob sie einen Konflikt zwischen Glauben und Therapie hervorrufen.

- Wenn Konflikte auftreten, löse deren Probleme/erkenne Kompromißmöglichkeiten.

- Schaffe eine Atmosphäre, die das freie Äußern von Gefühlen und Sorgen zuläßt.

- Setze Grenzen bei aggressiven Verhaltensweisen, die destruktiv sein könnten.

181

- Räume Dir Zeit ein für wertfreie Diskussionen über philosophische Anliegen/Fragen bezüglich der Therapie.
- Plane das Vorgehen, um den Patienten in die Therapie zu involvieren.
- Besprich den Unterschied zwischen Trauer und Schuldgefühlen. Hilf dem Patienten, beides zu erkennen und damit umzugehen, dabei die Verantwortung für das eigene Handeln zu tragen und die Folgen von Handlungsweisen aus einem schlechten Gewissen zu erkennen.
- Verwende therapeutische Kommunikationsmethoden zur Reflexion, «aktives Zuhören», um dem Patienten zu helfen, eigene Lösungen für Probleme zu finden.
- Sorge bei Bedarf für Vorbilder für den Patienten.
- Empfiehl, als Hilfe zur Bewältigung der Situation, ein Tagebuch zu führen.
- Unterstütze den Patienten, den Nutzen von Meditation/ Gebet zu erfahren, um frühere Verletzungen zu heilen und den Sinn des Vergebens zu erleben. Informiere, daß Zorn auf Gott ein normaler Teil des Trauerprozesses ist.
- Überwache die körperliche Pflege, wenn das Problem des Drogenentzuges besteht.
- Ermögliche Zeit und Raum, um an religiösen Aktivitäten teilzunehmen. (z.B. Gebet, Meditation, Lesungen der Heiligen Schrift).
- Verweise an entsprechende Ressourcen zur Hilfeleistung (z.B. Psychotherapie, Anonyme Alkoholiker/ Anonyme Drogensüchtige, seelsorgerische Beratung usw.).
- Vgl. PD Bewältigungsformen des Betroffenen, ungenügend; Machtlosigkeit; Selbstwertgefühl, Störung; soziale Isolation.

3. Pflegepriorität: Fördern des Wohlbefindens (Beraten/Ausbilden):

- Unterstütze den Patienten, Zielvorstellungen zu entwickeln, um mit dem Leben/der Krankheitssituation zurechtzukommen.

182

- Unterstütze den Patienten, einen Lebenssinn zu finden.
- Hilf Bewältigungsstrategien zu entwickeln, um mit den Belastungen der Krankheit/notwendigen Veränderungen der Lebensweise fertig zu werden.
- Hilf dem Patienten, Bezugsperson(en) und andere Personen zu erkennen, die bei Bedarf Hilfestellung geben könnten.
- Hilf dem Patienten, spirituelle Ressourcen zu erkennen, die hilfreich sein könnten (nimm z.B. Kontakt mit einem Seelsorger auf, der qualifiziert ist/Erfahrungen hat im Umgang mit speziellen Problemen, wie z.B. Suchtmittelmißbrauch, Suizid).

PERSÖNLICHE NOTIZEN

DRANGINKONTINENZ

Taxonomie 1R: Austauschen (1.3.2.1.3)

[Thematische Gliederung: Ausscheidung]

> **Definition:** Der Zustand, bei dem ein Mensch einen unfreiwilligen Urinabgang erfährt, der rasch nach starkem Harndrang auftritt.

MÖGLICHE FAKTOREN

Verkleinertes Blasenfüllungsvermögen (z. B. aufgrund anamnestischer Entzündungen im kleinen Becken, abdominaler Eingriffe, Dauerkatheter)

Reizung der Blasendehnungsrezeptoren, die einen Spasmus verursacht (z. B. Blaseninfektion); Alkohol; Koffein, erhöhte Flüssigkeitszufuhr; erhöhte Urinkonzentration; Blasenüberdehnung

MERKMALE

– subjektive

☆ Harndrang

☆ Häufiges Wasserlösen (häufiger als zweistündlich)

☆ Blasenkontraktion/Spasmus

Nykturie (häufiger als zwei Male in der Nacht)

– objektive

Unfähigkeit, die Toilette rechtzeitig zu erreichen

Urinieren in kleinen (weniger als 100 ml) oder in großen (mehr als 550 ml) Mengen

---

☆ **Hauptsächliche/entscheidende Merkmale**

184

PATIENTENBEZOGENE PFLEGEZIELE/ KRITERIEN ZUR EVALUATION

Der Patient

- äußert sich, daß er seinen Zustand versteht.
- zeigt Verhaltensweisen/Techniken, um die Situation zu kontrollieren/korrigieren.
- teilt mit, daß der Zeitabstand zwischen Harndrang und dem unkontrollierten Urinabgang zunimmt.
- uriniert 3–4stündlich individuell angemessene Mengen.

MASSNAHMEN

1. Pflegepriorität: Ermitteln der ursächlichen/begünstigenden Faktoren:

- Achte auf Zeichen und Symptome einer Blaseninfektion (z.B. trüber, übelriechender Urin; Bakteriurie).
- Stelle fest, ob Blasenreizstoffe angewendet/verabreicht werden (z.B. größere Zufuhr von Alkohol, Koffein), die zu einer erhöhten Ausscheidung oder zu konzentriertem Urin führen.
- Beachte, ob es eine Anamnese langjähriger Gewohnheiten oder Krankheiten gibt, die das Blasenfüllungsvermögen vermindern können (z.B. schwere entzündliche Krankheit im Beckenbereich, abdominale Eingriffe, Dauerkatheter oder häufiges, willkürliches Wasserlösen).
- Beachte Faktoren, die das Reaktionsvermögen auf den Harndrang beeinflußen können (z.B. eingeschränkte Mobilität, Sedation).
- Teste den Urin auf Glukose, weil eine Polyurie zu einer Überdehnung der Blase führen kann.
- Ermittle, ob eine funktionelle Inkontinenz als Begleiterscheinung vorhanden ist.
- Bereite den Patienten vor/hilf mit bei entsprechenden Untersuchungen (z.B. Urinanalyse, Zystometrie).

185

2. Pflegepriorität. Ermitteln des Ausmaßes der Störung/Behinderung:

- Miß die Urinportionen, achte insbesondere auf Mengen unter 100 oder über 550 ml.
- Halte Häufigkeit und Stärke des Harndranges fest.
- Beachte, wie lange es vom ersten Warnzeichen eines Harndrangs bis zum Urinabgang dauert.
- Palpiere die Blase auf Überdehnung.
- Schließe eine große Restharnmenge durch Palpieren/Katheterisieren aus.

3. Pflegepriorität: Hilfeleistung bei Behandlung/Verhütung der Inkontinenz:

- Erhöhe die tägliche Flüssigkeitszufuhr auf 1500 bis 2000 ml.
- Regle die Flüssigkeitszufuhr zu vereinbarten Zeiten (zu und zwischen den Mahlzeiten), um ein vorhersehbares Entleerungsmuster zu fördern.
- Sorge für entsprechende Unterstützung/Hilfsmittel für Patienten, die in ihrer Mobilität eingeschränkt sind (z.B. installiere die Glocke, stelle den Nachtstuhl, die Urinflasche oder den Topf in Reichweite).
- Verlängere allmählich die Zeitabstände zwischen den Entleerungen auf 2–4 Stunden.
- Instruiere den Patienten, die Beckenbodenmuskulatur vor dem Aufstehen anzuspannen.
- Mache den Vorschlag, den Urinstrahl 2- oder mehrmals während des Wasserlösens zu unterbrechen, um die Beckenbodenmuskeln zu trainieren.
- Fordere den Patienten auf, mehrmals täglich Beckenbodenübungen durchzuführen.
- Stelle bei Bedarf auch nachts den Wecker, damit Wasser gelöst wird.

4. Pflegepriorität. Fördern des Wohlbefindens (Beraten/Ausbilden):

- Empfiehl die eingeschränkte Zufuhr von Kaffee/Tee und Alkohol aufgrund ihrer reizauslösenden Wirkung.

- Empfiehl die Verwendung von Inkontinenzeinlagen/-hosen wenn nötig.
- Betone, wie wichtig die Intimpflege nach jedem Wasserlösen ist.
- Empfiehl, nicht einengende oder speziell angepaßte Kleidung zu tragen, die es erleichtert, auf den Harndrang zu reagieren.
- Erkenne Zeichen/Symptome, die auf Komplikationen hinweisen und eine medizinische Kontrolle erfordern.
- Überprüfe die Wirkung verordneter Anticholinergika, welche die Warnzeit verlängern durch Blockieren von Impulsen im sakralen Reflexbogen.

ZUSÄTZLICHE ANGABEN FÜR DIE PFLEGEDOKUMENTATION

- Berücksichtige bei der Informationssammlung die Auswirkungen der Inkontinenz auf die Lebensweise.

PERSÖNLICHE NOTIZEN

DURCHFALL

Taxonomie 1R: Austauschen (1.3.1.2.)

[Thematische Gliederung: Ausscheidung]

Definition: Ein Zustand, bei dem ein Mensch eine Veränderung der normalen Stuhlgewohnheiten erfährt, die durch das häufige Ausscheiden von dünnem, wässrigem, ungeformtem Stuhl gekennzeichnet ist.

MÖGLICHE FAKTOREN

In Bearbeitung durch die NANDA

(Streß und Angst)

(Medikamente, Bestrahlung, Toxine, Schadstoffe)

(Nahrungsaufnahme)

(Darmentzündung, -reizung, Malabsorption)

Bestrahlung

Beachte: Diese Faktoren sind in der ersten von der NANDA akzeptierten Fassung enthalten; sie werden hier als Hilfestellung für die Benutzer weiterhin angeführt, bis die überarbeitete Pflegediagnose vorliegt.

MERKMALE

– subjektive

Bauchschmerzen

Stuhldrang, Krämpfe

– objektive

Vermehrte Stuhlentleerungen

Vermehrte Darmgeräusche

Dünne, wäßrige Stühle

188

WEITERE MÖGLICHE MERKMALE

Farbveränderungen

PATIENTENBEZOGENE PFLEGEZIELE/ KRITERIEN ZUR EVALUATION

Der Patient

- erlangt wieder eine normale Darmfunktion.
- spricht aus, die ursächlichen Faktoren und Gründe für Behandlungsvorschriften zu verstehen.
- hilft durch sein Verhalten mit, ursächliche Faktoren auszuschließen (z. B. durch richtige Nahrungszubereitung und Vermeiden von darmreizenden Nahrungsmitteln).

MASSNAHMEN

1. Pflegepriorität: Ermitteln der ursächlichen Faktoren/ Ursachen:

- Ermittle Beginn und Verlauf des Durchfalls.
- Beobachte und notiere Häufigkeit, Qualität, Menge, Zeitpunkt und auslösende Faktoren, die mit Auftreten des Durchfalls zusammenhängen.
- Beachte Schmerzen, die in Verbindung mit den Schüben auftreten.
- Höre den Darm auf vorhandene Geräusche ab; achte auf Lokalisation und Qualität.
- Achte auf Begleiterscheinungen, wie z. B. Fieber/Frösteln, Bauchschmerzen/Krämpfe usw.
- Ermittle die Nahrungsaufnahme und den Ernährungszustand.
- Überprüfe die Medikamenteneinnahme.
- Achte auf kürzlich erfolgte Auslandaufenthalte, Umgebungswechsel, Veränderungen des Trinkwassers/der Ernährung/auf die Erkrankung von Kontaktpersonen.
- Achte auf gleichzeitige Krankheiten/Behandlungen, Nahrungsmittel- und Medikamentenallergien, Laktoseintoleranz und Nebenwirkungen von Therapien.

189

- Stelle fest, ob eine Kotstauung vorhanden ist.

2. Pflegepriorität: Eliminieren von ursächlichen Faktoren:

- Schränke, falls angezeigt, die Zufuhr ein.
- Fördere die Anwendung von Entspannungstechniken zur Verminderung von Streß/Angst (z.B. progressive Muskelentspannung, Visualisieren).
- Sorge für eine Änderung der Ernährung, um Durchfall auslösende Nahrungsmittel/Substanzen zu meiden.
- Schränke Koffein und ballaststoffreiche Nahrungsmittel ein; meide Milch und Früchte.
- Passe Konzentration und Häufigkeit der Sondenernährung dem Zustand des Patienten an.
- Empfiehl bei Bedarf eine Änderung der medikamentösen Therapie (z.B. Antazidum).

3. Pflegepriorität: Aufrechterhalten des Wasser-/Elektrolythaushaltes:

- Ermittle den Flüssigkeitsgrundbedarf; beachte lageabhängigen tiefen Blutdruck, Tachykardie, Hautturgor, Zustand der Schleimhäute.
- Überprüfe die Laborwerte.
- Verabreiche Medikamente nach Verordnung, um Peristaltik und Flüssigkeitsverluste zu vermindern.
- Fordere zur Einnahme von elektrolythaltigen Flüssigkeiten auf (z.B. Säfte, Bouillon oder Fertigpräparate).
- Verabreiche Infusionen nach Verordnung.

4. Pflegepriorität: Erhalten der Hautintegrität:

- Hilf, falls nötig, nach jedem Stuhlgang bei der Analpflege.
- Trage bei Bedarf eine hautschützende Lotion/Salbe auf.
- Sorge, wenn nötig, für trockene Bettwäsche.
- Setze die betroffene Hautstelle der Luft aus, benutze, wenn nötig, eine Wärmelampe, um die Stelle trocken zu halten.
- Vgl. PD Hautdefekt, bestehend oder Gefahr.

5. Pflegepriorität: Wiederherstellen der normalen Darmfunktion:

- Erhöhe die Flüssigkeitszufuhr und verabreiche wieder normale Kost, wenn es angezeigt ist.
- Unterstütze die Einnahme nicht reizender Flüssigkeiten.
- Verabreiche Medikamente nach Verordnung, z. B. zur Herabsetzung der Peristaltik und/oder Absorption von Wasser (Quellmittel).

6. Pflegepriorität: Fördern des Wohlbefindes:
(Beraten/Ausbilden):

- Überprüfe die ursächlichen Faktoren und entsprechende Maßnahmen, um ein Wiederauftreten zu verhüten.
- Überprüfe die Nahrungsmittelzubereitung, verweise insbesonders auf die entsprechende Kochzeit, die richtige Kühlung und Lagerung.
- Ermittle und besprich die individuellen Streßfaktoren und Bewältigungsformen.
- Besprich die Möglichkeit einer Dehydratation und die Wichtigkeit des Flüssigkeitsersatzes.

PERSÖNLICHE NOTIZEN

191

HARNVERHALTEN [AKUT,CHRONISCH]

Taxonomie 1R: Austauschen (1.3.2.2)

[Thematische Gliederung: Ausscheidung]

> **Definition:** Der Zustand, bei dem ein Mensch eine unvollständige Entleerung der Blase erlebt. [Ein hoher urethraler Druck hemmt die Entleerung, bis ein erhöhter abdominaler Druck bewirkt, daß Urin unwillkürlich ausgeschieden wird. Der hohe urethrale Druck hemmt die vollständige Entleerung der Blase].

MÖGLICHE FAKTOREN

Hoher urethraler Druck, verursacht durch einen schwachen Detrusormuskel [fehlender Detrusor]

Hemmung des Reflexbogens

Starker Sphinktertonus; Blockade [z. B. gutartige Prostatahypertrophie, perineale Schwellung]

[Gewöhnung des Reflexbogens]

[Einnahme von Medikamenten, die als Nebenwirkung eine Retention verursachen können, z. B. Atropin, Belladonna, Psychopharmaka, Antihistaminika, Opiate]

MERKMALE

– subjektive

Gefühl einer vollen Blase

Tröpfeln

Dysurie

– objektive

☆ Blasenüberdehnung

☆ Häufiges Wasserlösen in kleinen Mengen oder fehlende Urinausscheidung

Restharn [150ml und mehr]

[Inkontinenz durch eine Überlaufblase]

[Verminderter Strahl]

PATIENTENBEZOGENE PFLEGEZIELE/ KRITERIEN ZUR EVALUATION

Der Patient

• äußert Einsicht in die ursächlichen Faktoren.

• erkennt geeignete Maßnahmen entsprechend der individuellen Situation.

• demonstriert Methoden/Verhaltensweisen, um eine Retention zu vermindern/verhüten.

• entleert in ausreichenden Mengen ohne palpable Blasendehnung; die Restharnmengen betragen weniger als 50 ml; kein Tröpfeln/Überlauf.

MASSNAHMEN

AKUTER ZUSTAND

1. Pflegepriorität: Ermitteln der ursächlichen, begünstigenden Faktoren:

• Ermittle Nebenwirkungen von Psychopharmaka, Narkosemitteln, Opiaten, Sedativa, Antihistaminika.

• Bestimme den Angstzustand (z.B. schämt sich der Patient evtl. zu sehr, um vor anderen Wasser zu lösen).

• Untersuche, ob Stuhlverhalten, Schwellung im Operationsgebiet, Nachgeburtsödem, vaginale oder rektale Tamponade, vergrößerte Prostata oder andere Faktoren vorhanden sind, die eine Blockade der Harnröhre verursachen können.

• Miß die Flüssigkeitzufuhr.

☆ **Hauptsächliche/entscheidende Merkmale**

2. Pflegepriorität: Ermitteln des Ausmaßes der Störung/ Behinderung:

- Stelle fest, ob in den letzten 6–8 Stunden eine größere Menge Urin ausgeschieden worden ist.
- Palpiere das Blasenniveau.

3. Pflegepriorität: Hilfeleistung bei Behandlung/Verhütung der Inkontinenz:

- Setze den Patienten aufrecht auf die Bettschüssel/ Nachtstuhl oder laß ihn aufstehen, um eine funktionelle Haltung zum Entleeren einzunehmen.
- Wahre die Intimsphäre.
- Stimuliere den Reflexbogen durch Anwendung von Eis, Wintergrünölspiritus, Streichen der Innenseite der Oberschenkel, Wasserlaufenlassen ins Lavabo oder Gießen von warmem Wasser über den Damm.
- Entferne wenn möglich die Blockade (z. B. Vaginaltamponade, Stuhlverhalten).
- Sorge für eine langsame Entleerung der Blase (200ml-weise) mittles eines geraden Blasenkatheters, um das Auftreten einer Hämaturie, Synkope zu verhindern.
- Achte auf Zeichen einer Infektion/sende bei Bedarf Urin zur bakteriologischen Untersuchung ins Labor.
- Vermeide ein Wiederauftreten des Harnverhaltens durch Behandlung der Schwellung oder Verstopfung (z. B. durch das Auflegen von Eis auf den Damm oder die Verwendung von Stuhlweichmachern/Laxantien).
- Besprich eine Änderung der medikamentösen Therapie, wenn du diese als ursächlichen/begünstigenden Faktor vermutest.

4. Pflegepriorität: Fördern des Wohlbefindens (Beraten/Ausbilden):

- Ermutige den Patienten, Probleme sofort zu melden, so daß eine Therapie unverzüglich eingeleitet werden kann.
- Betone die Notwendigkeit einer ausreichenden Flüssigkeitszufuhr.

CHRONISCHER ZUSTAND

1. Pflegepriorität: Ermitteln der ursächlichen/begünstigenden Faktoren:

- Überprüfe die Anamnese auf Diagnosen, die auf eine Atrophie des Detrusormuskels und/oder chronische Überdehnung aufgrund einer Abflußbehinderung hinweisen (z. B. Prostatavergrößerung, Vernarbungen, Steinbildung).

- Ermittle, ob schwache oder fehlende sensorische und/oder motorische Impulse vorhanden sind (z. B. nach zerebrovaskulären Ereignissen, Verletzungen des Rückenmarks oder Diabetes mellitus).

- Ermittle, ob die Flüssigkeitszufuhr ausreichend ist.

- Achte auf Nebenwirkungen von Psychopharmaka, Antihistaminika, Atropin, Belladonna usw.

- Siebe den Urin, um Steine/Konkremente zu erfassen.

2. Pflegepriorität: Ermitteln des Ausmaßes der Störung/Behinderung:

- Miß die Urinmenge und bestimme den Restharn.

- Ermittle Häufigkeit und Zeitpunkt des Tröpfelns und/oder des Wasserlösens.

- Achte auf die Qualität des Urinstrahls.

- Palpiere das Blasenniveau.

- Stelle fest, ob Blasenkrämpfe vorhanden sind.

- Beachte die Wirkung der Inkontinenz auf die Lebensweise.

3. Pflegepriorität: Hilfeleisten bei der Behandlung/Verhütung der Inkontinenz:

- Demonstriere und instruiere Patienten und Bezugsperson(en) die Anwendung des Credé-Handgriffes.

- Fordere, falls angezeigt, den Patienten auf, das Valsalva Manöver anzuwenden, um den intraabdominalen Druck zu erhöhen.

- Erstelle ein Programm für regelmäßiges Wasserlösen/Selbst-Katheterisierung, um einen Reflux und erhöhten renalen Druck zu vermeiden.

4. Pflegepriorität: Fördern des Wohlbefindens. (Beraten/Ausbilden):

- Instruiere den Patienten/Bezugsperson(en) in der Technik des intermittierenden Katheterisierens.
- Betone die Notwendigkeit einer genügenden Flüssigkeitszufuhr, einschließlich der Einnahme von urinansäuernden Fruchtsäften oder Einnahme von z. B. Vitamin C, um Bakterienwachstum und Steinbildung einzudämmen.
- Achte auf Zeichen/Symptome einer Komplikation, die eine medizinische Behandlung erfordert.

PERSÖNLICHE NOTIZEN

INKONTINENZ, FUNKTIONELL

Taxonomie 1R: Austauschen (1.3.2.1.4)

[Thematische Gliederung: Ausscheidung]

> **Definition: Der Zustand, bei dem ein Mensch einen unwillkürlichen, unvorhersehbaren Urinabgang erlebt.**

MÖGLICHE FAKTOREN

Veränderte Umgebung [z. B. schlechte Beleuchtung oder Unfähigkeit, das WC aufzusuchen]

Veränderte sensorische, kognitive Defizite [z. B. Nichtbeachten des Harndrangs, Sedation] oder Einschränkung der Mobilität [einschließlich der Schwierigkeit, sich auszuziehen]

[Erhöhte Urinproduktion]

[Hemmungen, Hilfe anzufordern oder den Topf zu benutzen]

MERKMALE

– subjektive

☆ Der Harndrang oder die Blasenkontraktionen sind derart stark, daß dies zum Urinabgang führt vor dem Erreichen eines entsprechenden Auffangbehälters

[Entleerung größerer Mengen]

PATIENTENBEZOGENE PFLEGEZIELE/ KRITERIEN ZUR EVALUATION

Der Patient

• spricht aus, seinen Zustand zu verstehen.

• erkennt Maßnahmen, um der Inkontinenz vorzubeugen.

☆ **Hauptsächliche/entscheidende Merkmale**

197

- verändert die Umgebung entsprechend den individuellen Bedürfnissen.

- spricht aus, daß er – seinem Körper entsprechend – angemessen Urin ausscheidet.

- löst Wasser in annehmbaren Zeitintervallen an passenden Orten.

MASSNAHMEN

1. Pflegepriorität: Ermitteln der ursächlichen/begünstigenden Faktoren:

- Stelle fest, ob der Patient das Wasserlösen absichtlich aufschiebt.

- Überprüfe die Krankengeschichte auf das Vorhandensein einer Krankheit oder die Einnahme eines Medikamentes oder Mittels das bekannt ist für eine erhöhte Urinausscheidung und/oder eine Beeinflußung des Blasentonus (z.B. Diabetes mellitus, Diuretika, Alkohol, Koffein).

- Mache einen Urintest um festzustellen, ob Glukose vorhanden ist, welche die Polyurie verursacht und zu einer Überdehnung der Blase führen kann.

- Vergleiche die Differenz zwischen der Zeit, die der Patient braucht, um zum WC zu gelangen, und der Zeit zwischen dem Drang und dem unwillkürlichen Urinverlust.

- Überprüfe in der Krankengeschichte das Vorhandensein einer Krankheit oder die Einnahme von Medikamenten, die die örtliche Orientierung oder die Wahrnehmung des Entleerungsdranges und/oder ihre Bedeutung beeinflussen.

- Stelle fest, welche äußeren Umstände das Erreichen des WCs behindern, wie z.B. eine unbekannte Umgebung; Geschicklichkeit und Kleidung; Beleuchtung; korrekt angepaßter Stuhl, Gehbock, WC-Sitz; Sicherheitsgeländer und Distanz zur Toilette.

2. Pflegepriorität: Ermitteln des Ausmaßes der Störung/ Einschränkung:

- Bestimme die Häufigkeit der Inkontinenz.
- Miß/schätze die Urinmenge, die bei der Inkontinenz gelöst wird oder verloren geht.
- Prüfe den Urin auf Zeichen von Bakteriurie (z. B. trübe, schleierig).

3. Pflegepriorität: Helfen bei der Behandlung/Verhütung von Inkontinenz:

- Verabreiche verordnete Diuretika am Morgen oder zu individuell günstigem Zeitpunkt.
- Reduziere oder vermeide den Gebrauch von Schlafmitteln.
- Installiere bei Bedarf eine Glocke.
- Erleichtere das Ausziehen der Kleider; Klettenverschluß, weiter Jupe, Elastikbund statt Knopfverschlüsse, Hosenträger anstelle von Gürtel.
- Benutze Nachtlichter, um das WC zu kennzeichnen.
- Sorge für Hinweise, um dem verwirrten Patienten das Auffinden des WCs zu erleichtern (z. B. ausreichende Beleuchtung, Tafeln, besondere Farbe der WC-Türe).
- Entferne lose Bettvorlagen, unnötige Möbel, die den Weg zum WC verstellen.
- Passe die Höhe des Nachtstuhls und/oder des WC-Sitzes an.
- Sorge je nach Bedarf für Nachtstuhl, Urinflasche oder Topf.
- Plane eine Urinentleerung alle 3 Stunden.
- Teile die Tagestrinkmenge, wenn möglich, so ein, daß die Nachtruhe gewährleistet ist.
- Zeige dem Patienten Übungen zur Stärkung der Beckenbodenmuskulatur.

4. Pflegepriorität: Fördern des Wohlbefindens (Beraten/Ausbilden)

- Betone die Notwendigkeit, bei Harndrang sofort zu handeln.

199

- Empfiehl die Einschränkung von Kaffee/Tee und Alkohol wegen ihrer diuretischen Wirkung.
- Überprüfe, ob der Patient kaliumhaltige Nahrungsmittel, Getränke, Zusätze zu sich nimmt. **Beachte:** Kaliummangel kann sich negativ auf den Blasentonus auswirken.
- Betone die Wichtigkeit der Intimpflege nach dem Wasserlösen.
- Wahre die Intimsphäre, um Schamgefühle abzuschwächen, die entstehen können durch die Notwendigkeit, Hilfe zu beanspruchen oder den Topf gebrauchen zu müssen.
- Fördere nach Möglichkeit die Teilnahme bei der Pflegeplanung.
- Vgl. PD Inkontinenz: Reflex-; Streß-; Totale; Drang-.

ZUSÄTZLICHE ANGABEN FÜR DIE PFLEGEDOKUMENTATION

- Berücksichtige bei der Informationssammlung die Auswirkungen des Ausscheidungsmusters auf die Lebensweise.

PERSÖNLICHE NOTIZEN

INKONTINENZ, TOTAL

Taxonomie 1R: Austauschen (1.3.2.1.5)

[Thematische Gliederung: Ausscheidung]

> **Definition: Der Zustand, bei dem ein Mensch einen ständigen und nicht vorhersehbaren Urinverlust erfährt.**

MÖGLICHE FAKTOREN

Neuropathie, die den Überleitungsreflex verhindert [Reflexbogen] und dadurch die Blasenfüllung nicht anzeigt

Neurologische Störung, die den Reflex zum Urinieren zu unvorhersehbaren Zeiten verursacht [zerebrale Läsionen]

Unwillkürliche Aktivität des Detrusors aufgrund eines chirugischen Eingriffes

Trauma oder Krankheit der Rückenmarksnerven [Zerstörung der sensorischen oder motorischen Neuronen unterhalb der Rückenmarkshöhe]

Anatomisch (Fisteln)

MERKMALE

– subjektive

☆ Konstanter Abgang von Urin tritt zu unvorhersehbaren Zeiten auf, ohne Blasenfüllung oder ungehemmte Blasenkontraktionen/-krämpfe

☆ Nykturie

Fehlendes Empfinden der Blasenfüllung

Fehlendes Bewußtsein der Inkontinenz

– objektive

☆ Erfolglose Inkontinenzbehandlungen

☆ **Hauptsächliche/entscheidende Merkmale**

201

PATIENTENBEZOGENE PFLEGEZIELE/ KRITERIEN ZUR EVALUATION

Der Patient

- nennt die ursächlichen/begünstigenden Faktoren.
- führt ein auf die individuelle Situation abgestimmtes Blasentraining durch.
- zeigt Verhaltensweisen, Techniken, um die Inkontinenz zu kontrollieren und Komplikationen zu vermeiden.
- kommt so mit der Inkontinenz zurecht, daß die soziale Integration erhalten werden kann.

MASSNAHMEN

1. Pflegepriorität: Ermitteln der ursächlichen/begünstigenden Faktoren:

- Stelle fest, ob sich der Patient der Inkontinenz bewußt ist.
- Überprüfe die Krankengeschichte auf eine neurologische Störung oder Fistel.
- Überprüfe anhand der Pflegeanamnese frühere Maßnahmen, die Veränderungen der Ausscheidung betreffen.

2. Pflegepriorität: Ermitteln des Ausmaßes der Störung/ Behinderung:

- Hilf mit bei Untersuchungen/Tests (z. B. Zystoskopie, Zystogramm), um andere Diagnosen auszuschließen/ operative Möglichkeiten abzuklären.
- Begleite den Patienten zweistündlich auf die Toilette, um die Inkontinenz zu erfassen. Erstelle ein Diagramm dieses Ausscheidungsmusters.
- Stelle fest, ob gleichzeitig eine Überlaufblase besteht (z. B. durch Palpieren der Blase, Restharnbestimmung).
- Beurteile den Zustand der Haut, beobachte gerötete und abgeschürfte Bereiche.

202

3. Pflegepriorität: Hilfeleistung bei der Behandlung/ Verhütung der Inkontinenz:

- Fördere die tägliche Einnahme von mindestens 1500 bis 2000 ml Flüssigkeit.

- Regle die Flüssigkeitszufuhr zu vereinbarten Zeiten (zu und zwischen den Mahlzeiten), um ein vorhersehbares Entleerungsmuster zu fördern.

- Teile die Tagestrinkmenge wenn möglich so ein, daß die Nachtruhe gewährleistet ist.

- Setze einen Zeitplan für das Toilettentraining fest, gemäß dem erstellten Diagramm.

- Passe das Training an, sobald Kontinenz auftritt, bis die Entleerungen im 3–4Stunden-Rhythmus erfolgen.

- Versuche, das Urinieren durch Maßnahmen anzuregen, z. B. Gießen von warmem Wasser über den Dammbereich, Wasser ins Lavabo laufen lassen, Massieren des unteren Abdomens. (Beachte: diese Maßnahmen führen unter Umständen nicht zum Erfolg, wenn der Reflex nicht mehr intakt ist).

- Verwende beim Patienten tagsüber ein Urinar und nachts Inkontinenzeinlagen, falls Urinare nicht vertragen werden.

- Führe, falls nötig, ein intermittierendes Katheterisierungsschema ein.

4. Pflegepriorität: Fördern des Wohlbefindens (Beraten/Ausbilden):

- Hilf dem Patienten, einen regelmäßigen Zeitabstand für die Entleerung zu ermitteln und ein Toilettentraining aufzubauen.

- Schlage den Gebrauch von Inkontinenzeinlagen vor (z. B. in Gesellschaft als zusätzlichen Schutz/für ein erhöhtes Sicherheitsgefühl).

- Betone die Wichtigkeit der Intimpflege nach jeder Entleerung und das Auftragen von hautschützenden Salben.

- Zeige und instruiere wenn nötig die Technik der intermittierenden Selbstkatheterisierung, benütze dabei einen geraden, kleinlumigen Katheter.

- Instruiere die korrekte Katheterpflege.
- Empfiehl die Benutzung eines Silikon-Dauerkatheters, wenn ein längerfristiges/dauerhaftes Verweilen angezeigt ist, nachdem andere Maßnahmen/Blasentraining erfolglos blieben.
- Fördere die Selbstüberwachung der Katheterdurchgängigkeit und das Vermeiden des Urinrückflußes.
- Schlage die Einnahme säurehaltiger Säfte vor, um bakterielles Wachstum zu hemmen.

PERSÖNLICHE NOTIZEN

REFLEXINKONTINENZ

Taxonomie 1R: Austauschen (1.3.2.1.2)

[Thematische Gliederung: Ausscheidung]

> **Definition: Der Zustand, bei dem ein Mensch einen unwillkürlichen Urinabgang erfährt, der zu einigermaßen voraussagbaren Zeitabständen auftritt, dann nämlich, wenn eine bestimmte Füllung der Blase erreicht ist.**

MÖGLICHE FAKTOREN

Neurologische Störung (z. B. Rückenmarksverletzung, welche die Reizleitung zum Gehirn oberhalb der Höhe des Reflexbogens stört).

[Zerebrale Verletzung, welche die willkürliche Kontrolle verunmöglicht]

MERKMALE

– subjektive

☆ Keine [oder eingeschränkte] Wahrnehmung der Blasenfüllung

☆ kein Harndrang oder fehlendes Gefühl der Blasenfülle

[Blasenentleerungen in größeren Mengen]

[Ist sich der Inkontinenz nicht bewußt]

– objektive

☆ Ungehemmte Blasenkontraktion/Spasmus in regelmäßigen Zeitabständen

---

☆ **Hauptsächliche/entscheidende Merkmale**

PATIENTENBEZOGENE PFLEGEZIELE/ KRITERIEN ZUR EVALUATION

Der Patient

- spricht aus, seinen Zustand zu verstehen.
- eignet sich Maßnahmen zur Blasenentleerung an, die der individuellen Situation angepaßt sind.
- zeigt Verhaltensweisen/Techniken, um den Zustand zu kontrollieren und Komplikationen zu verhüten.
- löst Wasser in annehmbaren Zeitabständen an passenden Orten.

MASSNAHMEN

1. Pflegepriorität: Ermitteln des Ausmaßes der Störung/ Behinderung:

- Beurteile, ob eine Urinretention als Begleiterscheinung vorhanden ist.
- Ermittle die Fähigkeit, die Blasenfüllung zu spüren, sowie das Bewußtsein über die Inkontinenz.
- Halte fest, wie häufig und zu welchem Zeitpunkt Wasser gelöst wird.
- Miß jedesmal die Menge des Urins.
- Beurteile die Zeitabfolge der Entleerungen, vor allem in Bezug auf Flüssigkeitszufuhr und Medikamenteneinnahme.
- Beurteile die Fähigkeit des Patienten, einen Urinsammelbehälter oder einen Katheter zu handhaben/benutzen.

2. Pflegepriorität: Hilfeleistung bei der Behandlung/ Verhütung der Inkontinenz:

- Fordere den Patienten zu einer täglichen Flüssigkeitszufuhr von 1500–2000 ml auf.
- Plane die Flüssigkeitszufuhr zu vereinbarten Zeiten (zu und zwischen den Mahlzeiten), um ein voraussagbares Entleerungsmuster zu fördern.

206

- Teile die Tagestrinkmenge wenn möglich so ein, daß die Nachtruhe gewährleistet ist.
- Sorge für eine Entleerung kurz vor der erwarteten spontanen Blasenkontraktion als Versuch, den Reflex zum Wasserlösen zu stimulieren (Blasentraining).
- Stimuliere die Entleerung mit Maßnahmen wie z. B. suprapubische Perkussion, Bestreichen des Oberschenkels oder Dammbereichs.
- Stelle bei Bedarf auch nachts den Wecker, um den Zeitplan der Blasenentleerung aufrechtzuerhalten.
- Instruiere den Gebrauch von äußerlich angewendeten Urinsammelbehältern (Urinar) oder wenn angezeigt das intermittierende Einmalkatheterisieren mit einem kleinlumigen geraden Katheter.
- Erstelle bei Bedarf einen Katheterisierungplan in Übereinstimmung mit den Aktivitäten des Patienten.
- Miß die Restharnmenge/Katheterisierungsvolumen, um die Häufigkeit der Blasenentleerung zu bestimmen.

3. Pflegepriorität: Fördern des Wohlbefindens (Beraten/Ausbilden):

- Fördere die Fortsetzung des regelmäßigen Blasentrainings.
- Schlage bei Bedarf den Gebrauch von Inkontinenzeinlagen/-hosen auch tagsüber vor.
- Betone die Wichtigkeit der Intimpflege nach der Blasenentleerung und häufiges Wechseln der Inkontinenzeinlagen.
- Fordere den Patienten bei Bedarf dazu auf, die Einnahme von Kaffee/Tee und Alkohol aufgrund der diuretischen Wirkung einzuschränken; sie könnte die Vorhersagbarkeit des Entleerungsmusters beeinflussen.
- Instruiere korrekte Katheterpflege und aseptische Techniken.
- Instruiere den Patienten zur Selbstbeobachtung von Harnwegskomplikationen und über die Notwendigkeit regelmäßiger medizinischer Kontrollen.

ZUSÄTZLICHE ANGABEN FÜR DIE PFLEGEDOKUMENTATION

- Berücksichtige bei der Informationssammlung, wie sich die Behinderung auf die Lebensweise auswirkt.

PERSÖNLICHE NOTIZEN

STRESSINKONTINENZ

Taxonomie 1R: Austauschen (1.3.2.1.1)

[Thematische Gliederung: Ausscheidung]

> **Definition: Der Zustand, bei dem ein Mensch einen unkontrollierbaren Urinverlust von weniger als 50 ml bei erhöhtem abdominalem Druck erfährt.**

MÖGLICHE FAKTOREN

Degenerative Veränderungen der Beckenmuskulatur und des Stützgewebes, die altersbedingt sind; hoher intraabdominaler Druck (z.B. bei Adipositas, Schwangerschaft); insuffizienter Blasenausgang; Überdehnung zwischen den Entleerungen; schwache Beckenmuskulatur und Stützgewebe.

MERKMALE

– subjektive

☆ Mitgeteiltes (oder beobachtetes) Tröpfeln bei erhöhtem intraabdominalem Druck [z.B. beim Husten, Niesen, Heben, Belastungsgymnastik, Lagewechsel]

Vermehrter Harndrang/Wasserlösen (mehr als zweistündlich)

PATIENTENBEZOGENE PFLEGEZIELE/ KRITERIEN ZUR EVALUATION

Der Patient

• spricht aus, seinen Zustand und die Maßnahmen des Blasentrainings zu verstehen.

• zeigt Verhaltensweisen/Methoden zur Stärkung der Beckenbodenmuskulatur.

☆ **Hauptsächliche/entscheidende Merkmale**

209

- bleibt auch bei erhöhtem intraabdominellem Druck kontinent.

MASSNAHMEN

1. Pflegepriorität: Ermitteln der ursächlichen/begünstigenden Faktoren:

- Stelle fest, ob physiologische Gründe für den erhöhten intraabdominellen Druck vorhanden sind (z. B. Adipositas, Schwangerschaft).
- Ermittle, ob die Beckenmuskulatur und das Stützgewebe schlaff sind, beachte dabei, ob der Patient fähig ist, den Strahl bei der Entleerung auszulösen und zu unterbrechen. Beachte ein Vorwölben des Dammes beim Drücken oder weitere begünstigende Faktoren wie z. B. mehrfache Geburten oder Blasenoperationen.
- Bereite vor/hilf mit bei entsprechenden Untersuchungen (z. B. Zystoskopie, Zystometrogramm).

2. Pflegepriorität: Ermitteln des Ausmaßes der Störung/Behinderung:

- Bestimme den jeweiligen Zeitpunkt des Auftretens der Inkontinenz.
- Ermittle Methoden zur Selbstbehandlung (z. B. Einschränken der Flüssigkeitszufuhr, den Gebrauch von Wäscheschutz).
- Ermittle, ob als Begleiterscheinung eine Drang- oder eine funktionelle Inkontinenz vorhanden ist: Bestehen Blasenreizung, verminderte Blasenkapazität oder willentliche Überdehnung?
- Schließe das Vorhandensein von Restharn aus.

3. Pflegepriorität: Hilfeleistung bei der Behandlung/Verhütung der Inkontinenz:

- Schlage vor, den Urinstrahl 2 oder mehrere Male während der Entleerung auszulösen und zu unterbrechen, um die perianale Muskulatur zu kräftigen.
- Fördere Übungen zur Stärkung der Beckenbodenmuskulatur mehrmals täglich.

210

- Plane Übungen ein zur Kräftigung der Bauchmuskulatur.
- Laß den Patienten mindestens alle 3 Stunden während des Tages Wasser lösen, um den Druck auf die Blase zu vermindern.
- Teile die Tagestrinkmenge wenn möglich so ein, daß die Nachtruhe gewährleistet ist.

4. Pflegepriorität: Fördern des Wohlbefindens (Beraten/Ausbilden):

- Fördere die Einschränkung des Konsums von Kaffee/Tee und Alkohol aufgrund ihrer diuretischen Wirkung, die zu einer Blasendehnung führen kann und die Wahrscheinlichkeit einer Inkontinenz erhöht.
- Schlage vor, während des Tages Inkontinenzeinlagen/-wäsche zu gebrauchen.
- Betone die Wichtigkeit der Intimpflege nach dem Entleeren der Blase sowie häufiges Wechseln der Inkontinenzeinlagen.
- Rate dem Patienten, Aktivitäten/Sportarten, die den intraabdominalen Druck steigern, zu meiden und durch Schwimmen, Velofahren oder leichte Gymnastik zu ersetzen.
- Verweise an ein Gewichtsreduktionsprogramm/Hilfsgruppe, falls Adipositas ein begünstigender Faktor ist.

PERSÖNLICHE NOTIZEN

STUHLINKONTINENZ

Taxonomie 1R: Austauschen (1.3.1.3)

[Thematische Gliederung: Ausscheidung]

> **Definition: Ein Zustand, bei dem ein Mensch eine Veränderung der normalen Stuhlgewohnheiten erfährt, die durch unkontrollierbare Stuhlentleerung gekennzeichnet ist.**

MÖGLICHE FAKTOREN

In Bearbeitung durch die NANDA

(Neuromuskuläre/muskuloskeletale Beteiligung)

(Wahrnehmungs- oder Bewußtseinsstörung)

(Depressionen)

(Ausgeprägte Angst)

[Durchfall und/oder Kotstauung]

Beachte: Diese Faktoren sind in der ersten von der NANDA akzeptierten Fassung enthalten; sie werden hier als Hilfestellung für die Benutzer weiterhin angeführt, bis die überarbeitete Pflegediagnose vorliegt.

MERKMALE

Unkontrollierbare Stuhlentleerung

PATIENTENBEZOGENE PFLEGEZIELE/ KRITERIEN ZUR EVALUATION

Der Patient

- spricht aus, die ursächlichen/begünstigenden Faktoren und entsprechenden Maßnahmen zu verstehen.
- nimmt am Therapieplan teil, um die Inkontinenz zu kontrollieren.

212

- erreicht möglichst normale Stuhlentleerungsgewohnheiten.

MASSNAHMEN

1. Pflegepriorität: Ermitteln der ursächlichen/begünstigenden Faktoren:

- Stelle fest, ob pathophysiologische Faktoren vorhanden sind (z. B. Multiple Sklerose, Rückenmarksverletzung, zerebraler Insult, Ileus, Colitis ulcerosa).

- Beachte den Zeitpunkt des Auftretens, vorausgehende/auslösende Ereignisse.

- Kontrolliere, ob eine Kotstauung vorhanden ist, dies könnte ein begünstigender Faktor sein.

- Höre die Darmgeräusche ab.

2. Pflegepriorität: Ermitteln der momentanen Stuhlgewohnheiten:

- Beachte Farbe, Geruch, Konsistenz, Menge und Häufigkeit der Stuhlentleerung.

- Fordere den Patienten dazu auf, den Zeitpunkt der Inkontinenz aufzuschreiben.

- Höre den Darm auf vorhandene Geräusche, ihre Lokalisation und Qualität ab.

- Beachte Blähungen.

- Vergleiche mit früheren Stuhlgewohnheiten.

3. Pflegepriorität: Fördern der Kontrolle/Regelung der Inkontinenz:

- Gib Unterstützung bei der Behandlung der ursächlichen/begünstigenden Faktoren (z. B. wie sie bei den Ursachen und Merkmalen aufgelistet sind).

- Stelle ein Stuhlprogramm auf: Defäkation zur festgesetzten Zeit (normalerweise 30 Minuten nach dem Essen), Glyzerin Suppositorien und/oder manuelle Stimulation.

213

- Führe den Patienten auf die Toilette/Nachtstuhl oder gib die Bettpfanne nach geplanten Intervallen unter Berücksichtigung der individuellen Bedürfnisse und des Inkontinenzverlaufes. Halte das Programm zu Beginn täglich ein; plane dann je nach Stuhlmenge und Gewohnheiten eine Stuhlentleerung jeden zweiten Tag ein.

- Fördere eine Ernährung mit hohem Ballaststoffanteil und ausreichender Flüssigkeit.

- Verabreiche Stuhlweichmacher/Quellmittel falls nötig.

- Sorge für Analpflege, um Hautläsionen zu vermeiden.

- Ermutige den Patienten, ein Übungsprogramm durchzuführen, das den individuellen Fähigkeiten entspricht, um Muskeltonus/-kraft einschließlich der perianalen Muskeln zu stärken.

- Sorge für Inkontinenzhilfen/-einlagen, bis die Kontinenz erreicht ist.

- Zeige, wie man während des Stuhlgangs den intraabdominellen Druck erhöhen kann (z. B. durch Anspannen der Bauchmuskeln, Vorbeugen des Oberkörpers, manuellen Druck). Stimuliere die Darmperistaltik durch Massage entlang des Colonverlaufes.

- Vgl. PD Durchfall, wenn die Inkontinenz auf nicht kontrollierbaren Durchfall zurückzuführen ist; PD Verstopfung, wenn die Inkontinenz auf Kotstauung zurückzuführen ist (Paradoxer Durchfall).

4. Pflegepriorität: Fördern des Wohlbefindens (Beraten/Ausbilden):

- Überprüfe und ermutige die individuelle Weiterführung erfolgreicher Maßnahmen.

- Instruiere bei Bedarf den Patienten in der Anwendung von Laxantien oder Stuhlweichmachern, um die Stuhlentleerung zur geplanten Zeit zu erwirken.

- Sorge für emotionale Unterstützung des Patienten/Bezugsperson(en), besonders wenn der Zustand längere Zeit andauert oder chronisch ist.

- Ermutige bei Bedarf die Planung sozialer Aktivitäten in Abstimmung mit dem Stuhlprogramm (z. B. Vermeiden

214

eines 3stündigen Ausfluges, wenn das Stuhlprogramm den 2stündlichen Gang zur Toilette vorsieht).

PERSÖNLICHE NOTIZEN

URINAUSSCHEIDUNG, GESTÖRT

Taxonomie 1R: Austauschen (1.3.2)

[Thematische Gliederung: Ausscheidung]

> **Definition: Der Zustand, bei dem ein Mensch eine Störung der Urinausscheidung erfährt.**

MÖGLICHE FAKTOREN

Mehrfache Ursachen, einschließlich:
  Senso-motorische Beeinträchtigung
  Anatomisches Hindernis
  Harnwegsinfekt
  Mechanisches Trauma
  [Chirurgische Urinableitung]

MERKMALE

– subjektive
Häufiges Wasserlösen
Verzögertes Wasserlösen
Dysurie

– objektive
Nykturie
Harndrang
Inkontinenz
Retention

PATIENTENBEZOGENE PFLEGEZIELE/ KRITERIEN ZUR EVALUATION

Der Patient
• äußert sich, seinen Zustand zu verstehen.

216

- erkennt die ursächlichen Faktoren (vgl. die entsprechende PD bei Inkontinenz/Harnverhalten).
- zeigt Verhaltensweisen/Methoden, eine Urininfektion zu verhüten.
- kommt zurecht mit der Pflege des Urinkatheters oder Urostomas und den dazugehörenden Ableitungen.

MASSNAHMEN

1. Pflegepriorität: Ermitteln der ursächlichen/begünstigenden Faktoren:

- Beachte Alter und Geschlecht des Patienten. (Eine Blaseninfektion ist häufiger bei Frauen und älteren Männern).
- Beachte Begleitumstände, z.B. Operationen (einschließlich chirurgischer Urinableitung); neurologische Störungen wie z.B. Multiple Sklerose, Para- und Tetraplegie, Alzheimer-Krankheit; Prostataerkrankung; kürzliche/mehrfache Geburten; kardiovaskuläre Erkrankungen; Beckentrauma; Verwendung von Penisklemmen, die zu Verletzung der Harnröhre führen kann.
- Ermittle, ob das Problem aufgrund eines Verlustes der neurologischen Funktion oder Verwirrtheit (z.B. Alzheimer-Krankheit) besteht.
- Ermittle die Art der Blasenfunktionsstörung bei der Multiplen Sklerose: Störung des Blasenfüllungsvermögens und/oder der Blasenentleerung.
- Kontrolliere das Urostoma auf Schwellung, Vernarbung, Vorhandensein von Verstopfung durch Schleim.
- Überprüfe die medikamentöse Therapie. Beachte die Einnahme von nephrotoxischen Medikamenten (z.B. Aminoglykoside, Tetrazykline), v.a. bei Patienten mit Immunsuppression. Achte ebenfalls auf diejenigen Medikamente, die zur Urinretention führen können (z.B. Atropin, Belladonna).
- Schließe bei Männern eine Gonorrhoe bei einer Entzündung der Urethra mit Penisausfluß und fehlender Bakturie aus.

- Leiste Mithilfe bei Blutserologie-Tests (z. B. auf mit Antikörper beschichtete Bakterien), um eine bakterielle Infektion der Niere oder Prostata zu diagnostizieren.

- Siebe den Urin für Urinkonkremente und dokumentiere das Aussehen der ausgeschiedenen Steine und/oder sende sie entsprechend Verordnung ins Labor für eine Analyse.

2. Pflegepriorität: Ermitteln des Ausmaßes der Störung/ Beeinträchtigung:

- Ermittle das frühere Ausscheidungsmuster des Patienten.

- Beobachte Häufigkeit, Harndrang, Brennen, Inkontinenz, Nykturie, Ausmaß und Stärke des Urinstrahls.

- Palpiere die Blase, um eine Retention festzustellen.

- Achte auf Schmerzen: Stärke, Vorhandensein von Blasenkrämpfen, Rücken- oder Flankenschmerzen usw.

- Überprüfe die Laborresultate auf Hyperparathyreoidismus, Veränderungen der Nierenfunktion, Harnwegsinfekt.

- Bestimme die gewohnte tägliche Flüssigkeitszufuhr des Patienten. Beobachte den Zustand der Haut und der Schleimhäute.

3. Pflegepriorität: Unterstützen der Behandlung/Verhütung von Problemen bei der Urinausscheidung:

- Vgl. die entsprechende PD Urininkontinenz/Harnverhalten.

- Fordere den Patienten dazu auf, täglich 3000–4000ml Flüssigkeit zu sich zu nehmen, einschließlich Preiselbeersaft, um die Nierenfunktion aufrechtzuerhalten, eine Infektion und die Bildung von Nierensteinen zu verhüten. Meide Verkrustungen um den Katheter oder spüle bei Bedarf die Urinableitung.

- Empfiehl bei Bedarf ein Sitzbad nach perianalen Eingriffen.

- Achte auf Zeichen einer Infektion: trüber, übelriechender, blutiger Urin.

218

- Schicke nach Verordnung Urinproben (Mittelstrahlurin) zur Kultur und Resistenzprobe ins Labor.
- Ermutige den Patienten, über Befürchtungen/Sorgen zu sprechen, (z. B. Störung der sexuellen Aktivität, Arbeitsunfähigkeit usw.).
- Überwache die medikamentöse Therapie, Antibiotika (Einzeldosen werden zunehmend verordnet bei Harnwegsinfektionen), Sulfonamide, Spasmolytika usw.
- Besprich pflegerische Fragen zu chirurgischen Eingriffen und überprüfe die medikamentöse Therapie beim Patienten mit gutartiger Prostatavergrößerung, Blasen-/Prostatatumor usw.

4. Pflegepriorität: Unterstützen des Patienten beim Umgang mit längerfristigen Veränderungen der Ausscheidung:

- Halte die Blase mittels eines Dauerkatheters in entleertem Zustand. Prüfe Alternativen (z. B. intermittierendes Katheterisieren, chirurgische Maßnahmen, Medikamente, Blasentraining/Entleerungstechniken, Urinar).
- Kontrolliere häufig, ob die Blase überdehnt ist oder eine Überlaufsblase vorhanden ist, um Komplikationen einer Infektion und/oder autonomen Hyperreflexie zu vermeiden.
- Halte ein saures Milieu in der Blase aufrecht (z. B. durch die Einnahme von Vitamin C), um das Bakterienwachstum einzudämmen.
- Halte einen regelmäßigen Entleerungsplan der Blase/Ableitung ein, um Mißgeschicke zu vermeiden.
- Sorge für eine routinemäßige Pflege des Ablaufsystems. Leite den Patienten dazu an, Probleme zu erkennen und damit umzugehen (z. B. Verkrustungen des Katheters durch alkalische Salze, schlecht sitzendes Material, störender Uringeruch, Harnwegsinfekt usw.).

5. Pflegepriorität: Fördern des Wohlbefindens (Beraten/Ausbilden):

- Verhindere die Möglichkeit einer Infektion und/oder eines Hautdefektes durch Sauber- und Trockenhalten der perianalen Gegend.

- Instruiere Patientinnen mit einem Harnwegsinfekt, eine erneute Infektion zu vermeiden durch das Trinken von größeren Flüssigkeitsmengen, unmittelbares Wasserlösen nach dem Geschlechtsverkehr, Reinigen von vorne nach hinten, sofortiges Behandeln einer vaginalen Infektion und Duschen anstatt Baden.

- Fordere die Bezugsperson(en) dazu auf, an der Routinepflege teilzunehmen und Komplikationen, die eine medizinische Behandlung erfordern, zu erkennen.

- Instruiere die korrekte Handhabung der Urinableitung.

- Überprüfe die Pflege des Materials und vermindere die Geruchsbildung durch großzügige Flüssigkeitszufuhr, Meiden von Nahrungsmitteln/Medikamenten, die einen starken Geruch hervorrufen, den Gebrauch von Weißweinessig oder Deodorant im DK-Sack.

- Empfiehl dem Patienten, blähende Nahrungsmittel bei einer Ureterosigmoidostomie zu vermeiden, weil Blähungen eine Urininkontinenz verursachen können.

- Empfiehl die Verwendung eines Silikon-Katheters, wenn ein Dauerkatheter erforderlich ist.

- Demonstriere die korrekte Fixation des Kathetersackes und deren Verlängerung, um eine Drainage zu erleichtern/Reflux zu vermeiden.

ZUSÄTZLICHE ANGABEN FÜR DIE PFLEGEPLANUNG

- Berücksichtige bei der Informationssammlung die Auswirkungen der gestörten Urinausscheidung auf die Lebensweise.

PERSÖNLICHE NOTIZEN

220

VERSTOPFUNG

Taxonomie 1R: Austauschen (1.3.1.1)

[Thematische Gliederung: Ausscheidung]

> **Definition: Ein Zustand, bei dem ein Mensch eine Veränderung der normalen Stuhlgewohnheiten erfährt, die durch Abnahme der Entleerungshäufigkeit und/oder Ausscheiden von hartem, trockenem Stuhl gekennnzeichnet ist.**

MÖGLICHE FAKTOREN

In Bearbeitung durch die NANDA

(Neuromuskuläre/muskuloskeletale Beeinträchtigung, schwache Bauchmuskulatur)

(Gastrointestinale obstruktive Veränderungen)

(Schmerzen beim Stuhlgang)

(Diagnostische Eingriffe)

(Schwangerschaft)

Beachte: Diese Faktoren sind in der ersten von der NANDA akzeptierten Fassung enthalten; sie werden hier als Hilfestellung für die Benutzer weiterhin angeführt, bis die überarbeitete Pflegediagnose vorliegt.

MERKMALE

– subjektive

Abnahme der gewohnten Entleerungshäufigkeit

Äußerungen über abdominales oder rektales Druck- oder Völlegefühl

[Verminderung der gewohnten Stuhlmenge]

[Übelkeit]

– objektive

Hartgeformter Stuhl

Pressen beim Stuhlgang

Palpierbare Masse

[Verminderte Darmgeräusche]

[Geblähtes Abdomen]

Andere mögliche Merkmale:

Bauch-/Rückenschmerzen

Kopfschmerzen

Interferenz mit dem Alltag oder wechselseitige Beeinflussung zwischen Störung und Alltag

Appetitstörungen

Gebrauch von Laxantien

PATIENTENBEZOGENE PFLEGEZIELE/ KRITERIEN ZUR EVALUATION

Der Patient

- erlangt/kehrt zurück zu normalen Stuhlgewohnheiten.
- berichtet, die Faktoren und entsprechenden Maßnahmen/Lösungen bezüglich der individuellen Situation zu verstehen.
- zeigt Änderungen der Lebensweise, die aufgrund der ursächlichen, auslösenden Faktoren erforderlich sind.
- beteiligt sich falls nötig an einem Stuhlprogramm.

MASSNAHMEN

1. Pflegepriorität: Bestimmen normaler Stuhlgewohnheiten:

- Ermittle die normalen Stuhlgewohnheiten sowie die Dauer des bestehenden Problems.
- Beachte Faktoren, die die Darmaktivität normalerweise stimulieren, und stelle fest, ob es diesbezüglich irgendwelche Störungen gibt.

2. Pflegepriorität: Ermitteln der gegenwärtigen Stuhlgewohnheiten:

- Beobachte Farbe, Geruch, Beschaffenheit, Menge und Häufigkeit der Stuhlentleerung.
- Höre den Darm auf vorhandene Geräusche ab. Achte auf Lokalisation und Qualität.

3. Pflegepriorität: Ermitteln der ursächlichen/begünstigenden Faktoren:

- Überprüfe die Ernährungsgewohnheiten.
- Registriere die Flüssigkeitszufuhr.
- Beachte belastende Umstände (z.B. persönliche Beziehungen, berufliche Faktoren, finanzielle Probleme, Zeitmangel, fehlende Privatsphäre).
- Ermittle den Gebrauch von Medikamenten und/oder deren Nebenwirkungen (z.B. Betäubungsmittel, Antazida, Eisen, Kontrastmittel wie Barium, Steroide).
- Beachte den vorhandenen Energie-/Aktivitätsgrad und/oder diesbezügliche Gewohnheiten.
- Beurteile Klagen über schmerzhaften Stuhlgang. Kontrolliere die perianale Gegend auf Hämorrhoiden, Fissuren, Hautläsionen oder andere abnormale Veränderungen.
- Ermittle Gebrauch oder Mißbrauch von Laxantien/Klistieren.
- Überprüfe die medizinische/chirurgische Krankengeschichte (z.B. metabolische oder endokrine Funktionsstörungen, Schwangerschaft, chirurgische Eingriffe, Megakolon).
- Palpiere nach Überdehnungen, abdominelle Masse.
- Kontrolliere, ob eine Kotstauung vorhanden ist.
- Hilf mit bei medizinisch diagnostischen Abklärungen, um weitere mögliche ursächliche Faktoren festzustellen.

4. Pflegepriorität: Fördern der normalen Darmfunktion:

- Empfiehl, wenn angemessen, eine ausgewogene Ernährung mit hohem Ballaststoffanteil.

- Unterstütze eine erhöhte Flüssigkeitszufuhr, einschließlich Fruchtsäfte. Schlage vor, nach dem Aufstehen ein warmes stimulierendes Getränk einzunehmen (z. B. heißes Wasser, Kaffee, Tee).
- Ermutige zu vermehrter Aktivität/Bewegung entsprechend der individuellen Leistungsfähigkeit.
- Verabreiche nach Verordnung Stuhlweichmacher, milde Stimulantien oder Quellmittel.
- Sorge für Intimsphäre und plane den Zeitpunkt für die Stuhlentleerung (WC oder Nachtstuhl sind der Bettpfanne vorzuziehen).
- Behandle bei Bedarf den Anus mit einem Gleitmittel/anästhesierenden Salbe.
- Verabreiche Einläufe; entferne Kotsteine bei Bedarf manuell.
- Ermögliche nach dem Stuhlgang ein Sitzbad zur beruhigenden Wirkung im Rektalbereich.
- Plane beim Stuhlprogramm Glyzerin Suppositorien und manuelle Stimulation ein, wenn eine längerfristige oder permanente Darmentleerungsstörung vorhanden ist.

5. Pflegepriorität: Fördern des Wohlbefindens (Beraten/Ausbilden):
- Überprüfe und ermutige die individuelle Weiterführung erfolgreicher Maßnahmen.
- Besprich den Grund für den Erfolg der Maßnahmen.
- Vermittle bei Bedarf Informationen über die sinnvolle Anwendung von Laxantien.

PERSÖNLICHE NOTIZEN

VERSTOPFUNG, KOLONISCH

Taxonomie 1R: Austauschen (1.3.1.1.2)

[Thematische Gliederung: Ausscheidung]

Definition: Der Zustand, bei dem die Stuhlgewohnheiten eines Menschen gekennzeichnet sind durch harten, trockenen Stuhl, welcher aufgrund einer verzögerten Passage von Nahrungsrückständen entsteht.

MÖGLICHE FAKTOREN

Ungenügende Flüssigkeits-/Nahrungszufuhr; Einnahme von zu wenig Nahrungsfasern

Ungenügende körperliche Aktivität; Immobilität

Fehlende Privatsphäre; Störungen des Gefühlslebens; Streß; Veränderung der täglichen Gewohnheiten

Chronischer Gebrauch von Medikamenten und Einläufen

Metabolische Probleme (z. B. Hypothyreose, Hypokalzämie, Hypokaliämie)

MERKMALE

☆ Trockener, harter Stuhl

☆ Verminderte Entleerungshäufigkeit

☆ Pressen beim Stuhlgang

☆ Schmerzhafter Stuhlgang

☆ Geblähtes Abdomen

☆ Palpierbare Masse

Bauchschmerzen

Druck im Rektum

Beeinträchtigter Appetit

☆ **Hauptsächliche/entscheidende Merkmale**

225

Kopfschmerzen

Anmerkung: Bis die NANDA besser differenziert zwischen den PD Verstopfung und funktionell-atonischer Verstopfung, wird der Leser auf Ziele und Maßnahmen bei der PD Verstopfung verwiesen.

PERSÖNLICHE NOTIZEN

VERSTOPFUNG, SUBJEKTIV

Taxonomie 1R: Austauschen (1.3.1.1.1)

[Thematische Gliederung: Ausscheidung]

> **Definition:** Der Zustand, bei dem ein Mensch eine Verstopfung bei sich diagnostiziert und den täglichen Stuhlgang mit Hilfe von Laxantien, Einläufen und Suppositorien sicherstellt.

MÖGLICHE FAKTOREN

Kulturelles/familiäres Gesundheitsverständnis

Fehleinschätzung

Beeinträchtigte Denkprozeße

MERKMALE

– subjektive

☆ Erwartungshaltung bezüglich eines täglichen Stuhlganges mit daraus folgendem übermäßigen Gebrauch von Laxantien, Einläufen und Suppositorien

☆ Stuhlgang wird jeden Tag zur selben Zeit erwartet

PATIENTENBEZOGENE PFLEGEZIELE/ KRITERIEN ZUR EVALUATION

Der Patient

- kann die normale Funktion des Darmes erklären.
- erkennt annehmbare Maßnahmen, um die Darmfunktion zu fördern.
- eignet sich individuell angemessene Stuhlgewohnheiten an.

☆ **Hauptsächliche/entscheidende Merkmale**

227

MASSNAHMEN

1. Pflegepriorität: Erkennen von Faktoren im Zusammenhang mit der persönlichen Denkweise:

- Stelle fest, was der Patient unter «normalen» Stuhlgewohnheiten versteht.
- Vergleiche dies mit den gegenwärtigen Stuhlgewohnheiten des Patienten.
- Erkenne, welche Maßnahmen der Patient anwendet, um das persönliche Problem zu bewältigen.

2. Pflegepriorität: Fördern des Wohlbefindens (Beraten/Ausbilden):

- Sprich mit dem Patienten über eine normale Darmfunktion und Möglichkeiten zu ihrer Erhaltung.
- Erkläre nachteilige Wirkungen der Medikamente/Einläufe.
- Besprich den Zusammenhang zwischen Ernährung/körperlicher Bewegung und Stuhlausscheidung.
- Gib dem Patienten Unterstützung durch «aktives Zuhören»/Besprechen seiner Sorgen/Ängste.
- Fördere streßabbauende Aktivitäten, um den Patienten beim Aneignen von individuell annehmbaren Gewohnheiten zu unterstützen.

PERSÖNLICHE NOTIZEN

FLÜSSIGKEITSDEFIZIT [AKTIVER VERLUST]

* **Beachte:** Die NANDA hat die ursprünglich separat aufgeführten Diagnosen a) Flüssigkeitsdefizit: Aktiver Verlust und b) Flüssigkeitsdefizit: Stoffwechselstörung zusammengefaßt. Da die Ursachen und einige Maßnahmen für diese zwei Diagnosen unterschiedlich sind, haben sich die Autorinnen entschlossen, sie separat zu belassen.

Taxonomie 1R: Austauschen (1.4.1.2.2.1)

[Thematische Gliederung: Ernährung]

> **Definition: Der Zustand, bei dem ein Mensch eine intravasale, intrazelluläre oder interstitielle Dehydratation erlebt. [Übermäßiger Verlust bei mangelhafter Substitution].**

MÖGLICHE FAKTOREN

Aktiver Verlust [z. B. bei Verbrennungen, abdominalem Tumor, Blutung, Durchfall, Fisteln, Anwendung von hyperosmotischen Röntgenkontrastmitteln]

MERKMALE

– objektive

Verminderte Ausscheidung des Urins

Ausfuhr größer als Einfuhr

Verminderte Venenfüllung

Erhöhtes Serumnatrium

Konzentrierter Urin

Plötzlicher Gewichtsverlust

Eindickung des Blutes

229

Weitere mögliche Merkmale

Hypotonie [orthostatisch]

Durst

Erhöhter Puls

Verminderter Hautturgor

Verminderter Pulsfüllungsdruck

Veränderter Bewußtseinszustand

Erhöhte Körpertemperatur

Trockene Haut/Schleimhäute

Schwäche

PATIENTENBEZOGENE PFLEGEZIELE/ KRITERIEN ZUR EVALUATION

Der Patient

- weist eine verbesserte Flüssigkeitsbilanz auf, was sich durch individuell ausreichende Urinausscheidung bei normalem spezifischem Gewicht, stabilen Vitalzeichen, durch feuchte Schleimhäute, guten Hautturgor, prompte kapilläre Rückfüllung zeigt.

- äußert sich, die ursächlichen Faktoren und den Zweck der individuellen therapeutischen Maßnahmen sowie der Medikamente zu verstehen.

- zeigt durch sein Verhalten, daß er seine Flüssigkeitsaufnahme überwacht und wenn nötig korrigiert.

MASSNAHMEN

1. Pflegepriorität: Ermitteln der ursächlichen/begünstigenden Faktoren:

- Beachte mögliche Diagnosen, die auf ein Defizit des Flüssigkeitsvolumens hinweisen (z. B. Colitis ulcerosa, Verbrennungen, Leberzirrhose, abdominales Karzinom; andere Faktoren wie z. B. Laryngektomie/Tracheostomie, Wunddrainagen/Fisteln oder Absauggeräte, Wassermangel/Flüssigkeitseinschränkungen, Bewußtseinstrübungen, Erbrechen, Blutungen, Dialyse, heißes/feuchtes Klima, ausgedehnte körperliche Betäti-

230

gung, erhöhte Koffein-/Alkohol-/Zuckerzufuhr, hochosmolare Sondenernährung).

2. Pflegepriorität: Beurteilen des Ausmaßes des Flüssigkeitsdefizites:

- Kontrolliere die Vitalzeichen, Qualität des peripheren Pulses.
- Beobachte körperliche Zeichen (z. B. konzentrierten Urin, trockene Schleimhäute, verzögerte kapilläre Rückfüllung, schlechter Hautturgor, Verwirrung).
- Beachte die Laborresultate (z. B. Hb/Hkt, Elektrolyte, Gesamteiweiß/Albumin, Harnstoff/Kreatinin).

3. Pflegepriorität: Korrigieren/ersetzen der Verluste, um die pathophysiologischen Mechanismen rückgängig zu machen:

- Stoppe den Blutverlust entsprechend der ärztlichen Verordnung (z. B. Magenspülung mit Wasser oder kalter Kochsalzlösung, Verabreichung von Medikamenten und Vorbereitung für den chirurgischen Eingriff).
- Setze den Flüssigkeitsbedarf für 24 Stunden fest, sowie die Art der Zufuhr.
- Stelle Getränke in Reichweite des Patienten und ermutige ihn zur regelmäßigen Einnahme.
- Sorge für genaue Ein- und Ausfuhrkontrolle (Bilanz) und bestimme täglich das Körpergewicht. Kontrolliere das spezifische Gewicht des Urins.
- Überwache die Vitalzeichen (liegend/sitzend/stehend) sowie die blutigen Druckmessungen, falls angezeigt (z. B. ZVD, PAP/PCWP = Zentralvenöser Druck, Pulmonalarteriendruck, Wedge-Druck).
- Verabreiche nach Verordnung Infusionsflüssigkeiten.
- Sorge für angemessene freie Flüssigkeit durch enterale Ernährung. Passe Konzentration und Häufigkeit den Bedürfnissen des Patienten an.
- Sorge für eine optimale Hautpflege.
- Sorge für häufige Mundpflege.
- Sorge für Augenpflege, um zu verhindern, daß die Augen durch Austrocknung Schaden erleiden.

- Führe häufigen Lagewechsel aus.
- Ersetze Elektrolyte und verabreiche Blutprodukte und Plasmaexpander nach Verordnung.
- Verabreiche Medikamente nach Verordnung (z. B. Antiemetika oder Antidiarrhoika).
- Sorge für Sicherheitsmaßnahmen, falls der Patient verwirrt ist.
- Erhöhe die Luftfeuchtigkeit und halte die Umgebungstemperatur um $28-29°$ Celsius, wenn ausgedehnte Verbrennungen vorliegen.
- Vgl. PD Durchfall

4. Pflegepriorität: Fördern des Wohlbefindens (Beraten/Ausbilden):

- Besprich Faktoren, die mit dem Auftreten des Flüssigkeitsdefizites zusammenhängen.
- Leite den Patienten/Bezugsperson(en) an, wie die Flüssigkeitsbilanz ausgerechnet wird.
- Stelle fest, welche Maßnahmen der Patient treffen könnte, um den Flüssigkeitsmangel zu beheben.
- Empfiehl, Kaffee, Alkohol und Zucker einzuschränken.
- Überprüfe die Medikamenteneinnahme; achte auf entsprechende Nebenwirkungen.
- Beachte Zeichen/Symptome, die eine weitere Beurteilung und Nachkontrolle erfordern.

PERSÖNLICHE NOTIZEN

FLÜSSIGKEITSDEFIZIT [STOFFWECHSELSTÖRUNG]

* **Beachte:** Die NANDA hat die ursprünglich separat aufgeführten Diagnosen a) Flüssigkeitsdefizit: Aktiver Verlust und b) Flüssigkeitsdefizit: Stoffwechselstörung zusammengefaßt. Da die Ursachen und einige Maßnahmen für diese 2 Diagnosen unterschiedlich sind, haben sich die Autorinnen entschlossen, sie separat zu belassen.

Taxonomie 1R: Austauschen (1.4.1.2.2.1)

[Thematische Gliederung: Ernährung]

> **Definition: Der Zustand, bei dem ein Mensch eine intravasale, intrazelluläre oder interstitielle Dehydratation erlebt. [Übermäßiger Verlust aufgrund einer Stoffwechselstörung bei ungenügender Substitution].**

MÖGLICHE FAKTOREN

Versagen der regulatorischen Mechanismen [z. B. Erkrankung der Nebenniere, Erholungsphase bei akutem Nierenversagen, unkontrollierter Diabetes mellitus/insipidus]

MERKMALE

– subjektive

[Klagen über Müdigkeit, Nervosität]

– objektive

Erhöhte Urinausscheidung

Schwachkonzentrierter Urin

Plötzlicher Gewichtsverlust

Verminderte Venenfüllung

Eindickung des Blutes

Verändertes Serumnatrium

Weitere mögliche Merkmale

Hypotonie [orthostatisch]

Durst

Erhöhter Puls

Verminderter Hautturgor

Verminderter Pulsfüllungsdruck

Veränderter Bewußtseinszustand

Erhöhte Körpertemperatur

Trockene Haut/Schleimhäute

Schwäche

[Ödeme/mögliche Gewichtszunahme]

PATIENTENBEZOGENE PFLEGEZIELE/ KRITERIEN ZUR EVALUATION

Der Patient

- weist eine verbesserte Flüssigkeitsbilanz auf, was sich durch individuell ausreichende Urinausscheidung, stabile Vitalzeichen, feuchte Schleimhäute, guten Hautturgor, Rückgang von Ödemen zeigt.

- äußert sich, ursächliche Faktoren und den Zweck der individuellen therapeutischen Maßnahmen sowie der Medikamente zu verstehen.

- zeigt durch sein Verhalten, daß er seine Flüssigkeitsaufnahme überwacht und wenn nötig korrigiert.

MASSNAHMEN

1. Pflegepriorität: Ermitteln der ursächlichen/begünstigenden Faktoren:

- Beachte mögliche Diagnosen, die auf ein Flüssigkeitsdefizit hinweisen (z. B. chronisches Nierenversagen mit Natriumverlust, diuretische Therapie, zunehmende respiratorische Verluste bedingt durch eine Azidose, erhöhter Stoffwechsel verursacht durch Fieber).

2. Pflegepriorität: Beurteilen des Ausmaßes des Flüssigkeitsdefizites:

- Ermittle die Vitalzeichen und die Qualität des peripheren Pulses.
- Achte auf Körperzeichen (z. B. trockene Schleimhäute, schlechten Hautturgor, verzögerte Kapillarfüllung, Ödeme).
- Beachte Laborresultate (z. B. Hb/Hkt, Elektrolyte, Gesamteiweiß/Albumin).

3. Pflegepriorität: Korrigieren/ersetzen der Verluste, um pathophysiologische Mechanismen rückgängig zu machen:

- Setze den Flüssigkeitsbedarf für 24 Stunden fest, sowie die Art der Zufuhr.
- Stelle fest, welche Flüssigkeiten und Nahrungsmittel mit hohem Wasseranteil der Patient gerne hat.
- Verabreiche nach Verordnung Infusionsflüssigkeiten.
- Sorge für eine genaue Ein- und Ausfuhrkontrolle (Bilanz) und bestimme täglich das Körpergewicht. Überwache das spezifische Gewicht.
- Miß den Bauchumfang bei Aszites oder Flüssigkeit im dritten Raum («third space»).
- Überwache nach Bedarf die Vitalzeichen (liegend, sitzend, stehend) und blutigen Druckmessungen (z. B. ZVD, PAP/PCWP = Zentralvenöser Druck, Pulmonalarterieller Druck, Wedge-Druck).
- Bewahre die Unversehrtheit der Haut und beuge übermäßiger Austrocknung vor: wasche weniger häufig, benutze dabei milde Reinigungsmittel/-seifen und sorge für eine optimale Hautpflege mit geeigneten Mitteln/Körperlotionen.
- Sorge für häufige Mundpflege.
- Sorge für Augenpflege, um zu verhindern, daß die Augen durch Austrocknung Schaden erleiden.
- Führe häufigen Lagewechsel aus.
- Ersetze Elektrolyte und verabreiche Blutprodukte und Plasmaexpander nach Verordnung.

- Sorge für Sicherheitsmaßnahmen, falls der Patient verwirrt ist.
- Sorge für eine angemessene Raumtemperatur, reduziere Decken/Kleider, sorge für lauwarme Waschungen.
- Leiste bei hohem Fieber Mithilfe, um die Körpertemperatur zu senken und den Stoffwechsel herabzusetzen (vgl. PD Körpertemperatur, erhöht).
- Verabreiche verordnete Medikamente (z. B. Insulin, ADH, Pitressin, fiebersenkende Mittel usw.).
- Korrigiere die Azidose falls angezeigt (z. B. durch Verabreichen von Natriumbikarbonat oder veränderte Einstellung des Beatmungsgerätes).

4. Pflegepriorität: Fördern des Wohlbefindens (Beraten/Ausbilden):

- Besprich Faktoren, die mit dem Auftreten des Flüssigkeitsdefizites zusammenhängen.
- Leite den Patienten/Bezugsperson(en) an, wie die Flüssigkeitsbilanz errechnet und aufgezeichnet wird.
- Stelle fest, welche Maßnahmen der Patient treffen könnte, um den Flüssigkeitsmangel zu beheben.
- Überprüfe die Medikamenteneinnahme, beachte entsprechende Nebenwirkungen. Achte auf Zeichen und Symptome, die eine weitere Beurteilung und Nachkontrolle erfordern.

PERSÖNLICHE NOTIZEN

236

FLÜSSIGKEITSDEFIZIT, POTENTIELL

Taxonomie 1R: Austauschen (1.4.1.2.2.2)

[Thematische Gliederung: Ernährung]

> **Definition: Der Zustand, bei dem ein Mensch der erhöhten Gefahr einer intravasalen, intrazellulären oder interstitiellen Dehydratation ausgesetzt ist [aufgrund von übermäßigen aktiven oder regulatorischen Verlusten von Körperflüssigkeiten].**

RISIKOFAKTOREN

Extreme im Alter oder Gewicht

Verlust von Flüssigkeiten auf ungewöhnlichen Wegen (z. B. Drainagen)

Mangel an Wissen in Bezug auf das Flüssigkeitsvolumen

Faktoren, die den Flüssigkeitsbedarf beeinflussen (z. B. bei erhöhtem Stoffwechsel)

Medikamente (z. B. Diuretika)

Übermäßige Verluste auf normalem Weg (z. B. bei Durchfall)

Umstände, die den Zugang zu Flüssigkeiten, ihre Einnahme oder Absorption erschweren (z. B. bei körperlicher Immobilität)

> ANMERKUNG: Eine potentielle Diagnose kann nicht durch Zeichen und Symptome belegt werden, da das Problem nicht aufgetreten ist und die Pflegemaßnahmen die Prävention bezwecken.

PFLEGEZIELE/ EVALUATIONSKRITERIEN

Der Patient

- nennt individuelle Risikofaktoren und geeignete Maßnahmen.
- zeigt Verhaltensänderungen, die einem Flüssigkeitsdefizit vorbeugen.

MASSNAHMEN

1. Pflegepriorität: Ermitteln der ursächlichen/begünstigenden Faktoren:

- Beachte Alter, Bewußtseinsgrad, Geisteszustand des Patienten.
- Wäge den Patienten und vergleiche das Gewicht mit früheren Angaben.
- Ermittle andere ursächliche Faktoren (z. B. Verfügbarkeit von Flüssigkeiten, Mobilität, Fieber usw.).

2. Pflegepriorität: Vorbeugen eines Flüssigkeitsdefizites:

- Erfasse individuelle Bedürfnisse; plane entsprechende Maßnahmen.
- Fördere eine vermehrte orale Flüssigkeitsaufnahme.
- Sorge für zusätzliche Flüssigkeiten (Sondenernährung, Infusionen) falls angezeigt.
- Kontrolliere die Einfuhr/Ausfuhr-Bilanz. (Berücksichtige dabei die Perspiratio insensibilis).
- Kontrolliere regelmäßig das Gewicht.
- Erfasse Veränderungen der Vitalzeichen (z. B. orthostatische Hypotonie, Tachykardie, Fieber).
- Beurteile den Hautturgor/die Mundschleimhaut.
- Beachte die Laborresultate (Hb/Hkt, Elektrolyte, Harnstoff/Kreatinin usw.).
- Verabreiche verordnete Medikamente (z. B. Antiemetika, Antidiarrhoika, Antipyretika).

238

3. Pflegepriorität: Fördern des Wohlbefindens (Beraten/Ausbilden):

- Besprich individuelle Risikofaktoren/potentielle Probleme und spezifische Maßnahmen.
- Überprüfe die korrekte Anwendung der Medikamente.
- Fordere den Patienten auf, Trinkmenge/Anzahl und Menge der Ausscheidungen täglich zu notieren.
- Vgl. PD Flüssigkeitsdefizit [Aktiver Verlust] und [Stoffwechselstörung].

PERSÖNLICHE NOTIZEN

FLÜSSIGKEITSÜBERSCHUSS

Taxonomie 1R: Austauschen (1.4.1.2.1)

[Thematische Gliederung: Ernährung]

> **Definition: Der Zustand, bei dem ein Mensch eine Zunahme der Flüssigkeitsretention und Ödeme erlebt.**

MÖGLICHE FAKTOREN

Gefährdeter Regulationsmechanismus [z.B. verminderte Plasmaeiweiße bei Mangelernährung, Fisteln mit eiweißreichen Verlusten, Brandwunden, Organversagen]

Erhöhte Flüssigkeitseinnahme

Erhöhte Salzeinnahme

[Medikamentöse Therapien (z.B. Chlorprobamid, Tolbutamid, Vincristin, Carbamazepin)]

MERKMALE

– subjektive

Kurzatmigkeit, Orthopnoe

Angst

– objektive

Ödeme, Anasarka

Gewichtszunahme

Einfuhr größer als Ausfuhr

Dritter Herzton

Lungenstauung (Thorax-Röntgenbild)

Abnormale Atemgeräusche: Karcheln (Rasselgeräusche)

Änderung des Atemmusters

Änderung der Bewußtseinslage; Unruhe

Veränderungen des Blutdrucks

Änderungen des zentralvenösen Druckes

240

Änderungen des Pulmonalarteriendruckes

Gestaute Halsvenen

Positiver hepatojugolarer Reflux

Oligurie, Veränderungen des spezifischen Gewichts

Azotämie, veränderte Elektrolyte

Vermindertes Hämoglobin, Hämatokrit

PATIENTENBEZOGENE PFLEGEZIELE/ KRITERIEN ZUR EVALUATION

Der Patient

- zeigt ein stabilisiertes Flüssigkeitsvolumen, mit ausgeglichener Bilanz, Vitalzeichen innerhalb der normalen Werte des Patienten, stabiles Gewicht und keine Ödeme.

- äußert Verständnis für die individuellen Essens-/Flüssigkeitseinschränkungen.

- zeigt durch sein Verhalten, daß er den Flüssigkeitszustand überwachen und einen erneuten Flüssigkeitsüberschuß vermindern kann.

- zählt Zeichen auf, die die Benachrichtigung eines Arztes erfordern.

MASSNAHMEN

1. Pflegepriorität: Ermitteln der ursächlichen/begünstigenden Faktoren:

- Beachte Menge/Häufigkeit der Flüssigkeitszufuhr: oral, intravenös, vom Beatmungsgerät usw.

- Überprüfe die Salz- und Eiweißzufuhr (Ernährung, Medikamente, Infusionen usw.)

- Achte auf Risikofaktoren (z.B. Herzversagen, zerebrale Verletzungen, Nieren-/Nebennniereninsuffizienz, psychogene Polydipsie, akuter Streß, chirurgische Eingriffe/Narkosen, übermäßige oder zu rasch einlaufende Infusionen, Abnahme oder Verlust von Serumeiweißen).

241

2. Pflegepriorität: Beurteilen des Überschusses:

- Vergleiche das aktuelle Gewicht mit dem Eintrittsgewicht und/oder früheren Gewichtsangaben.
- Überwache die Vitalzeichen und wenn möglich blutige Druckmessungen (z. B. ZVD, PAP/PCWP).
- Auskultiere die Lungen; achte auf Rasselgeräusche.
- Beachte das Auftreten einer Dyspnoe (bei Anstrengung, nächtlich usw.).
- Auskultiere die Herztöne, achte auf den dritten Herzton, ventrikulären Galopp.
- Stelle fest, ob gestaute Halsvenen/hepatikojugolarer Reflux vorhanden sind.
- Achte auf Ödeme: geschwollene Augenlider lageabhängige Ödeme (Knöchel/Füße nach Gehen oder Sitzen, Steißbein und Unterseite der Oberschenkel beim Liegen) Anasarka.
- Miß den Bauchumfang.
- Beobachte den Ausscheidungsrhythmus und die Menge beim Wasserlösen (z. B. Nykturie, Oligurie).
- Ermittle die Bewußtseinslage, Persönlichkeitsveränderungen.
- Ermittle die neuromuskulären Reflexe.
- Beurteile den Appetit; achte auf Übelkeit.
- Beobachte die Haut und Schleimhäute (Dekubitusgefährdung).
- Beachte Fieber (erhöhtes Infektionsrisiko).
- Beachte die Laborwerte: Hb, Hkt, Eiweiße und Elektrolyte, spezifisches Gewicht des Urins/Osmolalität/Natriumausscheidung und Thoraxröntgenaufnahme.

3. Pflegepriorität: Fördern der Flüssigkeitsausscheidung:

- Schränke die Salz- und Flüssigkeitszufuhr ein, wenn es angezeigt ist.
- Halte die Ein-/Ausfuhr genau fest, erstelle eine Bilanz.
- Bestimme täglich das Gewicht.
- Verabreiche verordnete Medikamente (z. B. Diuretika,

242

Kardiotonika, Steroidersatz, Volumenexpander – Plasma oder Albumin).

- Lagere die ödematösen Extremitäten hoch, führe häufig einen Lagewechsel durch und setze den Patienten in «Semi-Fowler Position» (zur Unterstützung der Atemhilfsmuskulatur) bei beeinträchtigter Atmung.
- Sorge für eine ruhige Umgebung, beschränke die äußeren Einflüsse.
- Triff Sicherheitsvorkehrungen bei Verwirrung/Debilität.
- Leiste Mithilfe bei ärztlichen Untersuchungen/Therapien (z.B. Pleurapunktion, Dialyse).

4. Pflegepriorität: Bewahren der Unversehrtheit der Haut und Schleimhäute:

- Vgl. PD Hautdefekt; Mundschleimhaut, verändert.

5. Pflegepriorität: Fördern des Wohlbefindens (Beraten/Ausbilden):

- Überprüfe die Diätvorschriften und die Art des Salzersatzes (z.B. Zitronensaft oder Gewürze, wie z.B. Oregano).
- Besprich die Wichtigkeit der Flüssigkeitseinschränkungen und «versteckte» Zufuhrmöglichkeiten, wie bei Nahrungsmitteln, die einen hohen Wasseranteil haben.
- Konsultiere bei Bedarf die Ernährungsberatung.
- Schlage Maßnahmen vor, um die Beschwerden bei eingeschränkter Flüssigkeitszufuhr zu vermindern (z.B. häufige Mundpflege, Kaugummi/Lutschtabletten, Lippenpommade).
- Überwache die medikamentöse Therapie/Wirkungen/ Nebenwirkungen.
- Betone die Notwendigkeit von häufigem Lagewechsel.
- Besprich «Warnzeichen», welche die Benachrichtigung eines Arztes erfordern.

PERSÖNLICHE NOTIZEN

MUNDSCHLEIMHAUT, VERÄNDERT

Taxonomie 1R: Austauschen (1.6.2.2.1)

[Thematische Gliederung: Ernährung)

> **Definition: Der Zustand, bei dem die Gewebe-schichten in der Mundhöhle verän-dert sind.**

MÖGLICHE FAKTOREN

Erkrankungen der Mundhöhle (Bestrahlung von Kopf und/oder Hals)

Trauma: Chemisch bedingt (z. B. säurehaltige Nahrungs-mittel, Medikamente, giftige Substanzen, Alkohol)

Trauma: Mechanisch (z. B. schlecht sitzende Zahnpro-these, Zahnspange, Schlauch wie z. B. ein endotrachealer Tubus, Magensonde, operative Eingriffe in der Mund-höhle)

Dehydratation, Mangelernährung

Karenz für mehr als 24 Stunden

Verminderte oder keine Speichelproduktion

Unwirksame Mundhygiene; Infektion

Atmen durch den Mund

Medikamente

MERKMALE

– subjektive

Xerostomie (Mundtrockenheit)

Orale Schmerzen

– objektive

Kein oder verminderter Speichelfluß

Belegte Zunge

Stomatitis; Leukoplakie; Hyperämie

244

Hämorrhagische Gingivitis; Bläschen
Mundgeruch, Zahnkaries
Orale Läsionen oder Geschwüre; Desquamation
Ödeme
Orale Plaque

PATIENTENBEZOGENE PFLEGEZIELE/ KRITERIEN ZUR EVALUATION

Der Patient

- spricht aus, die ursächlichen Faktoren zu verstehen.
- erkennt, welche speziellen Maßnahmen notwendig sind, um eine gesunde Mundschleimhaut zu begünstigen.
- führt Maßnahmen/Methoden durch zur Wiederherstellung/Aufrechterhaltung einer gesunden Mundschleimhaut.
- berichtet über eine Verminderung der Symptome/Beschwerden, die bei den Merkmalen aufgelistet sind.

MASSNAHMEN

1. Pflegepriorität: Erkennen der ursächlichen/begünstigenden Faktoren des aktuellen Zustandes:

- Achte auf das Vorhandensein einer Erkrankung/Traumas (z. B. Herpes simplex, Zahnfleischentzündung, Frakturen und/oder Karzinom sowie auf einen schlechten Allgemeinzustand).
- Stelle den Ernährungszustand/Flüssigkeitszufuhr fest.
- Beachte den Nikotin-/Alkoholkonsum.
- Achte auf abgebrochene, scharfkantige Zähne und den Sitz der Zahnprothese.
- Ermittle den Medikamentengebrauch und mögliche Nebenwirkungen.
- Stelle fest, ob Allergien auf Nahrungsmittel/Medikamente oder andere Substanzen bestehen.
- Ermittle, wie weit der Patient fähig ist, sich selbst zu versorgen.

- Überprüfe die Mundhygiene: Häufigkeit und Methode (Bürste/Zahnseide/Munddusche); professionelle Dentalhygiene.

2. Pflegepriorität: Behandeln von erkannten Problemen:

- Inspiziere regelmäßig die Mundhöhle auf wunde Stellen, Läsionen und/oder Blutungen.
- Fördere die Einnahme von geeigneten Flüssigkeiten, um einer Dehydratation vorzubeugen.
- Sorge bei Bedarf für eine erhöhte Luftfeuchtigkeit mit Hilfe eines Verneblers oder Luftbefeuchters.
- Meide scharf gewürzte Nahrungsmittel/Flüssigkeiten, extreme Temperaturen. Unter Umständen ist eine weiche oder pürierte Kost erforderlich.
- Meide Alkohol, Rauchen/Tabakkauen, das zu weiteren Schleimhautreizungen führen kann.
- Stimuliere den Speichelfluß durch das Verwenden von Kaugummi, Lutschbonbons usw.
- Fette die Lippen ein und verwende ein zur Lippenpflege geeignetes Präparat.
- Verwende Zitronen-/Glycerinstäbchen mit Vorsicht; können reizen, wenn die Schleimhaut verletzt ist.
- Sorge für eine häufige Mundpflege mit einer Mundpflegelösung (insbesondere vor dem Essen); z. B. mit verdünntem Wasserstoffsuperoxyd oder 2%igem Natriumperborat (wenn eine Infektion vorhanden ist), Natriumchlorid, Natriumbicarbonat oder alkalische Lösungen je nach Ursache des Zustandes.
- Sorge für Mundpflege nach dem Essen und vor dem Schlafengehen.
- Verwende eine weiche Bürste oder Tupfer, um Zähne und Zunge zu reinigen.
- Sorge bei Bedarf für anästhesierende Lutschtabletten z. B. Xylocain Gel usw.
- Verabreiche verordnete Antibiotika, wenn eine Infektion vorhanden ist.
- Wechsle nach Verordnung die Lage des endotrachealen Tubus.

- Sorge für eine ausreichende Nahrungszufuhr bei Mangelernährung.

3. Pflegepriorität: Förderung des Wohlbefindens: (Beraten/Ausbilden):

- Überprüfe Gewohnheiten bei der Mundhygiene und gib die entsprechend notwendigen/erwünschten Informationen, um Fortschritte zu erzielen.
- Besprich die spezielle Mundpflege, die während und nach Krankheiten/Verletzungen erforderlich ist.
- Stelle fest, ob spezielle Geräte notwendig sind, um die Mundpflege selbständig durchführen zu können, und instruiere ihre Handhabung.
- Stelle fest, welche Auswirkung der Zustand auf das Selbstwertgefühl/Körperbild hat, achte dabei auf Rückzug von den gewohnten sozialen Aktivitäten, aus Beziehungen und/oder auf Zeichen von Machtlosigkeit.
- Beachte Äußerungen über Sorgen bezüglich des Aussehens und verhilf dem Patienten zu genauen Informationen über Behandlungsmöglichkeiten/Resultate.
- Überprüfe den Informationsstand über die medikamentöse Therapie, Verwendung von Lokalanästhetika.
- Fördere Gewohnheiten, welche die Gesundheit positiv beeinflußen. (Eine veränderte Immunabwehr kann eine Auswirkung auf die Mundschleimhaut haben).
- Sorge für Informationen über Ernährung, um Mangelzustände auszugleichen, Reizungen zu vermindern, Paradontose und Zahnkaries vorzubeugen.
- Empfiehl regelmäßige Zahnkontrollen/professionelle Dentalhygiene.

PERSÖNLICHE NOTIZEN

NAHRUNGSAUFNAHME, VERÄNDERT: GEFAHR DER ÜBERERNÄHRUNG

Taxonomie 1R: Austauschen (1.1.2.3)

[Thematische Gliederung: Ernährung]

Definition: Der Zustand, bei dem ein Mensch Gefahr läuft, eine Nahrungszufuhr zu haben, die über dem körperlichen Bedarf liegt.

RISIKOFAKTOREN

☆ Beschriebenes/beobachtetes Übergewicht bei einem oder beiden Elternteilen [Partner; erbliche Prädisposition]

☆ Beschleunigtes Wachstum im Verhältnis zu statistischen Daten bei Säuglingen oder Kindern [Adoleszenz]

Aussage über die Einnahme von fester Nahrung als Hauptnahrung vor dem 5. Monat

Beschriebenes/beobachtetes höheres Basisgewicht zu Beginn von jeder Schwangerschaft

Gestörtes Eßverhalten:

Gleichzeitiges Essen während anderer Aktivitäten

Essen als Reaktion auf äußere auslösende Momente, z. B. Tageszeit, soziale Situation

Nahrungszufuhr hauptsächlich am Ende des Tages

Essen als Reaktion auf innere auslösende Momente außer Hunger (z. B. Angst)

Beobachtung, daß Essen als Belohnung oder Trost verwendet wird

[Soziale/kulturelle Isolation; fehlender Ausgleich]

[Veränderung der gewohnten Aktivitätsmuster/sitzende Lebensweise]

☆ **Hauptsächliche/entscheidende Merkmale**

[Veränderung der gewohnten Bewältigungsformen]

[Hauptteil der eingenommenen Lebensmittel ist konzentriert, hochkalorig]

[Wesentliche/plötzliche finanzielle Einbußen, niedriger sozioökonomischer Status]

ANMERKUNG: Eine potentielle Diagnose kann nicht durch Zeichen und Symptome belegt werden, da das Problem nicht aufgetreten ist und die Pflegemaßnahmen die Prävention bezwecken.

PATIENTENBEZOGENE PFLEGEZIELE/ KRITERIEN ZUR EVALUATION

Der Patient

- spricht aus, den Energiebedarf des Körpers zu verstehen.

- stellt fest, welche Faktoren bezüglich Lebensweise/ Kultur zu Fettleibigkeit disponieren.

- zeigt Verhaltensweisen, Änderungen des Lebensstils, um die Risikofaktoren herabzusetzen.

- anerkennt die Verantwortung für das eigene Handeln und versteht, weshalb er in streßbeladenen Situationen «agieren statt reagieren» soll.

- hält das Gewicht auf zufriedenstellender Höhe bezüglich Größe und Körperbau.

MASSNAHMEN

1. Pflegepriorität: Ermitteln der potentiellen Risikofaktoren:

- Beachte vorhandene Faktoren, die bei den Risikofaktoren aufgelistet sind. (Es besteht ein signifikanter Zusammenhang zwischen der Fettleibigkeit von Eltern und Kindern. Wenn ein Elternteil übergewichtig ist, besteht eine 40% Wahrscheinlichkeit, daß die Kinder übergewichtig sind, wenn beide Elternteile übergewichtig sind, eine Wahrscheinlichkeit von bis zu 80%).

- Bestimme Alter und tägliche Bewegung.
- Bestimme die Gewichtszunahme gemäß den statistischen Daten bei Säuglingen/Kindern.
- Überprüfe die Laborwerte nach Zeichen endokriner/metabolischer Störungen.
- Bestimme Gewichtsverlauf, Lebensumstände, kulturelle Faktoren, die für eine Gewichtszunahme prädisponierend sein können. Achte auf die sozioökonomische Schicht, vorhandene Geldmenge für den Lebensmitteleinkauf, Nähe von Einkaufsmöglichkeiten und auf vorhandenen Lagerraum für Eßwaren.
- Erfasse den Zusammenhang zwischen Eßverhalten und Risikofaktoren.
- Stelle den Verlauf von Hunger und Sättigung beim Patienten fest. (Der Verlauf unterscheidet sich bei denjenigen Personen, die für eine Gewichtszunahme prädisponiert sind. Das Auslassen von Mahlzeiten senkt den Grundumsatz).
- Beachte frühere Gewichtsreduktionsversuche/Art der Diätkuren. Stelle fest, ob eine «Yo-Yo» Gewichtsreduktion oder Bulimie eine Rolle spielt.
- Erkenne Persönlichkeitsmerkmale, die auf eine Neigung zu Übergewicht hindeuten können: z.B. sture Denkweise, externe Kontrollerwartung (locus of control), negative Selbstbeeinflussung, Unzufriedenheit mit dem Leben.
- Stelle fest, welche psychologische Bedeutung das Essen für den Patienten hat.
- Höre auf Sorgen des Patienten und ermittle seine Motivation, eine Gewichtszunahme zu vermeiden.

2. Pflegepriorität: Unterstützen des Patienten beim Planen eines präventiven Programmes zur Vermeidung einer Gewichtszunahme:

- Gib Informationen über den Ausgleich von Kalorienzufuhr und Energieverbrauch.
- Hilf dem Patienten, ein neues Eßverhalten/-gewohnheiten zu entwickeln (z.B. langsam und nur bei Hungergefühl).

250

- Plane mit dem Patienten ein Langzeitprogramm für Bewegung und Entspannung.
- Unterstütze den Patienten, Strategien zur Verminderung von streßbeladenem Denken/Handeln zu entwickeln.

3. Pflegepriorität: Fördern des Wohlbefindens (Beraten/Ausbilden):

- Überprüfe die individuellen Risikofaktoren und gib Informationen, die den Patienten in seiner Motivation und Entscheidungsfindung unterstützen.
- Verweise an eine Ernährungsberatung für eine spezielle Diät/Ernährungsfragen.
- Gib an unerfahrene Mütter Informationen über die Ernährung von wachsenden Säuglingen.
- Ermutige den Patienten zur Entscheidung, ein aktives Leben zu führen und Essen/Diät unter Kontrolle zu halten.
- Unterstütze den Patienten, zu lernen, den eigenen Körper wahrzunehmen und Hungergefühle richtig zu erkennen.
- Finde eine Lösung zur Selbstüberwachung. So kann dem Patienten ein Gefühl der Selbstkontrolle vermittelt und ihm ermöglicht werden, die eigenen Fortschritte wahrzunehmen. Hilf mit bei Entscheidungsfindungen.
- Verweise bei Bedarf an Hilfsgruppen, soziale Institutionen.

PERSÖNLICHE NOTIZEN

NAHRUNGSAUFNAHME, VERÄNDERT, MEHR ALS DER KÖRPERBEDARF

Taxonomie 1R: Austauschen (1.1.2.1)

[Thematische Gliederung: Ernährung]

> **Definition: Der Zustand, bei dem ein Mensch eine Nahrungszufuhr über den Körperbedarf hinaus erlebt.**

MÖGLICHE FAKTOREN

Übermäßige Zufuhr im Vergleich zum Körperbedarf

[Beachte: Die zugrundeliegende Ursache ist oft komplex und evtl. schwer zu diagnostizieren/therapieren]

MERKMALE

– subjektive

Aussage über gestörtes Eßverhalten:

    Gleichzeitiges Essen während anderer Aktivitäten

    Essen als Reaktion auf äußere auslösende Momente wie z. B. Tageszeit, soziale Situation

    Nahrungszufuhr hauptsächlich am Ende des Tages

    Essen als Reaktion auf innere auslösende Momente außer Hunger (z. B. Angst)

Sitzende Lebensweise

– objektive

Gewicht 10% über dem Ideal in bezug auf Größe und Körperbau

☆ Gewicht 20% über dem Ideal in bezug auf Größe und Körperbau

☆ Trizeps Hautfalte dicker als 15 mm bei Männern und 25 mm bei Frauen

---

☆ **Hauptsächliche/entscheidende Merkmale**

252

Beobachtetes gestörtes Eßverhalten [vgl. subjektive Merkmale]

[Prozentualer Körperfettanteil mehr als 18–20% bei feingliedrigen Frauen; 10–12% bei feingliedrigen Männern]

PATIENTENBEZOGENE PFLEGEZIELE/ KRITERIEN ZUR EVALUATION

Der Patient

- spricht über eine realistische Selbstwahrnehmung/Körperbild (in Übereinstimmung mit dem psychischen und physischen Selbstbild).

- zeigt, daß er sich selbst annimmt, anstatt ein idealisiertes Bild zu haben.

- stellt schlechte Verhaltensweisen fest, die im Zusammenhang mit Gewichtszunahme oder Überessen stehen.

- erkennt negative Selbstbeeinflussung und weiß, wie diese zum übermäßigen Nahrungsmittelkonsum führen kann.

- zeigt eine Veränderung der Eßgewohnheiten, Nahrungsmittelmenge und -qualität.

- hält die individuelle Diät und das Gymnastikprogramm ein.

- erreicht das erwünschte Körpergewicht bei gleichzeitigem optimalem Gesundheitszustand.

MASSNAHMEN

1. Pflegepriorität: Überprüfen der ursächlichen/begünstigenden Faktoren:

- Stelle den Wissensstand des Patienten über eine gesunde Ernährung fest.

- Beachte, wieviel Geld für den Nahrungsmitteleinkauf ausgegeben wird/vorhanden ist.

- Überprüfe die tägliche Aktivität und Bewegung des Patienten.

- Stelle fest, welchen Stellenwert das Essen und die Einnahme einer Mahlzeit für den Patienten hat.

253

- Notiere, welche Nahrungsmittel/Flüssigkeiten eingenommen worden sind; Essenszeiten und -gewohnheiten; Aktivitäten/Ort; allein oder mit andere(n) und Gefühle vor und nach dem Essen.
- Berechne die Gesamtkalorienzufuhr.
- Ermittle frühere Eßgewohnheiten.
- Stelle fest, ob negative Rückmeldungen von Bezugsperson(en) kommen.

2. Pflegepriorität: Festlegen eines Programmes zur Gewichtsreduktion:

- Halte Größe, Gewicht, Körperbau, Geschlecht und Alter des Patienten fest.
- Bestimme den Kalorienbedarf aufgrund körperlicher Faktoren und Aktivitätszustand.
- Hilf dem Patienten zu bestimmen, welche Diät er unter Kontrolle befolgen will.
- Unterstütze die Ernährungsberatung beim Erstellen/ Evaluieren des Diätprogrammes.
- Sprich über die Eigenwahrnehmung des Patienten, auch über den Gewinn, den das Dicksein für den Patienten bringt. Beachte kulturelle Gepflogenheiten, die der Ernährung und der Nahrungszufuhr, wie auch einer massigen Körpergröße einen hohen Stellenwert einräumen. Erfasse negative/positive Selbstbeeinflussung (Selbstgespräche) des Betroffenen.
- Versuche herauszufinden, inwieweit die Vorstellungen über das Körperbild mit der Realität übereinstimmen.
- Ermittle die Motivation des Patienten für eine Gewichtsreduktion (z. B. wegen eigener Zufriedenheit/ Selbstwertgefühl oder um von einer anderen Person anerkannt zu werden). Hilf dem Patienten, realistische Anreize für seine Situation zu finden (z. B. Annahme der eigenen Person, Verbesserung des Gesundheitszustandes).
- Setze Ziele für eine realistische wöchentliche Gewichtsreduktion.
- Überprüfe die Eßgewohnheiten (z. B. Ort, wo gegessen wird, Essen im Zusammenhang mit anderen Aktivitä-

ten) und stelle fest, welche Veränderungen notwendig sind.

- Plane außergewöhnliche Ereignisse ein (Geburtstag/ Ferien), indem die Zufuhr vor dem Ereignis reduziert und/oder «vernünftig» gegessen wird, damit die Kalorien umverteilt/reduziert werden können und eine Teilnahme möglich wird.
- Besprich, wie man Gefühle der Entbehrung vermeiden kann, indem man sich gelegentlich etwas gönnt und dies bei der Diätplanung mitberücksichtigt.
- Betone, wie wichtig eine ausreichende Flüssigkeitszufuhr ist.
- Empfiehl dem Patienten, nach Wunsch an einem Beschäftigungsprogramm im Rahmen seiner körperlichen Möglichkeiten teilzunehmen.
- Überprüfe die individuelle medikamentöse Therapie (z. B. Appetithemmer, Hormontherapie, Vitamin-/Mineralstoffzusätze).
- Gib positive Bestätigung/Unterstützung bei Bemühungen und effektivem Gewichtsverlust.

3. Pflegepriorität: Fördern des Wohlbefindens (Beraten/Ausbilden):

- Erörtere die Wichtigkeit einer individuellen, ausgewogenen Ernährung.
- Unterstütze den Patienten, hochwertige Nahrungsmittel einzukaufen, die für ihn erschwinglich sind.
- Entwickle einen Plan zur Umgewöhnung des Appetits.
- Stelle Möglichkeiten fest, um während dem Essen mit Streß/Anspannung zurecht zu kommen.
- Empfiehl Abwechslung und Mäßigung bei der Ernährung, um Eintönigkeit zu vermeiden.
- Stelle fest, welche Gefühle zu impulsivem Essen führen.
- Erörtere neue Möglichkeiten, mit diesen Gefühlen fertigzuwerden anstatt zu essen.
- Besprich Mythen, die der Patient/Bezugsperson(en) evtl. kennen, in bezug auf Gewicht und Gewichtsreduktion.

- Empfiehl dem Patienten, sich nur einmal pro Woche zu wägen, zur gleichen Zeit/mit den gleichen Kleidern und die Daten auf einer Tabelle festzuhalten. Kontrolliere wenn möglich das Körperfett (Dies ist eine genauere Meßmethode).

- Besprich die Höhen und Tiefen einer Gewichtsreduktion: das Erreichen eines Plateaus, den Stillstand (bei dem kein Gewicht abgenommen wird), hormonelle Einflußfaktoren usw.

- Empfiehl dem Patienten, sich selbst beim Erreichen der erzielten Gewichtsreduktion mit neuen Kleidern zu belohnen und die alten nicht als «Sicherheit» im Falle einer erneuten Gewichtszunahme aufzubewahren. Dies fördert eine positive Haltung in Bezug auf eine endgültige Veränderung.

- Integriere so oft wie möglich Bezugsperson(en) im Behandlungsplan.

- Verweise bei Bedarf an Hilfsgruppen/Gruppentherapie.

- Verweise an eine Ernährungsberatung für die fortlaufenden Bedürfnisse auf dem Gebiet der Ernährung.

- Vgl. PD Störung des Körperbildes.

PERSÖNLICHE NOTIZEN

NAHRUNGSAUFNAHME, VERÄNDERT: WENIGER ALS DER KÖRPERBEDARF

Taxonomie 1R: Austauschen (1.1.2.2)

[Thematische Gliederung: Ernährung]

> **Definition: Der Zustand, bei dem ein Mensch Nahrung zuführt, die nicht genügt, um den körperlichen Bedarf zu decken.**

MÖGLICHE FAKTOREN

Unvermögen, Nahrung zu sich zu nehmen, zu verdauen oder Nährstoffe zu resorbieren aufgrund von biologischen, psychologischen oder ökonomischen Faktoren

[Ungenügende Menge, um den körperlichen Bedarf zu decken]

MERKMALE

– subjektive

Mitteilung über ungenügende Nahrungszufuhr von weniger als dem täglichen Bedarf

Aussagen oder Zeichen von zuwenig Nahrung

Abneigung gegen das Essen

Mitteilung über veränderten Geschmackssinn

Abdominale Schmerzen im Zusammenhang mit oder ohne pathologische Umstände

Fehlendes Interesse am Essen

Bekannte Verdauungsstörungen

Völlegefühl unmittelbar nach Nahrungsaufnahme

Abdominale Krämpfe

Fehlen von Informationen; Fehlinformationen; irrtümliche Annahmen

– objektive

Körpergewicht 20% oder mehr unter dem Idealgewicht [in bezug auf Größe und Körperbau]

Gewichtsverlust bei genügender Nahrungszufuhr

Schwacher Muskeltonus

Muskelschwäche beim Schlucken oder Kauen

Empfindliche entzündete Mundhöhle

Kapilläre Brüchigkeit

Hyperaktive Darmgeräusche

Durchfall und/oder Fettstühle

Blasse Bindehaut und Schleimhäute

Ausgeprägter Haarausfall [oder vermehrter Körperhaarwuchs (Lanugo)]

[Verminderte subkutane Fett-/Muskelmasse]

[Ausbleiben der Menstruation]

PATIENTENBEZOGENE PFLEGEZIELE/ KRITERIEN ZUR EVALUATION

Der Patient

- weist eine zielgerichtete progressive Gewichtszunahme auf.
- weist eine Normalisierung der Laborwerte und fehlende Zeichen von Unterernährung auf, wie sie bei den Merkmalen aufgelistet sind.
- spricht aus, die ursächlichen Faktoren, sofern bekannt, und die notwendigen Maßnahmen zu verstehen.
- zeigt Verhaltensänderungen, um das angemessene Gewicht wiederzuerlangen und/oder beizubehalten.

MASSNAHMEN

1. Pflegepriorität: Ermitteln der ursächlichen/begünstigenden Faktoren:

- Überprüfe Faktoren, die Aufnahme und/oder Verdauung von Nahrungsmitteln verhindern können. Erfasse Kau-, Schluckvermögen, Geschmackssinn, Sitz der Zahnprothese, mechanische Blockaden usw.

258

- Achte auf Nahrungsmittel-Unverträglichkeiten/Abneigungen.
- Erfasse Interaktionen zwischen Medikamenten, Nebenwirkungen von Krankheiten, Allergien, Gebrauch von Abführmitteln, Diuretika.
- Erfasse psychologische Faktoren, kulturelle Wünsche/Einflüsse.
- Höre die Darmgeräusche ab.
- Berücksichtige psychologische Hintergründe und beachte dabei das Körperbild.
- Beachte das Auftreten von Zahnzerfall, geschwollenen Speicheldrüsen, und Klagen über ständige Halsschmerzen, die Zeichen einer Bulimie sein können.

2. Pflegepriorität: Einschätzen des Defizites:
- Bestimme Alter, Gewicht, Körperbau, Kraft, Aktivitäts-/Ruhezustand usw.
- Halte die gesamte tägliche Kalorienzufuhr fest. Notiere Zufuhr, Zeiten und Verhaltensmuster in bezug auf das Essen.
- Errechne den Grundumsatz (basal energy expenditure) mit Hilfe der Harris-Benedict Formel, und schätze Energie- und Eiweißbedarf ein.
- Miß/errechne die subkutane Fett- und Muskelmasse anhand der Trizepshautfalte und des Mittelarmmuskelumfangs.
- Beachte die Laborwerte (z. B. Serumalbumin, Transferrin, Aminosäurenzusammensetzung, Eisen, Harnstoff, Stickstoffbilanz, Glukose, Leberfunktion, Elektrolyte, totale Lymphozytenzahl, indirekte Kalorimetrie).
- Leiste Mithilfe bei diagnostischen Untersuchungen (z. B. Schilling Test, D-Xylose Test, 72 h Fettstuhl, gastrointestinale Untersuchungen).
- Erkenne, welche Patienten der Gefahr einer Unterernährung ausgesetzt sind (z. B. bei hypermetabolischen Zuständen, eingeschränkter Zufuhr, früheren Mangelzuständen).

3. Pflegepriorität: Festsetzen eines Diätplanes, der den individuellen Bedürfnissen entspricht:

- Unterstütze den Behandlungsplan, um die zugrundeliegenden ursächlichen Faktoren (z. B. Karzinom, Malabsorptionssyndrom, Anorexie) zu verbessern/kontrollieren.
- Sorge für entsprechende Anpassungen der Ernährung, zum Beispiel:

  Erhöhtes Protein, Kohlenhydrate, Kalorien

  Verwende Saucen, Butter, Rahm, Öle in Essen/Getränken bei guter Fettverträglichkeit

  Kleine Zwischenmahlzeiten (leicht verdaulicher Imbiß zu jeder Stunde)

  Pürierte Kost, flüssige Sondenernährung

  Appetitfördernde Mittel (z. B. Wein) falls angemessen

  Zusatznährstoffe

- Verabreiche Medikamente falls angezeigt:

  Verdauungsfördernde Mittel

  Vitamin-/Eisenzusätze

  Medikamente wie z. B. Antazida, Anticholinergika, Antiemetika, Antidiarrhoika.

- Ziehe bei Bedarf die Ernährungsberatung bei.
- Stelle fest, ob der Patient mehr Kalorien beim Morgenessen bevorzugt/verträgt.
- Verwende Mittel zur Geschmacksverbesserung (z. B. Zitrone und Kräuter) bei eingeschränkter Salzzufuhr.
- Empfiehl die Verwendung von Zucker/Honig in Getränken bei guter Verträglichkeit von Kohlenhydraten.
- Empfiehl dem Patienten, ihm appetitlich erscheinende Nahrungsmittel auszuwählen.
- Vermeide Nahrungsmittel, die entsprechend den individuellen Umständen Unverträglichkeiten/erhöhte Magenmotilität verursachen (z. B. blähende, heiß/kalte, scharfe Nahrungsmittel, koffeinhaltige Getränke, Milchprodukte usw.).
- Schränke Ballaststoffe ein, die eine zu frühe Sättigung bewirken können.

260

- Schaffe eine angenehme, erholsame Umgebung, wenn möglich auch in Gesellschaft.
- Verhindere/verhüte unangenehme Gerüche/Anblicke, die eine negative Auswirkung auf Appetit/Essen haben könnten.
- Sorge für Mundpflege vor/nach den Mahlzeiten und bei Bedarf.
- Empfiehl Lutschtabletten usw., um bei Mundtrockenheit den Speichelfluß zu fördern.
- Fördere die genügende Flüssigkeitszufuhr. (Evtl. die Flüssigkeitszufuhr 1 Stunde vor den Mahlzeiten einschränken, um die Möglichkeit eines verfrühten Sättigungsgefühls auszuschließen).
- Bestimme wöchentlich und bei Bedarf das Gewicht.
- Finde individuelle Strategien heraus, wenn es sich um ein mechanisches Problem (z. B. verdrahteten Kiefer) oder Parese (z. B. nach einem Schlaganfall) handelt. Ziehe bei Bedarf die Ergotherapie bei.
- Erstelle ein kontrolliertes Ernährungsprogramm (z. B. in Bezug auf die Essensdauer; restliches Essen wird püriert und via Magensonde zugeführt), um Komplikationen der Unterernährung zu vermeiden, vor allem beim Problem der Anorexia nervosa oder Bulimie. (Ein Spitalaufenthalt ist möglicherweise notwendig, um ein kontrolliertes Umfeld zu gewährleisten).
- Erstelle ein Programm unter Beteiligung des Patienten entsprechend den speziellen Bedürfnissen.

4. Pflegepriorität: Fördern des Wohlbefindens (Beraten/Ausbilden):

- Betone die Wichtigkeit einer ausgewogenen Ernährung.
- Plane eine beständige, realistische Gewichtszunahme.
- Bestimme wöchentlich das Gewicht und dokumentiere das Resultat.
- Konsultiere bei Bedarf die Ernährungsberatung.
- Entwickle ein regelmäßiges Gymnastikprogramm/ streßabbauendes Programm.
- Überwache die medikamentöse Therapie auf Nebenwir-

261

kungen und mögliche Interaktionen mit anderen Medikamenten/rezeptfreien Medikamenten.

- Besprich die medizinischen Verordnungen und gib bei Bedarf Informationen/Hilfestellung.
- Hilf dem Patienten, Ressourcen zu erkennen und zu benutzen (z. B. Lebensmittelgutscheine, Budgetberatung und/oder weitere Unterstützungsangebote).
- Verweise bei Bedarf auf Dentalhygiene/Zahnarzt, Beratungsstellen/psychiatrische Pflege, Familientherapie.
- Verstärke bei einem chirurgischen Eingriff die Patientenberatung in Bezug auf prä- und postoperative Ernährung.
- Leite bei Bedarf den Patienten/Bezugsperson(en) an, die Nahrung zu zerkleinern und/oder Sondenkost zuzuführen.
- Verweise wenn nötig auf die Gemeindepflege für die Einführung/Überwachung der totalen parenteralen Ernährung daheim.

PERSÖNLICHE NOTIZEN

NAHRUNGSEINNAHME DES SÄUGLINGS, BEEINTRÄCHTIGT

Taxonomie 1R: Sich bewegen (6.5.1.4)

[Thematische Gliederung: Ernährung]

Definition: Der Zustand, bei dem ein Säugling eine Beeinträchtigung des Saugvermögens oder der Koordination des Saug-Schluckreflexes aufweist.

MÖGLICHE FAKTOREN

Frühgeburt

Neurologische Störung/Verzögerung

Orale Hypersensitivität

Längerfristige Nahrungskarenz

Anatomische Anomalie

MERKMALE

– subjektive
[Die Mutter gibt an, daß der Säugling nicht fähig ist, mit dem Saugen einzusetzen oder wirksam zu saugen]

– objektive
☆ Unfähigkeit, mit dem Saugen einzusetzen oder wirksam zu saugen

☆ Unfähigkeit, das Saugen, Schlucken und Atmen zu koordinieren.

☆ **Hauptsächliche/entscheidende Merkmale**

SÄUGLINGSBEZOGENE PFLEGEZIELE/ KRITERIEN ZUR EVALUATION

Der Säugling

- weist eine angemessene Ausfuhr auf, was durch die Anzahl nasser Windeln pro Tag eingeschätzt werden kann.

- weist eine angemessene Gewichtszunahme auf.

- aspiriert nicht.

MASSNAHMEN

1. Pflegepriorität: Erkennen der begünstigenden Faktoren/Ausmaß der eingeschränkten Funktion:

- Ermittle das Entwicklungsstadium, Mißbildungen (z.B. Lippen-/Gaumenspalte), mechanische Hindernisse (z.B. endotrachealer Tubus, Beatmungsgerät).

- Erfasse den Bewußtseinszustand, neurologische Schäden, epileptisches Geschehen, Auftreten von Schmerzen.

- Beachte Wirkung/Zeiteinteilung bei der Verabreichung der Medikamente.

- Vergleiche Geburts- und momentane Gewichts- und Längenmaße.

- Ermittle Streßzeichen bei der Nahrungszufuhr (z.B. Tachypnoe, Zyanose, Müdigkeit/Lethargie).

- Beobachte, ob Verhaltensweisen auftreten, die nach der Nahrungsaufnahme auf ungestillten Hunger hindeuten.

2. Pflegepriorität: Fördern einer angemessenen Nahrungsaufnahme beim Säugling:

- Bestimme die geeignete Methode der Nahrungszufuhr (z.B. speziellen Sauger/Gerät zur Fütterung, Magensonde) und die Wahl der Flaschennahrung/Muttermilch entsprechend den Bedürfnissen des Säuglings.

- Demonstriere Technik/Vorgehen bei einer Mahlzeit. Achte auf die korrekte Lagerung des Säuglings, Vorge-

264

hensweise beim Ansetzen, Zeitdauer bei der Verabreichung der Mahlzeit, Häufigkeit des Aufstoßens.

- Kontrolliere das Vorgehen der Mutter. Gib Rückmeldungen und Hilfeleistung bei Bedarf.
- Betone die Wichtigkeit einer ruhigen/entspannten Atmosphäre bei einer Mahlzeit.
- Passe Häufigkeit der Mahlzeiten und Nahrungsmenge den Reaktionen des Säuglings an.
- Verabreiche feste Zusatznahrung und Eindickungsmittel entsprechend Alter und Bedarf des Säuglings.
- Wende abwechselnde Verfahren bei der Nahrungszufuhr an (z. B. Sauger und Magensonde) entsprechend den Fähigkeiten des Säuglings und dem Ausmaß der Müdigkeit.
- Passe Medikamente/Mahlzeitenplan so an, daß die sedative Wirkung möglichst gering gehalten wird.

3. Pflegepriorität: Fördern des Wohlbefindens (Beraten/Ausbilden):

- Instruiere die Mutter/Betreuungsperson in Methoden zur Vermeidung/Linderung einer Aspiration, wenn angezeigt.
- Besprich die erwarteten Ziele in bezug auf Wachstum und Entwicklung des Säuglings im Zusammenhang mit dem Kalorienbedarf.
- Rate der Mutter, regelmäßig das Gewicht des Säuglings zu kontrollieren.
- Empfiehl nach Bedarf die Teilnahme an Kursen (z. B. Erste Hilfe/kardiopulmonale Wiederbelebung).

PERSÖNLICHE NOTIZEN

SCHLUCKEN, BEEINTRÄCHTIGT

Taxonomie 1R: Sich bewegen (6.5.1.1)

[Thematische Gliederung: Ernährung]

> **Definition: Der Zustand, bei dem ein Mensch eine verminderte Fähigkeit besitzt, willentlich Flüssigkeiten und/oder feste Nahrungsmittel vom Mund zum Magen zu befördern.**

MÖGLICHE FAKTOREN

Neuromuskuläre Störung (z. B. verminderter oder fehlender Schluckreflex, verminderte Kraft oder Exkursion der Muskeln des Kauvorganges [und Schluckvorganges], sensorische Störung, [verminderte Empfindung in der Mundhöhle], Facialisparese)

Mechanische Obstruktion (z. B. Ödeme, trachealer Tubus, Tumor)

Müdigkeit

Bewußtseinseinschränkung

Gerötete, gereizte Mund- und Rachenhöhle

MERKMALE

– objektive

☆ Beobachtete Schluckschwierigkeiten (z. B. Nahrungsmittelansammlung in der Mundhöhle, Husten/Würgen); [Sabbern, Schleimansammlung, Schluckstörungen – wiederholtes Schlucken, nasale Regurgitation, karchelnde/heisere Stimme]

Nachweis von Aspiration, [schaumiger Schleim]

Fazialisparese, Kauschwierigkeiten

☆ **Hauptsächliche/entscheidende Merkmale**

266

PATIENTENBEZOGENE PFLEGEZIELE/ KRITERIEN ZUR EVALUATION

Der Patient

- spricht aus, die ursächlichen/begünstigenden Faktoren zu verstehen.

- erkennt individuell geeignete Maßnahmen/Handlungen, um die Einnahme zu fördern und eine Aspiration zu verhindern.

- wendet geeignete Essensmethoden entsprechend der individuellen Situation an.

- kann feste Nahrung und Flüssigkeiten vom Mund zum Magen befördern.

- wendet korrekte Notfallmaßnahmen an beim Auftreten eines Würgreizes.

- wahrt eine angemessene Hydratation, die sich durch einen guten Hautturgor, feuchte Mundschleimhaut und ausreichende Urinausscheidung zeigt.

- erreicht und/oder bewahrt das erwünschte Körpergewicht.

MASSNAHMEN

1. Pflegepriorität: Ermitteln des Ausmaßes der Störung und der ursächlichen/begünstigenden Faktoren:

- Ermittle, ob ein Schluckreflex vorhanden ist.

- Beurteile das Schluckvermögen (Schluckversuch), verwende dabei z. B. Joghurt.

- Ermittle Kraft und Exkursion der Kaumuskulatur.

- Inspiziere die Mundhöhle auf Ödeme, Entzündungszeichen oder darauf, ob die Mundschleimhaut verändert, die Mundhygiene angemessen ist.

- Achte auf den korrekten Sitz der Prothese.

- Ermittle den sensorisch-perzeptiven Zustand (sensorische Wahrnehmung, Orientierung, Konzentration, motorische Koordination).

- Auskultiere die Atemgeräusche, um zu beurteilen, ob Zeichen einer Aspiration vorhanden sind.

- Schlage eine Überweisung an einen Gastroenterologen vor, wenn es angezeigt ist. (Eine Dilatation des Ösophagus kann notwendig sein, wenn eine beeinträchtigte Sphinkterfunktion oder Strikturen des Ösophagus das Schlucken erschweren).

2. Pflegepriorität: Verhüten einer Aspiration und Aufrechterhalten von offenen Atemwegen:

- Erkenne Faktoren, die eine Aspiration bewirken/die Atemwege beeinträchtigen.
- Erhöhe den Kopfteil auf 90°; richte den Kopf in eine Mittelstellung und leicht nach vorne gebeugt zur Einnahme des Essens.
- Lagere den Patienten auf die nicht betroffene Seite, und laß den Patienten die Zunge benutzen, um das Essen einzunehmen, wenn nur eine Seite des Mundes betroffen ist (z.B. bei Hemiplegie).
- Sauge bei Bedarf Schleim und Rückstände aus der Mundhöhle ab.

3. Pflegepriorität: Fördern der Flüssigkeits- und Kalorienzufuhr entsprechend den individuellen körperlichen Bedürfnissen:

- Kontrolliere Zufuhr, Ausfuhr und Körpergewicht, um zu beurteilen, ob die Flüssigkeits- und Kalorienzufuhr angemessen ist.
- Fördere eine Ruhepause vor dem Essen, um die Müdigkeit auf ein Mindestmaß herabzusetzen.
- Gib bei Bedarf Schmerzmittel vor dem Essen, um das Wohlbefinden zu erhöhen, aber sei vorsichtig, um zu vermeiden, daß eine Beeinträchtigung des Bewußtseins/der sensorischen Wahrnehmung verursacht wird.
- Sorge für Mundpflege vor dem Essen.
- Lenke die Konzentration auf das Essen, indem mögliche störende Umwelteinflüsse während dieser Zeit beschränkt werden.
- Ermittle, welche Nahrungsmittel der Patient vorzieht, und berücksichtige diese.
- Sorge für warme oder kalte (nicht lauwarme) Speisen und Getränke, welche die Rezeptoren stimulieren.

- Sorge für eine Konsistenz des Essens, die am leichtesten geschluckt werden kann (z. B. gelatinehaltige Desserts, Pudding, Cremen, Yoghurt, Suppen, Brei, dickflüssige Fruchtsäfte, Rühreier, Büchsenfrüchte, Apfelmus, weichgekochtes Gemüse.
  Beachte: Dünnflüssige Nahrungsmittel sind sehr schwierig zu schlucken.

- Meide Milchprodukte und Schokolade, die den Speichel eindicken können.

- Verwende ein genügend großes Glas, damit der Kopf nicht nach hinten geneigt werden muß während dem Trinken. Gieße nie Flüssigkeiten in den Mund.

- Serviere das Essen auf ansprechende, appetitliche Art.

- Verabreiche dem Patienten aufs Mal nur Speisen einer Konsistenz.

- Räume genügend Zeit zum Essen ein.

- Bleibe beim Patienten während des Essens.

- Meide Ermüdung und Frustrationen während der Essenseingabe, indem Du Dich der Esskultur und dem Tempo des Patienten anpaßt.

- Plaziere das Essen in die Mitte der Mundhöhle. Gib dem Patienten angemessene Bissen, um den Schluckreflex auszulösen.

- Instruiere, wenn angezeigt, den Patienten, das Essen auf der nicht betroffenen Seite zu kauen.

- Gib Hinweise, um die Konzentration und das Ausführen des Schluckvorganges zu verbessern, erinnere z. B. den Patienten bei Bedarf daran zu kauen/schlucken.

- Massiere die laryngopharyngeale Muskulatur sanft, um das Schlucken zu stimulieren.

- Gib positive Rückmeldungen bei Bemühungen des Patienten.

- Laß den Patienten nach jedem Bissen mit der Zunge die Mundhöhle nach im Munde verbliebener Nahrung abtasten. Entferne Nahrungsreste, die nicht geschluckt werden können.

- Vermeide das «Hinunterspülen» von Nahrung mit Getränken.

269

- Lagere den Oberkörper des Patienten nach dem Essen während 30 Minuten hoch.
- Sorge für Mundpflege nach jedem Essen.
- Verabreiche Sondenkost/parenterale Ernährung, wenn angezeigt.

4. Pflegepriorität: Fördern des Wohlbefindens (Beraten/Ausbilden):

- Konsultiere die Ernährungsberatung, um einen optimalen Diätplan zu erstellen.
- Mische wenn nötig Medikamente unter gelatinehaltige Creme, Konfitüre, Pudding usw. Erkundige dich zuvor bei der Apotheke, ob die Tabletten vermörsert werden dürfen oder ob Tropfen/Kapseln erhältlich sind, die geöffnet werden dürfen.
- Leite den Patienten und/oder die Bezugsperson an, spezielle Eßtechniken und Schluckübungen zu erlernen.
- Instruiere den Patienten und/oder die Bezugsperson über Notfallmaßnahmen bei einem Erstickungsanfall.
- Ermutige den Patienten, mit Übungen zur Stärkung und Erhaltung der Kau- und Schluckmuskulatur fortzufahren.
- Erstelle eine Tabelle für regelmäßige Gewichtskontrollen.

PERSÖNLICHE NOTIZEN

STILLEN, ERFOLGREICH [LERNBEDARF]

Taxonomie 1R: Sich bewegen (6.5.1.3)

[Thematische Gliederung: Ernährung]

> **Definition:** Der Zustand, in dem eine Mutter-Kind-Dyade/Familie ein angemessenes Können beim Stillvorgang und Zufriedenheit mit dem Stillvorgang erlebt.

MÖGLICHE FAKTOREN

Grundlegende Kenntnisse über das Stillen

Normaler Aufbau der Brust

Normaler Aufbau des Oraltraktes beim Neugeborenen

Gestationsalter des Neugeborenen mehr als 34 Wochen

Hilfsmöglichkeiten

Zuversicht und Selbstvertrauen der Mutter

MERKMALE

– subjektive
Äußerungen der Mutter über Zufriedenheit mit dem Stillvorgang

– objektive
☆ Die Mutter ist fähig, das Neugeborene so anzulegen, daß es saugen kann

☆ Das Neugeborene ist zufrieden nach dem Stillen

☆ Regelmäßiges und nicht nachlaßendes Saugen an der Brust (8–10 Mal/24 Stunden)

☆ Ausreichende Gewichtszunahme des Säuglings; [angemessene Gewichtskurve des Säuglings im Vergleich zum Alter]

☆ **Hauptsächliche/entscheidende Merkmale**

271

Zeichen und/oder Symptome einer Oxytozinausschüttung (Einsetzen der Milchsekretion)

Weiche Stühle [des Säuglings]; mehr als 6 nasse Windeln im Tag mit unkonzentriertem Urin; Bereitwilligkeit des Säuglings, gestillt zu werden

PATIENTENBEZOGENE PFLEGEZIELE/ KRITERIEN ZUR EVALUATION

Die Mutter

- spricht aus, den Vorgang des Stillens zu verstehen.
- beherrscht wirksame Stilltechniken.
- erhält Anteilnahme und Unterstützung durch die Familie.
- besucht Kurse/liest angemessene Literatur, wenn erforderlich.

Es ist schwierig, diese Pflegediagnose nach dem üblichen Schema zu besprechen, da sie nicht defizitorientiert ist, sondern einen gesunden Lebensprozeß betrifft. Bei den möglichen Faktoren und Merkmalen handelt es sich bereits um die erwünschten Pflegeziele/Evaluationskriterien. Wir glauben jedoch, daß die Fertigkeit des Stillens erlernt und unterstützt werden muß.

MASSNAHMEN

1. Pflegepriorität: Ermitteln des individuellen Lernbedarfs:

- Stelle fest, welche Kenntnisse und Erfahrungen die Patientin mit dem Stillen hat.
- Kontrolliere die Wirksamkeit des Stillens.
- Ermittle, welche Hilfsmöglichkeiten die Mutter/Familie hat.

2. Pflegepriorität: Fördern der Fertigkeit des Stillens:

- Setze das Kind innerhalb der ersten Stunde nach der Geburt an die Brust.
- Instruiere, wie das Kind gehalten und angelegt werden muß.

272

- Beobachte, wie die Mutter das Kind hält und angelegt.
- Laß das Kind bei der Mutter, um eine individuelle Stilldauer und Häufigkeit der Stillmahlzeiten zu ermöglichen.
- Sorge wenn nötig für Informationen.

3. Pflegepriorität: Fördern des Wohlbefindens (Beraten/Ausbilden):

- Sorge 48 Stunden nach der Entlassung für eine Nachkontrolle/Hausbesuch; führe einen erneuten Besuch durch, wenn erforderlich.
- Ermutige die Mutter/andere Familienmitglieder, ihre Gefühle, Sorgen zu äußern und höre ihnen aktiv zu, um Hintergründe von Problemen zu ermitteln.
- Verweise bei Bedarf auf Hilfsgruppen, wie z. B. La Leche Liga.
- Vgl. PD Stillen, unwirksam.

PERSÖNLICHE NOTIZEN

STILLEN, UNTERBRUCH

Taxonomie 1R: Austauschen (6.5.1.2.1)

[Thematische Gliederung: Ernährung]

> **Definition: Unterbrechung in der Kontinuität des Stillvorgangs, weil man nicht in der Lage oder es unratsam ist, das Kind zum Stillen anzulegen.**

MÖGLICHE FAKTOREN

Krankheit der Mutter oder des Kindes

Frühgeburt

Arbeit der Mutter außer Haus

Kontraindikationen des Stillens (z. B. Drogen-/Medikamentenkonsum, gewisse Fälle von Neugeborenen-Gelbsucht)

Situation, die eine sofortige Entwöhnung des Säuglings erfordert

MERKMALE

– subjektive

☆ Säugling erhält keine Nahrung von der Brust bei einigen oder sämtlichen Mahlzeiten

Wunsch der Mutter, die Milchbildung aufrechtzuerhalten und ihr Kind (so bald als möglich) mit eigener Muttermilch zu versorgen

Fehlende Kenntnisse bezüglich Abpumpen und Aufbewahrung der Muttermilch

---

☆ **Hauptsächliche/entscheidende Merkmale**

274

– objektive

Trennung von Mutter und Kind

MUTTERBEZOGENE PFLEGEZIELE/ KRITERIEN ZUR EVALUATION

Die Mutter

- erkennt und wendet Methoden an, um die Milchbildung bis zur Wiederaufnahme des Stillens aufrechtzuerhalten.
- erreicht ein für beide zufriedenstellendes Stillen, wonach der Säugling zufrieden ist und eine angemessene Gewichtszunahme vorweist.
- erzielt Entwöhnung und Abstillen nach Wunsch.

MASSNAHMEN

1. Pflegepriorität: Erkennen der ursächlichen/begünstigenden Faktoren:

- Ermittle, welche Kenntnisse und welche Instruktionen die Mutter über das Stillen erhalten hat.
- Ermutige die Mutter, über gegenwärtige/frühere Stillerfahrungen zu sprechen.
- Ermittle Aufgaben, Pflichten und zeitlich festgelegte Aktivitäten/Terminplan der Mutter (z. B. Pflege der übrigen Kinder, Arbeit zu Hause/außer Haus, Zeitplan/ Stundenpläne der Familienmitglieder, Möglichkeit, den hospitalisierten Säugling zu besuchen).
- Beachte Kontraindikationen des Stillens (z. B. Krankheit der Mutter, Drogen-/Medikamentenkonsum); Wunsch/Notwendigkeit abzustillen.
- Ermittle kulturelle Gepflogenheiten/Konflikte.

2. Pflegepriorität: Unterstützen der Mutter, das Stillen nach Wunsch/Notwendigkeit aufrechtzuerhalten oder zu beenden.

- Unterstütze die Mutter psychisch.
- Demonstriere den Gebrauch einer Handpumpe und/oder einer elektrischen Milchpumpe.

275

- Empfiehl, das Rauchen die Einnahme von Koffein, Alkohol, Medikamenten, übermäßigem Zucker zu meiden/einzuschränken.
- Sorge für Informationen über das Vorgehen beim Abstillen, z. B. das Tragen eines gutsitzenden und angepaßten Büstenhalters, um eine Stimulation zu vermeiden sowie über die Einnahme von Medikamenten bei Mißbehagen.

3. Pflegepriorität: Fördern einer wirkungsvollen Ernährung des Säuglings:
- Überprüfe die Methoden zur Aufbewahrung/Verabreichung der abgepumpten Muttermilch.
- Besprich die korrekte Anwendung und Wahl der Zusatznahrung.
- Erkenne Vorsichtsmaßnahmen (z. B. richtige Flußgeschwindigkeit der Flaschennahrung aus dem Sauger, mehrmaliges Unterbrechen zum Aufstoßen lassen, das Halten der Flasche anstatt sie nur aufzustützen, Zubereitung des Schoppens und Methoden zum Sterilisieren).
- Stelle fest, ob ein routinemäßiger Besuchsplan oder vorangehende Benachrichtigung erfolgen kann, damit der Säugling hungrig/bereit zur Stillmahlzeit ist.
- Sorge für eine Privatsphäre, ruhige Umgebung, wenn die Mutter das Kind im Spital stillt.

4. Pflegepriorität: Fördern des Wohlbefindens (Entlassungberatung):
- Ermutige die Mutter, genügend Ruhe und angemessene Nahrungs- und Flüssigkeitszufuhr zu haben.
- Erkenne weitere Möglichkeiten, die Bindung zum Kind zu unterstützen/stärken (z. B. Beruhigung, Trost, spielerische Aktivitäten).
- Verweise auf Hilfsgruppen (z. B. La Leche Liga).
- Sorge für Literatur zur weiteren Information.

PERSÖNLICHE NOTIZEN

STILLEN, UNWIRKSAM

Taxonomie 1R: Sich bewegen (6.5.1.2)

[Thematische Gliederung: Ernährung]

> **Definition: Der Zustand, bei dem eine Mutter, Neugeborenes oder Kind Unzufriedenheit oder Schwierigkeiten beim Stillvorgang erleben.**

MÖGLICHE FAKTOREN

Frühgeburt, Anomalie, schlechter Saugreflex des Säuglings

Säugling erhält [zahlreiche oder wiederholte] zusätzliche Mahlzeiten mit dem Schoppen

Angst oder Ambivalenz der Mutter

Wissensdefizit

Früherer Mißerfolg(e) beim Stillen

Unterbrechung beim Stillen

Fehlende Unterstützung vom Partner/Familie

Brustanomalie; vorangegangene Brustoperationen; schmerzhafte Brustwarzen/Schwellung der Brust/Rhagaden

MERKMALE

– subjektive

☆ Nicht zufriedenstellender Stillvorgang

☆ Anhaltend wunde Brustwarzen nach der ersten Stillwoche

Ungenügendes Entleeren der Brüste beim Stillen

Gefühl unzureichender Milchzufuhr

☆ **Hauptsächliche/entscheidende Merkmale**

277

– objektive

☆ Beobachtbare Zeichen einer unangemessenen Nahrungsaufnahme des Säuglings [Abnormer Gewichtsverlust/-zunahme]

Zu kurze oder zu wenig Gelegenheiten, an der Brust zu saugen; Unfähigkeit [Mißlingen] des Säuglings, die Brustwarze zu fassen

Der Säugling krümmt sich und weint an der Brust; sträubt sich gegen das Ansetzen

Der Säugling ist unruhig und weint innerhalb der ersten Stunde nach dem Stillen; keine Reaktion auf andere beruhigende Maßnahmen

Keine beobachtbare Zeichen einer Oxytozinausschüttung

PATIENTENBEZOGENE PFLEGEZIELE/ KRITERIEN ZUR EVALUATION

Die Mutter

- spricht aus, die ursächlichen/begünstigenden Faktoren zu verstehen.
- demonstriert Methoden zur Verbesserung/Erleichterung des Stillens.
- übernimmt die Verantwortung für wirksames Stillen.
- erreicht einen gegenseitig zufriedenstellenden Stillvorgang, bei dem der Säugling nach dem Stillen zufrieden ist und eine angemessene Gewichtszunahme vorweist.

MASSNAHMEN

1. Pflegepriorität: Erkennen der ursächlichen/begünstigenden Faktoren auf Seiten der Mutter:

- Ermittle, welche Kenntnisse die Mutter über das Stillen und welche Instruktionen sie erhalten hat.
- Ermutige die Mutter, über gegenwärtige/frühere Stillerfahrungen zu sprechen.
- Beachte vorangegangene negative Erfahrungen (einschließlich selbsterlebte/die anderer Mütter).

278

- Beachte das Aussehen der Brust/Brustwarzen, um eine merkliche Asymmtrie der Brüste, deutliche Hohl- oder Flachwarzen, eine minimale oder keine Vergrösserung der Brust während der Schwangerschaft festzustellen.
- Ermittle, ob es sich um primäre Stillschwierigkeiten handelt (z. B. Prolaktinmangel, ungenügendes Brustdrüsengewebe, Brustoperationen, die die Warze/Innervation des Warzenhofes irreversibel verletzt haben) oder ob die Stillschwierigkeiten sekundär auftreten (z. B. wunde Brustwarzen, Milchstau, verstopfte Milchdrüsen, Mastitis, Hemmung des Milchflußreflexes, Trennung von Mutter und Kind mit einem Stillunterbruch als Folge).
- Beachte in der Vorgeschichte der Mutter Schwangerschaftsverlauf, Wehen und Entbindung (normale Geburt oder Kaiserschnitt), andere vor kurzem durchgeführte oder gegenwärtige chirurgische Eingriffe; vorbestehende medizinische Probleme (z. B. Diabetes mellitus, Epilepsie, Herzkrankheiten oder Behinderungen).
- Stelle fest, welche Unterstützungssysteme die Mutter hat: Bezugsperson(en), erweiterte Familie, Freunde.
- Stelle das Alter der Mutter fest, wieviele Kinder zu Hause sind und ob die Mutter wieder arbeiten gehen muß.
- Beachte die Gefühle der Mutter (z. B. Furcht/Angst, Ambivalenz, Depression).

2. Pflegepriorität: Ermitteln der ursächlichen/begünstigenden Faktoren des Säuglings:

- Ermittle Schwierigkeiten beim Saugen, wie sie bei den möglichen Faktoren/Merkmalen aufgelistet sind.
- Beachte, ob es eine Frühgeburt ist und/oder ob der Säugling eine Anomalie aufweist (z. B. Gaumenspalte).
- Überprüfe den Stillrhythmus, achte auf einen erhöhten Nahrungsbedarf des Säuglings (mindestens 8 Stillmahlzeiten/Tag, ob mindestens 15 Minuten an jeder Brust pro Mahlzeit gestillt wird) oder auf zusätzliche Verabreichung von Flaschenernährung.

- Achte auf Zeichen einer ungenügenden Nahrungszufuhr (z. B. der Säugling nuckelt an der Brust mit minimalen oder nicht hörbaren Schluckgeräuschen; der Säugling krümmt sich und weint an der Brust und sträubt sich gegen das Ansetzen; verminderte Urinausscheidung/Stühle, ungenügende Gewichtszunahme).

- Stelle fest, ob der Säugling nach dem Stillen zufrieden oder ob er aufgeregt ist und innerhalb der ersten Stunde nach dem Stillen weint.

- Beachte Zusammenhänge zwischen der Einnahme von bestimmten Nahrungsmitteln durch die Mutter und aufgetretenen Koliken beim Säugling.

3. Pflegepriorität: Unterstützen der Mutter, die Fertigkeit für erfolgreiches Stillen zu erwerben:

- Unterstütze die Mutter psychisch. Gib während des Spitalaufenthalts bei jeder Stillmahlzeit direkte Instruktionen.

- Informiere die Mutter, daß gewisse Kinder nicht weinen, wenn sie hungrig sind, sondern herumwühlende/windende Bewegungen machen und/oder an ihren Fingern saugen.

- Empfiehl der Mutter, das zu häufige Zufüttern von Flaschennahrung und Schnuller zu meiden (außer wenn angezeigt).

- Schränke den Gebrauch von Brusthütchen ein (z. B. nur vorübergehend, um die Brustwarze hervorzuziehen), und lege den Säugling direkt an die Brust an.

- Demonstriere den Gebrauch einer elektrischen kolbenförmigen Milchpumpe mit Zweikammerauffangssystem, wenn dies notwendig ist, um den Milchfluß aufrechtzuerhalten oder zu erhöhen.

- Fordere die Patientin auf, häufig Ruhepausen einzuschalten, die Haushaltpflichten/Kinderpflege sinnvoll einzuteilen.

- Empfiehl, das Rauchen, die Einnahme von Koffein, Alkohol, Medikamenten, übermäßigem Zucker zu meiden/einzuschränken.

280

- Fordere die Mutter auf, Stillschwierigkeiten rechtzeitig anzugehen. Zum Beispiel:

Bei Schwellung der Brust/Milchstau: Warme und/ oder kühle Umschläge, Massage der Brust von der Brust zur Brustwarze hin, Gebrauch eines Oxytozin-Nasensprays, um den Milchflußreflex zu fördern. Beruhige ein aufgeregtes Baby vor dem Stillen, lege den Säugling korrekt an die Brust/Brustwarze an, wechsle die Seite ab. Stille rund um die Uhr und/oder pumpe mindestens 8 bis 12 Mal/Tag die Milch mit einer Milchpumpe ab, 15 Minuten auf jeder Seite.

Bei wunden Brustwarzen: Kleidung aus 100%iger Baumwolle. Benutze keine Seife/Alkohol/austrocknende Mittel für die Brustwarzenpflege. Vermeide den Gebrauch von Brusthütchen aus Plastik oder Stilleinlagen mit Kunstfaseranteil. Laß die Brüste an der Luft trocknen, trage eine dünne Schicht Lanolinsalbe auf (sofern Mutter/Kind nicht empfindlich sind auf Wolle). Sei äußerst vorsichtig mit Sonnenbestrahlung/ Solarium. Verabreiche nach Bedarf ein leichtes Schmerzmittel. Lege Eis auf vor dem Stillen oder wasche die Brust mit warmem Wasser, um die eingetrocknete Milch zu entfernen und die Warze geschmeidig zu halten. Beginne den Stillvorgang mit der weniger betroffenen Seite; drücke die Brust mit der Hand aus, um den Milchflußreflex in Gang zu bringen, lege den Säugling korrekt an die Brust/Brustwarze an und probiere verschiedene Positionen aus.

Bei verstopften Brustdrüsen: Einen größeren Büstenhalter tragen. Vermeide Druck, verwende feuchte oder trockene Wärme, massiere sanft oberhalb der Verstopfung zur Brustwarze hin. Stille den Säugling, drücke die Brust von Hand aus oder pumpe die Milch nach der Massage ab, stille häufiger auf der betroffenen Seite.

Bei Mastitis: Für einige Tage Schonung/Bettruhe, Antibiotika nach Verordnung. Sorge für feuchtwarme Wickel vor und nach dem Stillen, entleere die Brüste vollständig, fahre fort, den Säugling mindestens 8 bis 12 Male im Tag zu stillen.

Bei gehemmtem Milchflußreflex: Sorge für Entspannung vor dem Stillen (z. B. eine ruhige Atmosphäre, bequeme Haltung, Brustmassage, warme Wickel, Trinken in Reichweite, Entwickeln eines Stillrhythmus, Konzentration auf den Säugling. Verabreichen eines Oxytozin-Nasensprays bei Bedarf.

4. Pflegepriorität: Gewöhnen des Säuglings an das Stillen:
- Steigere den Körperkontakt.
- Gib dem Säugling Gelegenheit zum Üben.
- Drücke mit der Hand kleine Mengen von Muttermilch in den Mund des Säuglings.
- Laß die Mutter die Brust nach Bedarf nach dem Stillen abpumpen, um den Milchfluß zu fördern.
- Verabreiche Flaschenernährung nur wenn notwendig.
- Ermittle spezielle Maßnahmen bei einem Säugling mit einer Hasenscharte/Gaumenspalte.

5. Pflegepriorität: Fördern des Wohlbefindens (Beraten/Ausbilden):
- Plane 48 Stunden nach Spitalentlassung und 2 Wochen nach Geburt eine Nachkontrolle durch eine Pflegeperson (Mütterberatung) ein, um die ausreichende Milchzufuhr zu beurteilen.
- Besprich schon vor der Geburt mit der Mutter die Wichtigkeit einer angepaßten Ernährung/Zufuhr von Flüssigkeit, Vitaminen, Mineralstoffen, Spurenelementen.
- Sprich spezielle Probleme an (z. B. Schwierigkeiten beim Saugen, Frühgeburt/Anomalien).
- Informiere die Mutter, daß das Wiedereinsetzen der Menstruation innerhalb der ersten 3 Monate nach der Geburt eine ungenügende Prolaktinausschüttung anzeigen kann.

- Verweise auf Hilfsgruppen (z. B. je nach Bedarf die Mütterberatung, Stillberatung, La Leche Liga, Elterngruppen, Kurse für Streßabbau oder andere Ressourcen in der Gemeinde).

PERSÖNLICHE NOTIZEN

SELBSTPFLEGEDEFIZIT BEIM: ESSEN, WASCHEN/SICH SAUBERHALTEN, KLEIDEN/PFLEGEN DER ÄUSSEREN ERSCHEINUNG, AUSSCHEIDEN

Taxonomie 1R: Sich bewegen, (Essen 6.5.1, Waschen/ Sich Sauberhalten 6.5.2, Kleiden/Pflegen der äußeren Erscheinung 6.5.3, Ausscheiden 6.5.4)

[Thematische Gliederung: Sauberkeit/Bekleidung]

Definition: Der Zustand, bei dem ein Mensch eine Beeinträchtigung der Fähigkeit erfährt, folgende Aktivitäten aus- oder zuendezuführen: Essen, sich waschen, auf die Toilette gehen, sich ankleiden und sein Äußeres pflegen. [Dies kann ein vorübergehender/ bleibender oder fortschreitender Zustand sein]. [Beachte: Die persönliche Pflege kann auch im weiteren Sinne so definiert werden, daß sie gesundheitsfördernde Gewohnheiten, Selbstverantwortung, Lebensanschauung miteinschließt. Vgl. PD Haushaltführung, ungenügend; Gesundheitsverhalten, verändert].

MÖGLICHE FAKTOREN

Aktivitätsintoleranz; verminderte Kraft und Ausdauer

Neuromuskuläre/muskuloskeletale Beeinträchtigung

Depression; ausgeprägte Angst

Schmerz, Mißbehagen

Wahrgenommene oder kognitive Beeinträchtigung

284

MERKMALE

A: Defizit beim Essen (Stufe 0 bis 4)*

Unfähigkeit, Nahrungsmittel aus einem Behälter zum Mund zu führen

B: Defizit beim Waschen/Sich Sauberhalten (Stufe 0 bis 4)*

☆ Unfähigkeit, den Körper oder Körperteile zu waschen

Unfähigkeit, sich Wasser zu beschaffen oder zur Wasserquelle zu gelangen, die Temperatur oder Fließgeschwindigkeit zu regulieren

C: Defizit beim Kleiden/Pflege der äußeren Erscheinung (Stufe 0 bis 4)*

Eingeschränkte Fähigkeit, die notwendigen Kleidungsstücke an- oder auszuziehen; an diese zu gelangen oder sie zu wechseln; Kleider zuzumachen; ein zufriedenstellendes Erscheinungsbild zu wahren.

D: Defizit beim Ausscheiden (Stufe 0 bis 4)*

MÖGLICHE FAKTOREN (zusätzlich zu den oben Erwähnten)

Beeinträchtigte Fähigkeit, einen Transfer vorzunehmen

Aktivitätsintoleranz; verminderte Kraft und Ausdauer

Beeinträchtigter Mobilitätszustand

MERKMALE (zusätzlich zu den oben Erwähnten)

☆ Unfähig, die Toilette oder den Nachtstuhl zu erreichen

☆ Unfähig, die Kleidung für das Ausscheiden zu handhaben

☆ Unfähig, auf Toilette und Nachtstuhl zu sitzen oder sich davon zu erheben

---

* **[Vgl. PD Mobilität, körperlich beeinträchtigt für die Definition der Stufen]**
☆ **Hauptsächliche/entscheidende Merkmale**

☆ Unfähig, eine korrekte Pflege nach dem Ausscheiden auszuführen

Unfähig, die Spülung der Toilette zu bedienen und den Nachtstuhl zu leeren

PATIENTENBEZOGENE PFLEGEZIELE/ KRITERIEN ZUR EVALUATION

Der Patient

- erkennt, in welchen Bereichen individuelle Schwächen/ Bedürfnisse vorhanden sind.
- spricht aus, Kenntnisse gesundheitsfördernder Verhaltensweisen zu haben.
- wendet Methoden an/verändert die Lebensweise, um die Anforderungen in der persönlichen Pflege zu erfüllen.
- führt Aktivitäten zur persönlichen Pflege entsprechend den eigenen Möglichkeiten durch.
- erkennt persönliche Ressourcen/soziale Institutionen zur Hilfestellung.

MASSNAHMEN

1. Pflegepriorität: Erkennen der ursächlichen/begünstigenden Faktoren:

- Stelle fest, ob ein bestehender Zustand zur Unfähigkeit des Betroffenen, für sich selbst zu sorgen, beiträgt: zerebral vaskulärer Insult, Multiple Sklerose, Alzheimer usw.
- Beachte gleichzeitig auftretende medizinische Probleme, die die Pflegebedürftigkeit beeinflussen können (z. B. Hypertonie, Herzkrankheiten, Mangelernährung, Schmerz und/oder Medikamente).
- Beachte vorhandene ursächliche Faktoren, einschließlich Sprachbehinderungen, Sehvermögen, emotionale Stabilität.

☆ **Hauptsächliche/entscheidende Merkmale**

286

- Ermittle Faktoren, die die aktive Teilnahme an der Therapie behindern: Informationsdefizit; zu wenig Zeit für Gespräche; psychische und/oder intime familiäre Probleme, die schwierig mitzuteilen sind; Befürchtungen, dumm oder unwissend zu erscheinen; soziale/ökonomische Probleme, Probleme bei der Arbeit/zu Hause.

2. Pflegepriorität: Ermitteln des Ausmaßes der Behinderung:

- Stelle das Ausmaß der individuellen Beeinträchtigung anhand der Skala fest (vgl. PD Mobilität, körperlich beeinträchtigt).

- Schätze Gedächtnisleistung/intellektuelles Vermögen ein. Beachte die Entwicklungsstufe, auf die sich der Patient zurückentwickelt/weiterentwickelt hat.

- Ermittle die individuellen Stärken und Fertigkeiten des Patienten.

- Stelle fest, ob das Defizit vorübergehend oder bleibend ist; ob eine Verbesserung/Verschlechterung zu erwarten ist.

3. Pflegepriorität: Unterstützen beim Verbessern/im Umgang mit der Situation:

- Setze eine «geregelte» Partnerschaft mit dem Patienten/Bezugsperson(en) fest.

- Fördere die Beteiligung des Patienten an der Problemerfassung und Entscheidungsfindung.

- Stelle einen wirksamen, der individuellen Situation angepaßten Pflegeplan auf; sieh Aktivitäten vor, die möglichst den normalen Gewohnheiten des Patienten entsprechen.

- Plane Zeit für Gespräche mit dem Patienten/ Bezugsperson(en) ein, um Faktoren festzustellen, welche die Beteiligung an der Pflege behindern.

- Sorge für Gesprächsmöglichkeiten unter den Personen, die an der Pflege/Unterstützung des Patienten beteiligt sind.

- Setze motivationsfördernde/resozialisierende Programme fest, wo dies angezeigt ist.
- Leiste Mithilfe bei Rehabilitationsprogrammen, um die Fähigkeiten des Patienten zu verbessern.
- Sorge dafür, daß der Patient seine Aktivitäten des täglichen Lebens unter Wahrung seiner Privatsphäre ausführen kann.
- Laß dem Patienten genügend Zeit, damit er seine vorhandenen Fähigkeiten bestmöglichst einsetzen kann. Meide unnötige Gespräche/Störungen.
- Gib Unterstützung bei notwendigen Anpassungen, um die Aktivitäten des täglichen Lebens zu bewältigen. Beginne mit vertrauten, leicht zu bewältigenden Aufgaben, um den Patienten zu ermutigen.
- Beschaffe bei Bedarf Hilfsmittel (z. B. WC-Aufsatz/ Griffe, Knopfhalter, Hilfsmittel zum Essen).
- Erkenne kräftesparende Verhaltensweisen (z. B. Sitzen anstatt stehen, wenn möglich).
- Führe bei Bedarf ein Rehabilitationstraining durch.
- Erstelle einen angemessenen Ernährungsplan mit ausreichender Flüssigkeitszufuhr.
- Hilf, wenn erforderlich, bei der medikamentösen Therapie mit, achte auf mögliche/vorhandene Nebenwirkungen.
- Führe einen Hausbesuch durch, um die Umstände zu Hause zu ermitteln.

4. Pflegepriorität: Fördern des Wohlbefindens (Beraten/Ausbilden):

- Hilf dem Patienten, sich seiner Rechte und Pflichten in Bezug auf Gesundheit/Gesundheitspflege bewußt zu werden und seine eigenen physischen, psychischen und intellektuellen Kräfte einzuschätzen.
- Unterstütze den Patienten bei Entscheidungen, die seine Gesundheit betreffen, und hilf mit, Maßnahmen zur persönlichen Pflege zu entwickeln und gesundheitsfördernde Ziele zu planen.
- Sorge für eine kontinuierliche Evaluation des Program-

mes unter Berücksichtigung des Fortschrittes und der erforderlichen Veränderungen.

- Passe das Programm so an, daß der Patient Unterstützung erhält, sich bestmöglich an den Pflegeplan zu halten.

- Ermutige den Patienten, ein Tagebuch über seine Fortschritte zu führen.

- Schätze die Sicherheitsrisiken ein. Passe Aktivitäten/ Umgebung entsprechend an, um das Unfallrisiko herabzusetzen.

- Verweise bei Bedarf an Gemeindepflege, weitere soziale Dienste, Physio-/Ergotherapie, Rehabilitations- und Beratungsstellen.

- Überprüfe Instruktionen von anderen Mitgliedern des Behandlungsteams und sorge für Absprachen, Koordination usw. in der Therapie.

- Informiere die Familie/Bezugspersonen über eine Ruhepause/weitere Pflegemöglichkeiten, die ihnen einen Unterbruch in der Pflege gewähren könnten.

- Unterstütze die Familie bei einer Verlegung in eine andere Institution, wenn es notwendig ist.

- Stelle dich zur Verfügung für Gespräche über die Situation (z. B. Trauer, Zorn usw.).

- Vgl. PD Körperschädigung/Verletzung, Gefahr; Bewältigungsformen, ungenügend, des Betroffenen/Familie; Selbstwertgefühl, Störung; Stuhl-/Urinausscheidung; Mobilität, körperlich beeinträchtigt; Aktivitätsintoleranz; Machtlosigkeit usw.

PERSÖNLICHE NOTIZEN

DENKPROZESSE, VERÄNDERT

Taxonomie 1R: Wissen (8.3)

[Thematische Gliederung: Wahrnehmung/Kommunikation]

> **Definition: Der Zustand, bei dem ein Mensch eine Störung der kognitiven Abläufe und Vorgänge erlebt.**

MÖGLICHE FAKTOREN

In Bearbeitung durch die NANDA

[Physiologische Veränderungen, Altern, Hypoxie, Kopfverletzung]

[Schlafentzug]

[Psychische Konflikte]

MERKMALE

– subjektive

[Veränderte Wahrnehmung, Wahnvorstellungen]

– objektive

Ungenaue Interpretation der Umwelt

Gedächtnisdefizit/-probleme, [Desorientierung bezüglich Zeit, Ort, Person, Umstände und Ereignisse]

Erhöhte Wachsamkeit/verminderte Wachsamkeit

Kognitive Störung, [beeinträchtigte Fähigkeit, Gedanken nachzuvollziehen, Probleme zu lösen, rational zu denken – abstrakt oder begrifflich zu denken, zu kalkulieren]

Ablenkbarkeit, [veränderte Konzentrationsspanne]

Egozentrik

[Konfabulation]

[Nicht angemessenes soziales Verhalten]

Weitere mögliche Merkmale:

Inadäquates/unrealistisches Denken

PATIENTENBEZOGENE PFLEGEZIELE/ KRITERIEN ZUR EVALUATION

Der Patient

- spricht (wenn dazu fähig) aus, die ursächlichen Faktoren, sofern bekannt, zu verstehen.
- erkennt Veränderungen im Denken/Verhalten.
- erkennt Maßnahmen, wirksam mit der Situation umgehen zu können.
- zeigt Verhaltensweisen/Veränderungen der Lebensweise, um Veränderungen des geistigen Zustandes vorzubeugen oder diese auf ein Mindestmaß zu beschränken.
- wahrt den gewohnten Realitätssinn.

MASSNAHMEN

1. Pflegepriorität: Ermitteln der ursächlichen/begünstigenden Faktoren:

- Erkenne, welche Faktoren von Bedeutung sind, einschließlich akutes/chronisches Hirnsyndrom (Alzheimer-Krankheit); Hirndruck/-infektionen; Mangelernährung; sensorische Verluste; Delirium.
- Erfasse den Medikamenten-/Suchtmittelkonsum (rezeptpflichtige/nicht rezeptpflichtige Medikamente/illegale Suchtmittel), die möglicherweise Nebenwirkungen bezüglich veränderter Gedankenabläufe und sensorischer Wahrnehmung haben.
- Ermittle die Nahrungszufuhr/Ernährungszustand.
- Beobachte das Auftreten von Verfolgungswahn, Wahnvorstellungen und Halluzinationen.

2. Pflegepriorität: Ermitteln des Ausmaßes der Beeinträchtigung:

- Ermittle das Ausmaß der Beeinträchtigung beim Denkvermögen, Gedächtnis, bei der Orientierung in Bezug auf Person/Ort/Zeit.

- Beobachte die Konzentrationsspanne/Ablenkbarkeit.
- Beachte Veränderungen im Verhalten, wie z. B. persönliche Vernachlässigung; beobachte eine verlangsamte und/oder verwaschene Sprache.
- Sprich mit Bezugsperson(en) über die Vorgeschichte, gewohntes Denkvermögen, Gesamtdauer des Problemes und sammle andere sachdienliche Informationen.
- Ermittle den Angstzustand in der gegebenen Situation.

3. Pflegepriorität: Vorbeugen vor weiterem Abbau; Fördern des bestmöglichen Denkvermögens:

- Leiste Mithilfe bei der Therapie der zugrundeliegenden Probleme (z. B. bei Anorexie, erhöhtem Hirndruck, Schlafstörungen usw.).
- Überwache und dokumentiere zweistündig und bei Bedarf die Vitalzeichen.
- Führe bei Bedarf eine neurologische Überwachung durch: beobachte dabei Veränderungen des Bewußtseinszustandes und eine Abnahme des Bewußtseins.
- Führe Kontrollen nach Bedarf durch, um Zeichen eines erhöhten Hirndruckes festzustellen.
- Beobachte den Patienten auf Lethargie, Verwirrung, Schläfrigkeit und Reizbarkeit.
- Überprüfe die Laborwerte bezüglich metabolischer Alkalose, Hypokaliämie, Ammoniakspiegel und Infektionszeichen.
- Prüfe die Fähigkeit des Patienten, Mitteilungen aufzunehmen und sich selbst mitzuteilen; benutze andere Möglichkeiten, wenn der Patient nicht verbal kommunizieren kann.
- Orientiere je nach Bedarf über Zeit/Ort/Person. (Die Unfähigkeit, die Orientierung beizubehalten).
- Laß den Patienten seinen Namen regelmäßig aufschreiben; vergleiche diese Aufzeichnungen und leite Unterschiede weiter.
- Sorge für Sicherheitsvorkehrungen (z. B. Bettgitter,

292

Polsterungen nach Bedarf, engmaschige Kontrollen usw.). Sorge bei Krampfanfällen für entsprechende Vorsichtsmaßnahmen.

- Beobachte Verhaltensweisen, die auf Gewalttätigkeit schließen lassen, und unternimm die entsprechenden Schritte.
- Überwache die medikamentöse Therapie.
- Sorge dafür, daß die Bezugsperson(en) Gelegenheit haben, Fragen zu stellen und Informationen zu erhalten.
- Fordere die Familie/Bezugsperson(en) auf, an der Neuorientierung teilzunehmen, wie auch für fortlaufende Impulse zu sorgen (z. B. momentane Neuigkeiten und Familienereignisse).

4. Pflegepriorität: Unterstützen des Patienten/Bezugsperson(en), Bewältigungsstrategien zu entwickln, wenn der Zustand irreversibel ist:

- Wahre eine angenehme, ruhige Atmosphäre und gehe behutsam und ruhig auf den Patienten zu.
- Gib einfache Anweisungen, verwende kurze Wörter und einfache Sätze.
- Höre aufmerksam zu, um dem Betroffenen Interesse und Wertschätzung zu vermitteln.
- Wahre realitätsorientierte Beziehung und Umfeld (Uhren, Kalender, persönliche Gegenstände, Dekorationen entsprechend den Jahreszeiten).
- Beschreibe den Realitätsbezug präzise und prägnant und stelle unlogisches Denken nicht in Frage – dies kann zu defensiven Reaktionen führen.
- Vermindere provokative Stimuli, negative Kritik, Argumente und Konfrontationen, um Kampf-/Fluchtreaktionen zu vermeiden.
- Unterlasse es, Aktivitäten und Kommunikation zu forcieren.
- Respektiere Individualität und Privatsphäre des Patienten.
- Gehe umsichtig mit Körperkontakt um, respektiere persönliche Bedürfnisse, beachte dabei die Bedeutung des

Körperkontaktes in physischer und psychischer Hinsicht.

- Sorge für eine ausgewogene Ernährung. Ermutige den Patienten zu essen. Sorge für eine angenehme Atmosphäre und laß dem Patienten genügend Zeit zum Essen.
- Laß dem Patienten vermehrt Zeit, um auf Fragen/Bemerkungen zu reagieren und einfache Entscheidungen treffen zu können.
- Unterstütze den Patienten/Bezugsperson(en) beim Trauerprozeß über Ich-Verlust/Verlust von Fähigkeiten (wie z. B. bei Alzheimer-Krankheit).
- Sorge wenn möglich für die Teilnahme an Wiedereingliederungsgruppen, sofern vorhanden.

5. Pflegepriorität: Fördern des Wohlbefindens (Beraten/ Ausbilden):

- Hilf mit, das für den jeweiligen Patienten entsprechende Therapie-/Rehabilitationsprogramm herauszufinden.
- Betone die Wichtigkeit der Kooperation in der Therapie.
- Fördere eine soziale Eingliederung im Rahmen der individuellen Möglichkeiten.
- Erkenne Probleme, die einen Zusammenhang mit dem Alter haben und reversibel sind. Hilf dem Patienten/ Bezugperson(en), die geeignete Hilfe dafür zu finden.
- Hilf dem Patienten/Bezugsperson(en), einen Pflegeplan zu erstellen, wenn das Problem fortschreitend/längerfristig ist.
- Verweise auf soziale Institutionen (z. B. Tageszentren, Hilfsgruppen).
- Vgl. PD Selbstpflegedefizit; Trauern, vorweggenommen/nicht angemeßen; Sinneswahrnehmungen, verändert; Gewebedurchblutung, verändert.

PERSÖNLICHE NOTIZEN

PERIPHERE NEUROVASKULÄRE STÖRUNG, HOHES RISIKO

Taxonomie 1R: Sich bewegen (6.1.1.1.1)

[Thematische Gliederung: Wahrnehmung/Kommunikation]

Definition: Der Zustand, bei dem ein Mensch in hohem Maße riskiert, eine Störung der Zirkulation, der Sensibilität oder der Motorik einer Extremität zu erfahren.

RISIKOFAKTOREN

Frakturen

Mechanische Kompression (z.B. Staubinde, Gipsverband, Stützapparat, Wundverband oder Vorrichtungen zur Zwangsruhigstellung)

Orthopädischer Eingriff

Verletzung durch äußere Gewalteinwirkung

Immobilität

Verbrennungen

Vaskuläre Obstruktion

ANMERKUNG: Wenn erhöhtes Risiko für eine Diagnose besteht, kann sie nicht durch Zeichen und Symptome belegt werden, da das Problem noch nicht aufgetreten ist und die Pflegemaßnahmen die Prävention bezwecken.

PATIENTENBEZOGENE PFLEGEZIELE/ KRITERIEN ZUR EVALUATION

Der Patient

- hält die Funktionsfähigkeit aufrecht, was sich durch normale Empfindung/Bewegung bestätigt.
- erkennt individuelle Risikofaktoren.
- zeigt Verhaltensweisen/nimmt an Aktivitäten teil, um Komplikationen vorzubeugen.
- zählt Zeichen/Symptome auf, die eine erneute medizinische Beurteilung erfordern.

MASSNAHMEN

1. Pflegepriorität: Ermitteln von Tragweite/Ausmaß einer potentiellen Gefährdung:

- Achte auf individuelle Risikofaktoren, und ermittle frühere Zirkulations- und Sensibilitätsstörungen.
- Miß den Umfang der verletzten Extremität und vergleiche mit der unverletzten Seite. Beobachte Vorhandensein, Lage und Ausmaß auftretender Schwellungen/Ödeme.
- Beachte Position/Lage von Apparaten, die Zug auf die betroffene Extremität ausüben.
- Überprüfe die frühere/momentane medikamentöse Therapie, achte dabei auf Antikoagulantien und vasoaktive Substanzen.

2. Pflegepriorität: Die Durchblutung in der betroffenen Extremität auf ein Höchstmaß verbessern:

- Entferne sämtlichen Schmuck an der betroffenen Extremität.
- Schränke ein/meide die Verwendung von Vorrichtungen zur Zwangsruhigstellung. Polstere die Extremität und beurteile den Zustand öfters, falls Zwangsruhigstellung erforderlich ist.
- Kontrolliere die gesamte verletzte Extremität auf Schwellungen/Ödeme. Beobachte, ob Hämatome auftreten und sich ausbreiten.

296

- Kontrolliere Vorhandensein/Qualität des peripheren Pulses distal der Verletzung mit Hilfe der Palpation/ nach Verordnung mit dem Doppler. Anmerkung: Gelegentlich ist der Puls spürbar
  - da die Durchblutung durch einen weichen Thrombus blockiert ist.
  - durch den erhöhten Gewebedruck werden die Arteriolen/Venolen komprimiert, und die Blutzirkulation wird in größere Gefäße umgeleitet (Umgehungsshunt).
- Vergleiche Befunde an der verletzten Extremität mit der unverletzten Extremität.
- Ermittle kapilläre Füllung, Hautfarbe und -temperatur an der gefährdeten Extremität. Anmerkung: Periphere Pulse, kapilläre Füllung, Hautfarbe und Empfindung können normal sein trotz eines Kompartmentsyndroms (Logensyndrom), da die oberflächliche Durchblutung normalerweise nicht gefährdet ist.
- Führe Kontrollen des neurovaskulären Zustandes durch, beobachte dabei Veränderungen der Motorik/ Sensorik. Bitte den Patienten, die Schmerzen/Gefühle des Mißbehagens zu lokalisieren.
- Beobachte, ob sich entlang des Gipsrandes rauhe Stellen/Druckstellen bilden. Gehe Aussagen des Patienten über ein «brennendes Gefühl» unter dem Gips nach.
- Kontrolliere die Position des Lagerungsmaterials (z.B. Schienen/Schlingen). Führe bei Bedarf eine Wiederanpassung durch.
- Halte die verletzte Extremität in erhöhter Lage, außer wenn kontraindiziert bei nachgewiesenem Kompartmentsyndrom (Logensyndrom). Anmerkung: Bei erhöhtem Gewebedruck kann die Hochlagerung der Extremität sogar den arteriellen Fluß behindern und somit die Durchblutung vermindern.
- Verwende Eisbeutel im Bereich der Verletzung/Fraktur, wenn angezeigt.
- Überprüfe plötzlich auftretende Zeichen einer Ischämie, z.B. erniedrigte Temperatur der Haut, Blässe, vermehrte Schmerzen in einer Extremität.

PERIPHERE NEUROVASKULÄRE STÖRUNG, HOHES RISIKO

- Achte auf Aussagen über Schmerzen, die übermäßig sind im Verhältnis zur Art der Verletzung, oder zunehmende Schmerzen bei passiver Bewegung der Extremität, Entwicklung einer Parästhesie, Muskelspannung/Druckempfindlichkeit mit Erythem, Veränderung der Pulsqualität distal der Verletzung. Bringe die Extremität in eine neutrale Stellung, ohne sie hochzulagern. Melde die Symptome sofort dem zuständigen Arzt.

- Spalte/trenne in Notfallsituationen den Gips in zwei Teile auf; entlaste die Zugvorrichtung/Gurte zur Zwangsruhigstellung.

- Triff nach Verordnung Vorbereitungen für einen chirurgischen Eingriff (z. B. Fasziotomie/Fibulektomie), um eine Druckentlastung zu erreichen/Durchblutung wiederherzustellen.

- Fordere den Patienten auf, regelmäßig die Finger oder Zehen/Gelenke distal der Verletzung durchzubewegen. Fördere eine möglichst frühzeitige Mobilisation.

- Überprüfe, ob Druckempfindlichkeit, Schwellung, Schmerzen bei Dorsalflexion des Fußes vorhanden sind (positive Homans-Zeichen).

- Kontrolliere nach Verordnung Hb/Hkt, Blutgerinnung, z. B. Prothrombinzeit.

- Verabreiche nach Verordnung Infusionen, Blutpräparate, die erforderlich sind, um das Blutvolumen/die Gewebeperfusion aufrechtzuerhalten.

- Verabreiche nach Verordnung Antikoagulantien bei einer thrombotisch vaskulären Obstruktion.

- Ziehe dem Patienten, wenn angezeigt, Antithrombose-/Kompressionsstrümpfe an.

3. Pflegepriorität: Fördern des Wohlbefindens (Beraten/Ausbilden):

- Überprüfe, ob die Körperlage des Patienten und die Lagerung der Extremitäten korrekt sind.

- Besprich mit dem Patienten die Notwendigkeit, einengende Kleidung, starkes Anwinkeln/Kreuzen der Beine zu meiden. Demonstriere die korrekte Anwendung der Antiembolie-Strümpfe.

- Überprüfe das sichere Vorgehen bei Kälte-/Wärmetherapie.
- Demonstriere/empfiehl das Fortsetzen der Übungen, um Funktionsfähigkeit und Durchblutung der Extremitäten aufrechtzuerhalten.

PERSÖNLICHE NOTIZEN

SINNESWAHRNEHMUNGEN, VERÄNDERT (IM DETAIL ANGEBEN): VISUELL, AUDITIV, KINÄSTHETISCH, GUSTATORISCH, TAKTIL, OLFAKTORISCH

Taxonomie 1R: Wahrnehmen (7.2)

[Thematische Gliederung: Wahrnehmung/Kommunikation]

> **Definition:** Der Zustand, bei dem ein Mensch eine Veränderung der Anzahl oder Muster der afferenten Reize erlebt, begleitet von einer verminderten, übermäßigen, verzerrten oder beeinträchtigten Reaktion auf diese Reize.

MÖGLICHE FAKTOREN

Veränderte umweltbedingte Stimuli, übermäßig oder ungenügend [Therapeutisch restriktives Umfeld (z. B. Isolation, Intensivpflege, Bettruhe, Streckverband, einschränkende Krankheiten, Isolette)]

[Sozial restriktives Umfeld (z. B. Institutionalisierung, ans Haus gebunden, Altern, chronische Krankheiten, Sterben, Entzug von Zuwendung bei Säuglingen); stigmatisiert (z. B. psychisch krank/geistig behindert/körperlich behindert); leidtragend]

[Übermäßiger Lärmpegel (z. B. Arbeitsbedingungen, unmittelbare Umgebung des Patienten, Intensivpflege mit Hilfsmaschinen usw.)].

Veränderte Reizaufnahme, -überleitung und/oder -verarbeitung:

Neurologische Krankheit, Verletzung oder Defizit

Veränderter Zustand der Sinnesorgane

Unfähigkeit zu kommunizieren, zu verstehen, zu sprechen oder zu reagieren

Schlafmangel

Schmerz [Phantomschmerzen]

Chemische Veränderungen:

Endogene (Elektrolytverschiebung, erhöhter Harnstoff, erhöhtes Ammoniak, Hypoxie)

Exogene (Medikamente usw.) [Stimulantien oder Sedativa mit Einfluß auf das Zentralnervensystem, bewußtseinsverändernde Mittel]

Psychischer Streß [eingeschränkte Wahrnehmung aufgrund von Angst]

MERKMALE

– subjektive

Angst [Panischer Zustand]

Hinweis auf ein verändertes Körperbild

Aussagen über eine Veränderung der Sinnesschärfe [z. B. Lichtempfindlichkeit, Hypo-, Hyperästhesien, verminderter/veränderter Geschmackssinn, Unfähigkeit, die Lage der Körperteile zu erspüren, Propriozeption]

[Schmerz]

– objektive

Gemessene Veränderung der sensorischen Empfindung

Veränderung der Problemlösungsfähigkeit [mangelndes/schlechtes Konzentrationsvermögen]

Verändertes Abstraktions-/Konzeptionsvermögen [gestörte Gedankengänge]

Zeitlich, örtlich, in Bezug auf Personen desorientiert

Veränderte Kommunikationsmuster

Veränderung der gewohnten Reaktion auf Reize [emotionale Labilität, überbordende emotionale Reaktionen]

Veränderte Verhaltensmuster

Apathie

Unruhe, Reizbarkeit

[Bizarre Denkweise]

301

[Motorische Fehlkoordination, veränderter Gleichgewichtssinn, (z. B. Ménière Syndrom)]

WEITERE MÖGLICHE MERKMALE

Klagen über Müdigkeit
Veränderung des Muskeltonus
Wahnvorstellungen
Veränderung der Körperhaltung
Unpassende Reaktionen

PATIENTENBEZOGENE PFLEGEZIELE KRITERIEN ZUR EVALUATION

Der Patient

- erlangt wieder/bewahrt den gewohnten Bewußtseinszustand.
- erkennt und behandelt sensorische Störungen.
- spricht aus, seine Bedürfnisse bezüglich Sinneswahrnehmungen zu erkennen und eine Reizüberflutung und/oder Mangel an Reizen wahrzunehmen.
- erkennt äußere Faktoren, die Veränderungen der sensorischen Fähigkeiten/Wahrnehmung begünstigen.
- nutzt Ressourcen wirksam und angemeßen.
- zieht sich keine Verletzungen zu.

MASSNAHMEN

1. Pflegepriorität: Ermitteln der ursächlichen/begünstigenden Faktoren:

- Erkenne zugrundeliegende Ursache/(n) für Veränderungen in der sensorischen Wahrnehmung wie bei den möglichen Faktoren aufgelistet.
- Überprüfe Laborwerte (z. B. Elektrolyte, Blutgasanalyse, Blutspiegel von Medikamenten).
- Ermittle die Sprechfähigkeit; Reaktion auf einfache Befehle; Reaktion auf schmerzhafte Reize und Qualität der Reaktion (angemessen, unmittelbar oder verzögert).

302

- Ermittle das sensorische Empfindungsvermögen; Kälte-/Wärmereiz, dumpfer/stechender Reiz, Bewegungsempfindung und Lagekontrolle der Körperteile.
- Beobachte Verhaltensreaktionen (z.B. Täuschungen, Wahnvorstellungen, Rückzug, Feindseligkeit, Weinen, Affektlabilität, Verwirrung/Desorientierung).
- Beachte Klagen über Kältegefühl, dies kann eine Abnahme des peripheren Zellstoffwechsels anzeigen.
- Achte bei Risikopatienten auf Verlust/Veränderungen der sensorischen Empfindung/Wahrnehmung (z.B. erhöhten Augendruck nach Augenoperation), auf toxische Nebenwirkungen von Medikamenten (z.B. Hof um Lichtquellen, Ohrenläuten), Mittelohrstörungen (verändertes Gleichgewicht).

2. Pflegepriorität: Fördern von normalen Reaktionen auf Reize:

- Erkenne das Ausmaß der Veränderung/Beteiligung (einzelne/mehrere Sinne).
- Höre auf den Ausdruck des Verlustes beim Patienten, respektiere und berücksichtige dies bei der Planung der Pflege.
- Sorge bei Bedarf für Kommunikationshilfe(n).
- Sorge wenn möglich für ein beständiges Umfeld mit kontinuierlicher Pflege durch Bezugspersonen. Trage dein Namensschild.
- Vermeide eine körperliche oder gefühlsmäßige Isolation des Patienten.
- Gib Rückmeldungen, um dem Patienten zu helfen, die Realität von der veränderten Wahrnehmung zu trennen.
- Orientiere den Patienten bei Bedarf über Zeit, Ort und Ereignisse.
- Gib Erklärungen zu Untersuchungen/Aktivitäten und dabei zu erwartende Empfindungen und Ergebnisse.
- Vermeide Gespräche über negative Belange (z.B. Probleme betreffend Patienten und Personal) in Hörweite des Patienten, weil er dies fehlinterpretieren und glauben könnte, daß sich das Gesagte auf ihn beziehe.

- Schalte wenn möglich unnötigen Lärm/Reize einschließlich nicht lebensnotwendiger Geräte, Alarmanlagen, geräuschvolle Monitoren aus.
- Sorge für ungestörte Ruhe- und Schlafphasen.
- Orientiere den Patienten über das Zimmer und das Personal, vor allem bei Sehbehinderung.
- Stelle das Bett, die persönlichen Gegenstände und Essensplateaux so hin, daß das funktionelle Sehvermögen ausgenutzt wird.
- Beschreibe die Nahrungsmittel auf dem Teller (z.B. nach dem Uhrzeigersinn), wenn der Patient nicht sehen kann, und gib bei Bedarf Hilfestellung.
- Sprich während der Pflege mit sehbehinderten oder nicht ansprechbaren Patienten, um für eine auditive Stimulation zu sorgen und um eine Schreckreaktion zu verhindern.
- Sorge für eine sensorische Stimulation, einschließlich bekannter Gerüche, Geräusche, taktiler Stimulation mit einer Vielzahl von Gegenständen, Verändern der Lichtintensität und der Gegenstände (z.B. Uhren, Kalender).
- Fordere die Bezugsperson(en) auf, bekannte Gegenstände mitzubringen, mit dem Patienten zu sprechen und ihn häufig zu berühren.
- Sorge für eine passende Beschäftigung (z.B. Fernsehen/Radio, Gespräche, Bücher mit großer Schrift oder Literaturkassetten (s. PD Beschäftigungsdefizit).
- Ziehe andere Dienste bei, um verschiedene Therapien für die Stimulation zu erhalten (z.B. Musiktherapie, Sensitivitätstraining, Motivationstherapie).
- Erkenne, welche Hilfsmittel/Prothesen (z.B. Hörapparate, computergesteuerte Sehhilfen/Brillen mit eingebauter Wasserwaage für das Gleichgewicht) angepaßt sind und fördere ihre Anwendung.
- Schränke die Anwendung von Sedativa bei älteren Patienten ein und überwache dies sorgfältig.

304

3. Pflegepriorität: Vermeiden einer Verletzung/Komplikation:

- Plaziere die Glocke in Reichweite und vergewissere dich, daß der Patient weiß, wo sie ist.
- Triff Sicherheitsvorkehrungen (z. B. Bettgitter, Bett in unterster Position, Hilfestellung bei der Mobilisation usw.). Schütze vor thermischer Verletzung (z. B. Heizkissen/Lichtquellen/Eisbeutel). Vermerke ein Empfindungsdefizit im Kardex/im Zimmer, so daß dies allen an der Pflege Beteiligten bekannt ist.
- Räume Hindernisse weg, so daß der sehbehinderte Patient sich frei bewegen kann.
- Schränke Aktivitäten ein, die den Augeninnendruck erhöhen können: meide ruckartige Kopfbewegungen, Augenreiben, Bücken/Neigen, Verwendung der Bettschüssel (kann im Bett eine größere Anstrengung sein).
- Überwache die postoperative medikamentöse Therapie, um eine Zunahme des Augeninnendrucks zu vermeiden oder diesen zu reduzieren (z. B. Antiemetika, Miotika, Sympathomimetika, Betablocker).
- Beschreibe dem Patienten, wo sich die betroffenen Körperteile beim Bewegen befinden.
- Vgl. PD Verletzungsgefahr; Körperschädigung, Gefahr.

4. Pflegepriorität: Fördern des Wohlbefindens (Beraten/Ausbilden):

- Unterstütze den Patienten/Bezugsperson(en), wirksame Bewältigungsformen bei sensorischen Störungen zu erlernen.
- Erkenne mit dem Patienten Alternativen im Umgang mit Empfindungsdefiziten (z. B. Kompensationsmöglichkeiten).
- Erkläre und plane die Pflege mit dem Patienten, beteilige Bezugsperson(en) so häufig wie möglich daran.
- Überprüfe Sicherheitsvorkehrungen zu Hause, die relevant sind in Bezug auf die Defizite.
- Besprich die medikamentöse Therapie mit dem Patien-

305

ten, beobachte mögliche toxische Nebenwirkungen von rezeptpflichtigen wie auch rezeptfreien Medikamenten.

- Demonstriere Gebrauch/Pflege von Prothesen.
- Fördere eine sinnvolle soziale Eingliederung (vgl. PD Soziale Isolation).
- Verweise auf entsprechende Ressourcen, Blindenverein, Hörmittelzentrale, ortsansässige Hilfsgruppen, Routine-Volksuntersuchungen usw.
- Vgl. PD Angst; Denkprozesse, verändert; Vernachlässigung, halbseitig.

PERSÖNLICHE NOTIZEN

VERNACHLÄSSIGUNG, HALBSEITIG (NEGLECT)

Taxonomie 1R: Wahrnehmen (7.2.1.1)

[Thematische Gliederung: Wahrnehmung/Kommunikation]

> **Definition: Der Zustand, bei dem sich ein Mensch von der Wahrnehmung her einer Körperseite nicht bewußt ist und diese mißachtet [ebenfalls die unmittelbare halbseitige Umgebung/Raum].**

MÖGLICHE FAKTOREN

Auswirkungen der gestörten Wahrnehmungsfähigkeit (z. B. [homonyme] Hemianopsie [oder visuelle Agnosie])

Einseitige Blindheit; neurologische Krankeit oder Trauma

[Eingeschränkte zerebrale Durchblutung]

MERKMALE
– subjektive

[Klagen über das Gefühl, daß jener Körperteil gar nicht zu einem selbst gehöre]

– objektive

Ständiges Mißachten von Stimuli auf der betroffenen Seite

☆ Unzureichende persönliche Pflege [Unfähigkeit, Aktivitäten des täglichen Lebens zufriedenstellend auszuführen]

Lagerung und/oder Vorsichtsmaßnahmen in Bezug auf die betroffene Seite

Schaut nicht auf die betroffene Seite

☆ **Hauptsächliche/entscheidende Merkmale**

Läßt Essen, das sich auf der betroffenen Seite befindet, auf dem Teller stehen

[Berührt die betroffene Seite nicht]

[Gebraucht die betroffene Seite nicht ohne Aufforderung]

PATIENTENBEZOGENE PFLEGEZIELE/ KRITERIEN ZUR EVALUATION

Der Patient
- anerkennt die Beeinträchtigung der sensorisch-perzep-tuellen Wahrnehmung.
- spricht eine positiv realistische Selbsteinschätzung aus unter Einbezug der gegenwärtigen Störung.
- erkennt Anpassungsmöglichkeiten/Schutzmaßnahmen für die individuelle Situation.
- führt die persönliche Pflege entsprechend den eigenen Möglichkeiten aus.
- zeigt Verhaltensweisen, Änderungen der Lebensweise, die notwendig sind, um die körperliche Sicherheit zu fördern.

MASSNAHMEN

1. Pflegepriorität: Ermitteln der ursächlichen/begünsti-genden Faktoren:
- Ermittle eine visuelle Beeinträchtigung.
- Erkenne mögliche Faktoren, welche die halbseitige Vernachlässigung verstärken können (z.B. neurologi-scher Insult/Verletzung).

2. Pflegepriorität: Ermitteln des Ausmaßes der veränder-ten Wahrnehmung und der entsprechenden Beeinträchti-gung:
- Ermittle die sensorischen Empfindungen, Stimulus warm/kalt, stumpf/spitz, Wahrnehmung von Bewegung und Propriozeption.
- Beobachte das Verhalten des Patienten, um das Ausmaß der halbseitigen Vernachlässigung festzustellen.

- Ermittle die Fähigkeit des Patienten, zwischen rechts und links zu unterscheiden.
- Beobachte die Funktionsfähigkeit im Zusammenhang mit der Beeinträchtigung. Vergleiche mit der Selbsteinschätzung des Patienten.
- Stelle die Bedeutung des Verlustes/Störung/Veränderung für den Patienten fest.
- Ermutige und gehe ein auf das Äußern von Gefühlen. Erkenne dabei die Bedeutung von Verlust/Störung/Veränderung für den Patienten und stelle mögliche Auswirkungen auf das Ausüben der Aktivitäten des täglichen Lebens fest.

3. Pflegepriorität: Fördern des optimalen Wohlbefindens und der Sicherheit des Patienten in seiner Umwelt:

- Erreiche, daß der Patient sich über die eigene Körperwahrnehmung orientieren kann.
- Schalte bei der Arbeit mit dem Patienten störende Reize aus.
- Fordere den Patienten dazu auf, den Kopf und die Augen vollständig zu drehen und die Augen über seine Umgebung «wandern zu lassen», um den Verlust des Gesichtsfeldes zu kompensieren.
- Stelle Nachttisch und Gegenstände, die der Patient braucht, (z. B. Glocke, Taschentücher) in den funktionellen Sehbereich.
- Stelle Möbel und Geräte so hin, daß der Gehweg des Patienten nicht blockiert wird. Laß die Türen ganz offen oder vollständig geschlossen.
- Entferne Gegenstände, die eine Gefahr darstellen können (z. B. Fußschemel).
- Sorge für eine ausreichende Beleuchtung.
- Ermittle beim betroffenen Körperteil(en) Haltung/anatomische Ausrichtung (Körpersymmetrie), Druckstellen/Hautreizungen/-verletzungen und lageabhängige Ödeme.
- Schütze den betroffenen Körperteil(en) vor Dekubitus/ Verletzungen/Verbrennungen.

4. Pflegepriorität: Fördern des Wohbefindens
(Beraten/Ausbilden):

- Steigere den Körperkontakt bei der Pflege des Patienten.

- Fordere den Patienten auf, die betroffene Seite anzuschauen und anzufassen.

- Bringe den betroffenen Körperteil während der Pflege in den Sehbereich des Patienten.

- Stimuliere die betroffene Seite taktil (durch Berühren oder Streichen) anstelle von gleichzeitigem Stimulieren beider Seiten.

- Besorge verschiedene Gegenstände von unterschiedlichem Gewicht, Beschaffenheit und Größe, die der Patient anfassen kann.

- Hilf dem Patienten, die betroffene Extremität sorgfältig zu plazieren. Leite ihn dazu an, die Extremität selber zu plazieren und regelmäßig zu kontrollieren. Gib Erinnerungshilfen anhand von visuellen Hinweisen. Wenn der Patient eine Seite des Körpers vollkommen ignoriert, fördere die Wahrnehmung mit Hilfe der Lagerung (z. B. so, daß er die betroffene Seite anschauen muß).

- Ermutige den Patienten, auch bei einem Fremdkörpergefühl den betroffenen Körperteil/die -seite zu akzeptieren.

- Versuche, mit einem Spiegel dem Patienten zu helfen, seine Sitzposition zu verbessern und zu kontrollieren, falls er den betroffenen Körperteil über einen Spiegel wahrnehmen kann.

- Verwende umschreibende Begriffe, um Körperteile zu bezeichnen, anstatt von rechts und links zu sprechen, z. B. «Heben Sie das betroffene Bein zum Kopf hin» (zeigt/berührt das Bein).

- Beschreibe, wo sich der betroffene Körperteil im Bezug zum Körper befindet, wenn der Patient bewegt wird.

- Anerkenne und akzeptiere Gefühle von Mutlosigkeit, Trauer, Wut.

- Weise den Patienten darauf hin, daß eine Behinderung besteht.

310

- Vermeide, den Patienten im Nichtwahrhabenwollen zu unterstützen.
- Ermutige die Familienmitglieder und Bezugspersonen, den Patienten als normal und nicht als invalid zu behandeln; laß den Patienten an Familienaktivitäten teilnehmen.
- Gib Unterstützung bei den Aktivitäten des täglichen Lebens, steigere dabei die persönliche Pflege auf ein Höchstmaß. Unterstütze den Patienten, die betroffene Seite zu waschen, einzucremen usw.
- Wenn der Patient die betroffene Seite miteinbeziehen kann, stelle Gegenstände (z. B. Fernseher, Bilder, Haarbürste) auf diese Seite.
- Fordere den Patienten dazu auf, rehabilitative und patientenorientierte Dienstleistungen zu nutzen, um die Unabhängigkeit im Ausüben von Tätigkeiten zu erhöhen.

PERSÖNLICHE NOTIZEN

SCHMERZEN [AKUT]

Taxonomie 1R: Fühlen (9.1.1.2)

[Thematische Gliederung: Schmerz]

Definition: Ein Zustand, bei dem ein Mensch starke Beschwerden oder ein unangenehmes Gefühl erlebt/darüber berichtet.

MÖGLICHE FAKTOREN

Verletzende Einflüsse (biologisch, chemisch, physikalisch, psychisch)

MERKMALE

– subjektive

(Verbale oder averbale) Äußerungen über Schmerz

[Erwarte weniger Klagen von Patienten unter 40, Männern, bestimmten kulturellen Gruppen]

[Nicht gelinderter Schmerz und/oder Zunahme über die Toleranzgrenze]

– objektive

Ablenkende Verhaltensweisen (Stöhnen, Weinen, Auf- und Abgehen, Kontakt zu anderen Leuten und/oder Beschäftigung suchen, Unruhe)

Schon- und Schutzverhalten

Veränderter Muskeltonus (kann schlaff bis rigide sein)

Schmerzverzerrtes Gesicht (matte Augen, «abgekämpfte» Erscheinung, fixierte oder zerstreute Bewegungen)

Unwillkürliche Reaktionen, die beim chronischen Schmerz nicht auftreten (kalter Schweiß, Blutdruck- und Pulsänderungen, erweiterte Pupillen, vermehrte oder verminderte Atemfrequenz)

Ich-Bezogenheit
Eingeschränkte Wahrnehmung (verändertes Zeitgefühl, Rückzug aus sozialen Kontakten, eingeschränktes Denkvermögen)

[Furcht/Panik]

PATIENTENBEZOGENE PFLEGEZIELE/ KRITERIEN ZUR EVALUATION

Der Patient

- berichtet, daß der Schmerz behoben/erträglich ist.
- hält sich an die verordnete medikamentöse Therapie.
- nennt Methoden, die schmerzlindernd wirken.
- wendet Entspannungstechniken an und nützt ablenkende Tätigkeiten, je nach der individuellen Situation.

MASSNAHMEN

1. Pflegepriorität. Ermitteln der ursächlichen/begünstigenden Faktoren:

- Bestimme mögliche pathophysiologische/psychologische Ursachen der Schmerzen (z. B. Entzündung, Knochenbrüche, Neuralgie, Grippe, Pleuritis, Angina pectoris, Herzinfarkt, Cholezystitis, Brandwunden, Kopfschmerzen, Diskushernie, Trauer, Furcht, Angst).
- Beachte das Operationsgebiet, da es einen Einfluß auf das Ausmaß der Schmerzen hat; Längs-/Diagonalschnitte können schmerzhafter sein als Quer- oder S-förmige. Das Auftreten von Komplikation(en) kann die Schmerzen wider Erwarten verstärken.
- Hilf mit bei der differenzierten Diagnosestellung, einschließlich neurologischer und psychologischer Abklärungen (Fragebogen, psychologisches Interview).

2. Pflegepriorität: Ermitteln der Schmerzreaktionen des Patienten:

- Achte auf averbale Zeichen; Gang des Patienten, Körperhaltung, Sitzen, Gesichtsausdruck; kalte Extremitä-

313

ten, welche auf eine Gefäßverengung hindeuten. (Überprüfe die objektiven Merkmale).

- Ermittle die Einstellung des Patienten zu Schmerz sowie seine innere/äußere Kontrollerwartung (locus of control).
- Stelle die Art der Schmerzen fest: stumpf, pochend, stechend, dauernd oder wechselnd; benutze die 0–10er Skala. Akzeptiere die Aussagen des Patienten über Schmerz. (Schmerz ist ein subjektives Empfinden und kann nicht von anderen nachempfunden werden).
- Achte auf ausstrahlende Schmerzen.
- Überwache die Vitalzeichen, die normalerweise erhöht sind bei akuten Schmerzen.
- Befrage den Patienten über frühere Schmerzerfahrungen.

3. Pflegepriorität: Unterstützen des Patienten beim Ausprobieren von Methoden zur Schmerzlinderung/-kontrolle:

- Fordere den Patient dazu auf, daß er sich bei auftretenden Schmerzen sofort meldet.
- Ermutige den Patienten, seine Schmerzempfindungen zu äußern.
- Sorge für eine ruhige Umgebung, geruhsame Beschäftigung.
- Sorge für wohltuende Maßnahmen (z. B. Rückenmassage, Lagewechsel, Anwendung von Kälte/Wärme, falls angezeigt).
- Fördere Entspannungsübungen durch den Einsatz von speziellen Kassetten (z. B. Musik, weißes Rauschen, Lernprogramme).
- Unterstütze den Patienten, ablenkende Beschäftigungen auszuüben (z. B. Fernsehen, Radio, Geselligkeit).
- Unterstütze die Behandlung der Schmerzursache und überprüfe die Wirkung periodischer Therapien (z.B Kortisoninjektionen bei Gelenksverletzungen).
- Überprüfe die Therapien/Erwartungen des Patienten. Sag ihm, wann er bei der Behandlung Schmerzen zu

erwarten hat, um seine Ungewißheit und die damit verbundene Muskelverspannung zu reduzieren.

- Verabreiche Schmerzmittel nach Verordnung (oral, parenteral, äußerlich).

- Zeige die patientenkontrollierte Schmerzbekämpfungstechnik (PCA = patient controlled analgesia), sowie Selbstverabreichung von Medikamenten, falls angezeigt.

- Unterstütze den Patienten, die medikamentöse Therapie zu beurteilen. Wenn die Schmerzen abnehmen, empfiel geringere Dosierungen, andere Verabreichungsmöglichkeiten (intramuskulär oder oral), größere Zeitabstände, falls angezeigt.

- Beobachte den Zeitpunkt des Schmerzes (z. B. bei Bewegung, am Abend) und verabreiche entsprechend Medikamente.

- Sorge für Physiotherapie/individuelles Übungsprogramm, das vom Patienten nach der Entlassung fortgesetzt werden kann. (Fördere eine aktive statt passive Haltung).

- Unterstütze den Patienten beim Gebrauch des verordneten elektrischen Stimulationsgerätes (TENS).

4. Pflegepriorität: Fördern des Wohlbefindens (Beraten/Ausbilden):

- Ermutige den Patienten, angemessene Ruhepausen einzuschalten, um Müdigkeit vorzubeugen.

- Hilf dem Patienten, Möglichkeiten kennenzulernen, wie Schmerzen vermieden/auf ein Mindestmaß reduziert werden können (z. B. Gegendruck auf die Naht während des Hustens, eine harte Matratze und/oder Schuhe, die einen Halt geben bei Kreuzschmerzen, eine gute Körperhaltung usw.).

- Unterstütze den Patienten, Maßnahmen zur Schmerzbekämpfung zu erlernen, wie z. B. Therapeutic Touch, Biofeedback, Selbsthypnose und andere Entspannungstechniken.

- Besprich mit Bezugsperson(en), wie sie dem Patienten Unterstützung geben und Faktoren vermeiden können,

315

die Schmerzen verursachen oder verstärken (z. B. Teilnahme an Haushaltarbeiten nach Bauchoperationen).

PERSÖNLICHE NOTIZEN

SCHMERZEN, CHRONISCH

Taxonomie 1R: Fühlen (9.1.1.1)

[Thematische Gliederung: Schmerz]

> **Definition:** Ein Zustand, bei dem ein Mensch seit mehr als 6 aufeinanderfolgenden Monaten Schmerzen verspürt.
> [Schmerz ist ein Warnsignal; chronischer Schmerz ist eine erlernte Verhaltensform. Es ist ein komplexes Geschehen, das sich verselbständigt hat und in Beziehung steht zu Elementen aus anderen Pflegediagnosen wie: Machtlosigkeit; Beschäftigungsdefizit; Familienprozeß, verändert; Selbstpflegedefizit usw.].

MÖGLICHE FAKTOREN

Chronische physische/psychosoziale Behinderung

MERKMALE

– subjektive

☆ Aussagen über Schmerzen, die länger als 6 Monate anhalten

Furcht vor erneuter Verletzung

Veränderte Fähigkeit, frühere Aktivitäten fortzuführen

Anorexie, Gewichtsveränderungen

Veränderte Schlafgewohnheiten

[Durch Schmerzen Beschäftigtsein]

[Sucht verzweifelt nach möglichen Alternativen/Therapien zur Linderung/Kontrolle der Schmerzen]

☆ **Hauptsächliche/entscheidende Merkmale**

– objektive

☆ Beobachtungen über das Vorhandensein von Schmerz seit mehr als 6 Monaten

Körperlicher und sozialer Rückzug

Maskenhafte Gesichtzüge, vorsichtige Bewegungen

PATIENTENBEZOGENE PFLEGEZIELE/ KRITERIEN ZUR EVALUATION

Der Patient

- äußert (verbal/averbal) Linderung und/oder Schmerzkontrolle.

- spricht aus, familiäre Reaktionen, die einen Zusammenhang mit der Schmerzproblematik haben, zu erkennen.

- die Familie/Bezugsperson(en) beteiligt sich am Schmerzbewältigungsprogramm (vgl. PD Bewältigungsformen der Familie: Entwicklungsmöglichkeiten).

- zeigt Verhaltensänderungen in der Lebensweise und angemessene Anwendungen von therapeutischen Maßnahmen.

MASSNAHMEN

1. Pflegepriorität: Ermitteln der ursächlichen/begünstigenden Faktoren:

- Erkenne Faktoren, die bei PD Schmerz [akut] beschrieben sind.

- Hilf mit bei der differenzierten Diagnosestellung, einschließlich neurologischer und psychologischen Abklärungen. (Fragebogen, psychologisches Interview).

- Schätze Phantomschmerzen bei einer Amputation ein.

- Schätze emotionale/physische Aspekte der individuellen Situation ein.

- Stelle kulturelle Einflußfaktoren der individuellen Situation fest (z. B. welche Schmerzausdrucksweise vom

---

☆ **Hauptsächliche/entscheidende Merkmale**

318

Patienten selbst akzeptiert wird – laut stöhnend oder in stoischer Ruhe; Verstärkung der Schmerzen, um andere davon zu überzeugen).

- Beachte Geschlecht und Alter des Patienten. (Nach neueren Angaben wird angenommen, daß die Schmerzempfindung bei höherem Alter abnimmt).

- Schätze den Gebrauch von Nikotin, Zucker, Koffein, Weißmehl ein (einige ganzheitliche Ansätze empfehlen, diese Stoffe zu meiden) sowie den Schmerz-/Betäubungsmittelverbrauch.

- Stelle fest, ob der Patient/Bezugsperson(en) sekundäre Nutzen haben (z. B. Renten, ehelicher/familiärer Nutzen).

- Führe wenn möglich einen Hausbesuch durch, beobachte Farben, Pflanzen, familiäre Interaktionen usw. in Zusammenhang mit den Auswirkungen auf den Patienten.

2. Pflegepriorität. Ermitteln der Schmerzreaktion des Patienten:

- Beurteile das Verhalten bei Schmerzen. (Könnte übertrieben sein, weil der Schmerzempfindung des Patienten nicht Glauben geschenkt wird oder weil der Patient glaubt, daß das Pflegepersonal Klagen über Schmerzen nicht ernst nimmt).

- Stelle die individuelle Schmerzschwelle des Patienten fest (z. B. anhand eines Schmerzprotokolls).

- Stelle die Dauer des Schmerzproblems fest, wer beigezogen worden ist und welche Medikamente und Therapien schon ausprobiert worden sind.

- Achte auf Auswirkungen von Schmerzen (z. B. verminderte Aktivität, Gewichtsverlust, Schlafstörungen usw.).

- Schätze das Ausmaß der Fehlanpassung des Patienten ein (z. B. sozialer Rückzug usw.).

- Beurteile täglich die Schmerzsituation, verhalte dich dabei sachlich und vermeide unnötige besorgte Äußerungen.

319

3. Pflegepriorität: Unterstützen des Patienten im Umgang mit Schmerzen:

- Beteilige den Patienten/Bezugsperson(en) an der Planung von Gesprächsrunden für eine bestimmte Zeitspanne.

- Verwende geeignete Maßnahmen aus PD Schmerzen [akut] (z. B. Wärme-/Kälteanwendung, Ruhigstellung/ Bewegungsübungen, Hydro-, Elektrotherapie/TENS).

- Überprüfe die Erwartung des Patienten gegenüber der Tatsache, daß die Schmerzen nicht behoben, jedoch bedeutend gelindert werden können.

- Sprich mit dem Patienten über die physiologischen Auswirkungen von Anspannung/Angst und darüber, wie diese den Schmerz beeinflussen können.

- Suche nach ganzheitlichen Methoden zur Schmerzkontrolle und wende sie an (z. B. Visualisieren, geführtes Bilderleben, Therapeutic Touch, Entspannungstechniken, progressive Muskelentspannung, Biofeedback, Massage usw.).

- Hilf dem Patienten, Atemtechniken zu erlernen (z. B. Zwerchfellatmung).

- Ermutige den Patienten zu positivem Denken: «Ich bin am Gesundwerden, ich bin entspannt, ich liebe dieses Leben.» Zeige damit dem Patienten, wie Gedanken die Körperfunktionen beeinflussen. Mache den Patienten auf das Erscheinen negativer Gedanken aufmerksam.

- Wende Beruhigungs-, Betäubungs- und Schmerzmittel maßvoll an. Sie stören den REM Schlaf. Wenn viele Medikamente verabreicht worden sind, muß der Organismus des Patienten evtl. entgiftet werden. Anmerkung: Antidepressiva können analgetisch wirken, weil durch die Verminderung der Depression die Schmerzwahrnehmung abnimmt.

- Aktiviere die rechte Hirnhälfte durch Liebe und Lachen, damit Endorphine ausgeschüttet werden.

- Fördere umsichtig die Anwendung subliminaler Musik, die mit lebensbejahenden Suggestionen direkt das Unterbewußtsein anspricht, ohne vom Bewußtsein zensuriert zu werden.

320

- Hilf der Familie beim Entwickeln eines Programms zur positiven Bestätigung, ermutige dabei den Patienten, seine Selbstkontrolle zu nutzen und damit die Beachtung, die dem Schmerzverhalten geschenkt wird, zu verringern.
- Beachte jegliche Änderung der Schmerzen, sie könnten ein neues Problem aufzeigen.

4. Pflegepriorität. Fördern des Wohlbefindens (Beraten/Ausbilden):

- Unterstütze den Patienten und die Bezugspersonen beim Lernen, wie er/sie sich besser fühlen können: Durch Entwicklung eines inneren Kontrollgefühls, Übernahme der Selbstverantwortung für die eigene Therapie und durch Aneignung von Informationen und Hilfen als Rüstzeug, um dieses Ziel zu erreichen.
- Besprich die sichere Anwendung der Medikamente sowie die Nebenwirkungen, die eine medizinische Beurteilung erfordern.
- Sprich über den begrenzten Gebrauch von Injektionstherapien (z.B. Kortison) und die Wichtigkeit, andere Mittel zur Schmerzkontrolle anzuwenden.
- Hilf dem Patienten, sein Schmerzverhalten zugunsten eines konstruktiven Verhaltens abzubauen.
- Ermutige/hilf Familienmitgliedern/anderen Bezugsperson(en), Massagetechniken zu erlernen.
- Empfiehl dem Patienten/Bezugsperson(en), sich für sich selbst Zeit zu nehmen.
- Erkenne und sprich über mögliche Gefahren von nicht bewiesenen und/oder nicht medizinischen Therapien/ Mitteln.
- Verweise wenn nötig an eine Therapie und/oder Ehetherapie, Elternberatung usw..
- Vgl. PD Bewältigungsformen des Betroffenen, ungenügend; Bewältigungsformen der Familie, verletzendes Verhalten.

PERSÖNLICHE NOTIZEN

ASPIRATIONSGEFAHR

Taxonomie 1R: Austauschen (1.6.1.4)

[Thematische Gliederung: Atmung]

Definition: **Der Zustand, bei dem ein Mensch der Gefahr ausgesetzt ist, daß Sekrete aus Magen, Rachen und Mund oder feste Nahrungsbestandteile und/oder Flüssigkeiten in den tracheobronchialen Raum eintreten [aufgrund von Dysfunktion oder Fehlen der normalen Schutzmechanismen].**

RISIKOFAKTOREN

Verminderter Bewußtseinszustand

Verminderter Husten- und Würgereflex

Beeinträchtigtes Schluckvermögen [aufgrund des Unvermögens der Epiglottis und Stimmbänder, die Trachea abzuschließen]

Operation oder Trauma im Gesichts-/Mund-/Halsbereich; verdrahteter Kiefer

Situation, in der eine erhöhte Oberkörperlagerung nicht möglich ist

Verzögerte Entleerung des Magens; verminderte gastrointestinale Motilität; erhöhter Druck im Magen; vermehrter Restmageninhalt

Bestehende Tracheotomie oder endotrachealer Tubus; [Übermäßig oder ungenügend aufgeblasener Cuff des endotrachealen Tubus]

Gastrointestinale Sonden; Sondenkostverabreichungen in Bolusform/Medikamentenverabreichungen durch eine gastrointestinale Sonde

322

ANMERKUNG: Eine potentielle Diagnose kann nicht durch Zeichen und Symptome belegt werden, da das Problem nicht aufgetreten ist und die Pflegemaßnahmen die Prävention bezwecken.

PATIENTENBEZOGENE PFLEGEZIELE/ KRITERIEN ZUR EVALUATION

Der Patient

- nennt die ursächlichen Faktoren/Risikofaktoren.

- zeigt Techniken, um eine Aspiration zu verhindern und/ oder zu korrigieren.

- aspiriert nicht, was sich durch geräuschfreies Atmen zeigt.

MASSNAHMEN

1. Pflegepriorität: Ermitteln der ursächlichen/begünstigenden Faktoren:

- Beobachte den Bewußtseinszustand/Aufmerksamkeit gegenüber der Umgebung und mögliche kognitive Veränderungen.

- Beurteile, ob eine neuromuskuläre Schwäche besteht, und beobachte, welche Muskelgruppen betroffen sind, welches Ausmaß die Behinderung hat und ob es sich um einen akuten oder progressiven Zustand handelt (z. B. Guillain-Barré-Syndrom, Amyotrophe Lateralsklerose).

- Ermittle Menge und Konsistenz der Bronchialsekrete und Stärke des Würge-/Hustenreflexes.

- Beobachte Hals- oder Gesichtsödeme, z. B. beim Patienten mit einer Verletzung der Trachea/Thorax (Verbrennungen des Oberkörpers, Trauma durch Inhalation von schädlichen Substanzen/Trauma durch chemische Substanzen), Operationen im Kopf-/Halsbereich.

- Achte beim Verabreichen von Sondenkost auf eine

mögliche Regurgitation und/oder falsche Lage der Sonde.

- Ermittle die Lebensgewohnheiten des Patienten (z. B. Alkohol, Tabakkonsum und Einnahme von Medikamenten/Drogen mit bewußtseinsverändernder Wirkung und Beeinflussung der Würge- und Schluckmuskulatur).

2. Pflegepriorität: Unterstützen des Patienten, Faktoren, die zur Aspiration führen können, zu korrigieren:

- Überwache Patienten mit Sauerstoffmasken, bei denen die Gefahr des Erbrechens besteht. Unterlaß den Gebrauch von Sauerstoffmasken bei komatösen Säuglingen oder Kindern.
- Halte eine Drahtschere/Schere jederzeit in der Nähe des Patienten, wenn der Kiefer verdrahtet/verbunden ist.
- Stelle ein betriebsbereites Absauggerät an Bett/Stuhl des Patienten.
- Sauge (Mundhöhle, Nasenraum und Trachealtubus) nach Bedarf ab, um Sekrete zu entfernen.
- Leiste Mithilfe bei der Atemtherapie (Lagerungsdrainage des Thorax), um zähflüssige, das Schlucken erschwerende Sekrete zu mobilisieren.
- Auskultiere bei Bedarf die Lungengeräusche (vor allem beim Patienten, der häufig oder gar nie hustet; beim beatmeten Patienten, der via Magensonde ernährt wird).
- Lagere den Oberkörper des Patienten so hoch und bequem wie möglich zum Essen und Trinken.
- Sorge für weiche, konsistente Kost (z. B. Aufläufe, Pudding, Eintöpfe). Gib das Essen langsam ein; weise den Patienten an, sorgfältig zu kauen.
- Laß den Patienten halbharte Nahrung essen; meide pürierte Kost (erhöhte Aspirationsgefahr) und schleimbildende Nahrungsmittel (z. B. Milch).
- Sorge für sehr warme oder sehr kalte Getränke (stimulierte Temperaturrezeptoren im Mund lösen zu einem Teil den Schluckreflex aus).

- Meide das Herunterspülen von fester Nahrung mit Flüssigkeit.
- Kontrolliere vor jeder Sondenkostverabreichung die Lage der Magensonde.
- Kontrolliere vor/während der Sondenkostverabreichung die Atemgeräusche sowie Magen-/Darmgeräusche des Patienten.
- Miß Restmengen, wenn angezeigt.

3. Pflegepriorität: Fördern des Wohlbefindens (Beraten/Ausbilden):

- Überprüfe mögliche Risikofaktoren des Patienten.
- Gib dem Patienten Informationen über die Folgen einer Aspiration.
- Instruiere über Sicherheitsvorkehrungen beim Verabreichen des Essens (oral oder Sondenernährung). Vgl. PD Schlucken, beeinträchtigt.
- Bilde (wenn möglich) den Patienten/Familienangehörige aus, das Absaugen durchzuführen, vor allem wenn der Patient dauernde oder reichliche orale Sekretionen hat.
- Instruiere den Patienten/Familienmitglieder, Aktivitäten, die den intraabdominalen Druck erhöhen, zu meiden/einzuschränken (enge/einschnürende Kleidung, Zerren/Ziehen/Pressen, anstrengende Übungen).

PERSÖNLICHE NOTIZEN

ATEMVORGANG, UNGENÜGEND

Taxonomie 1R: Austauschen (1.5.1.3)

[Thematische Gliederung: Atmung]

Definition: Der Zustand, bei dem der Inspirations-und/oder Expirationsvorgang eines Menschen zu einer ungenügenden Füllung oder Entleerung der Lunge führt.

MÖGLICHE FAKTOREN

Neuromuskuläre/muskuloskeletale Beeinträchtigung

Angst

Schmerz

Wahrnehmungs-/Bewußtseinsstörung

Verminderte Kraft/Müdigkeit

[Veränderung des normalen O_2/CO_2 Verhältnisses, z. B. O_2-Therapie bei chronisch obstruktiver Lungenerkrankung (COPD)]

MERKMALE

– subjektive

Kurzatmigkeit

– objektive

Dyspnoe, Tachypnoe

Fremitus

Husten

Veränderungen der Atemtiefe, der Exkursion des Brustkorbes

Nasenflügelatmung, Gebrauch der Atemhilfsmuskulatur

Atmen mit der Lippenbremse, verlängerte Expirationsphase

Einnahme der 3-Punkte-Stellung/Kutscherstellung

Zyanose, abnorme arterielle Blutgaswerte

Vergrößerter anteroposteriorer Thoraxdurchmeßer

[Verminderte Vitalkapazität]

[Tachykardie]

PATIENTENBEZOGENE PFLEGEZIELE/ KRITERIEN ZUR EVALUATION

Der Patient

- eignet sich ein normales/wirksames Atemmuster an.

- hat weder eine Zyanose noch andere Zeichen und Symptome der Hypoxie, Blutgaswerte, die im Rahmen der normalen Werte des Patienten liegen.

- spricht aus, sich der ursächlichen Faktoren bewußt zu sein.

- zeigt angepaßte Bewältigungsformen und Veränderungen in der Lebensweise.

MASSNAHMEN

1. Pflegepriorität: Ermitteln der ursächlichen/begünstigenden Faktoren:

- Auskultiere den Thorax, um die Art der Atemgeräusche und das Vorhandensein von Sekreten festzustellen.

- Beobachte die Art des Atemvorganges: Tachypnoe, Cheyne-Stokes-Atmung, andere abweichende Atemmuster.

- Hilf mit bei Begleituntersuchungen (z. B. Schlafstudien).

- Betrachte die Röntgenbilder, um den Schweregrad der akuten/chronischen Erkrankungen zu beurteilen.

- Beachte die Laborwerte: Blutgaswerte (Sauerstoffsättigung, CO_2 Retention), Medikamentenblutspiegel und Atemfunktion (Vitalkapazität/Atemzugsvolumen).

- Achte auf Körperreaktionen; Kribbeln in den Fingern, könnte durch Hyperventilation verursacht werden.

- Ermittle begleitende Schmerzen/Unwohlsein.

2. Pflegepriorität: Schaffen von Erleichterung durch Beeinflußung der ursächlichen Faktoren:

- Verabreiche Sauerstoff in niedriger Konzentration, falls angezeigt bei Atemnot oder Zyanose.
- Sauge bei Bedarf ab.
- Hilf mit bei Bronchoskopie oder beim Einlegen einer Thoraxdrainage.
- Erhöhe den Kopfteil des Bettes soweit als nötig, um eine maximale Einatmung physisch/psychisch zu ermöglichen.
- Unterstütze den Patienten, die Situation «in den Griff» zu bekommen, durch Anleiten zu langsameren/tieferen Atemzügen und den Gebrauch der Lippenbremse.
- Bewahre eine ruhige Haltung beim Umgang mit Patient/ Bezugsperson(en).
- Unterstütze den Patienten bei der Anwendung von Entspannungstechniken.
- Befasse dich mit der Furcht/Angst des Patienten, die evtl. vorhanden ist (vgl. PD Furcht und/oder Angst).
- Laß den Patienten bei Hyperventilation in einen Sack atmen, falls angezeigt.
- Sorge für Schmerzlinderung, wenn Schmerz eine Ursache ist (vgl. PD Schmerzen [akut] oder chronisch).
- Gib Gegendruck auf den Brustkorb, falls nötig.
- Ermutige den Patienten, eine möglichst bequeme Haltung einzunehmen.
- Verabreiche bei Bedarf Schmerzmittel, um vertieftes Atmen und Aushusten zu erleichtern.
- Meide Überessen/blähende Nahrungsmittel, die zu einer Verdauungsstörung führen können.
- Mobilisiere den Patienten nach den individuellen Möglichkeiten.
- Lagere den Patienten häufig um, wenn die Immobilität eine Ursache ist.
- Sorge für den Gebrauch von Apparaten (z. B. Flaschen zum Hineinblasen, Incentive Spirometer), um die Atmung zu vertiefen.

- Überwache Respirator/Zwerchfellstimulator, Schaukelbett, Apnoe-Monitor usw., wenn neuromuskuläre Beeinträchtigungen vorhanden sind.

3. Pflegepriorität. Fördern des Wohlbefindens (Beraten/Ausbilden):

- Überprüfe Ursachen und mögliche Bewältigungsstrategien.

- Zeige bei Bedarf, wie die Atemfrequenz bewußt kontrolliert werden kann.

- Optimiere die Bemühungen durch gute Haltung und wirksamen Einsatz der Hilfsmuskulatur.

- Leite den Patienten an, Atemübungen zu erlernen: Zwerchfell-, Bauchatmung und Lippenbremse, Einatmen durch die Nase, Ausatmen durch den Mund, falls angezeigt.

- Empfiehl kräftesparende Techniken und zeitliche Einteilung von Aktivitäten.

- Instruiere die korrekte und sichere Anwendung der Sauerstofftherapie zu Hause.

- Ermutige den Patienten zu ausreichenden Ruhepausen zwischen den Selbstpflegeaktivitäten.

- Sprich über den Zusammenhang zwischen Rauchen und Atemfunktion.

- Verweise bei Bedarf auf Hilfsgruppen/Raucherentwöhnungsgruppen.

PERSÖNLICHE NOTIZEN

ENTWÖHNUNG VOM RESPIRATOR, GESTÖRTE REAKTION

Taxonomie 1R: Austauschen (1.5.1.3.2)

[Thematische Gliederung: Atmung]

> **Definition:** Der Zustand, bei dem sich der Patient nicht an das erniedrigte Leistungsniveau der künstlichen Beatmung anpassen kann, was den Entwöhnungsprozeß stört und hinauszögert.

MÖGLICHE FAKTOREN

– physische

Ungenügendes Freihalten der Atemwege

Gestörte Schlafgewohnheiten

Unzureichende Nahrungsaufnahme

Unkontrollierte Schmerzen oder Mißbehagen

[Immobilität]

[Muskelschwäche/Müdigkeit, Unfähigkeit zur Kontrolle der Atemmuskulatur]

– psychische

Wissensdefizit bezüglich Entwöhnungsprozeß und Rolle des Patienten

Vom Patienten wahrgenommene Erfolglosigkeit

Verminderte Motivation

Erniedrigtes Selbstwertgefühl

Mäßige, ausgeprägte Angst

Furcht

Hoffnungslosigkeit

Machtlosigkeit

Ungenügendes Vertrauen in die Pflegende

[Fehlende Vorbereitung auf den Entwöhnungsversuch]

– situative

Unkontrollierbarer, periodisch gesteigerter Energiebedarf

Nicht angemessenes Tempo bei der Entwöhnung

Ungenügende soziale Unterstützung

Ungünstiges Umfeld (lärmige, betriebsame Umgebung, negative Ereignisse im Zimmer, ungünstiges Verhältnis von Pflegeperson(en)/Patientenzahl, längere Abwesenheit der Pflegeperson, ungewohntes Pflegeteam)

Patient wird länger als eine Woche beatmet

Mehrere erfolglose Entwöhnungsversuche

MERKMALE

Auf das erniedrigte Leistungsniveau der künstlichen Beatmung hat der Patient eine

Geringfügige Störung

– subjektive

Das Gefühl erhöhten Sauerstoffbedarfs und zunehmender Atemnot wird geäußert

Erkundigungen über möglichen Gerätedefekt

– objektive

☆ Unruhe

☆ Geringfügig erhöhte Atemfrequenz im Vergleich zur Ausgangsfrequenz

Erhöhte Konzentration auf die Atmung

Mäßige Störung

– subjektive

Furcht

– objektive

☆ Geringfügige Zunahme von weniger als 20 mmHg Blutdruck im Vergleich zum Ausgangsblutdruck

☆ Geringfügige Zunahme von weniger als 20 Pulsschlägen/Minute im Vergleich zum Ausgangspuls

---

☆ **Hauptsächliche/entscheidende Merkmale**

☆ Atemfrequenz um weniger als 5 Atemzüge/Minute erhöht im Vergleich zur Ausgangsfrequenz

Gesteigerte Wachsamkeit

Unfähigkeit, auf Anleitung zu reagieren

Unfähigkeit zu kooperieren

Schweißsekretion

Weitgeöffnete Augen

Vermindertes inspiratorisches Atemgeräusch bei der Auskultation

Veränderungen der Hautfarbe: blaß, geringfügig zyanotisch

Leichte Betätigung der Atemhilfsmuskulatur

Ausgeprägte Störung

– objektive

☆ Erregung

☆ Verschlechterung der arteriellen Blutgase im Vergleich zu den Ausgangswerten

☆ Zunahme von mehr als 20 mmHg Blutdruck im Vergleich zum Ausgangsblutdruck

☆ Zunahme von mehr als 20 Pulsschlägen/Minute im Vergleich zum Ausgangspuls

Ausgeprägte Schweißsekretion

Maximale Betätigung der Atemhilfsmuskulatur

Oberflächliche, keuchende Atemgeräusche

Paradoxe Atmung

Keine Koordination von Spontanatmung und Beatmung

Verminderter Bewußtseinszustand

Abnorme Atemgeräusche, hörbare Bronchialsekrete

Zyanose

PATIENTENBEZOGENE PFLEGEZIELE/ KRITERIEN ZUR EVALUATION

Der Patient

- nimmt aktiv am Entwöhnungsprozeß teil.

- erlangt wieder eigenständige Atmung mit arteriellen Blutgasen im Normbereich ohne Anzeichen respiratorischen Versagens.

- zeigt zunehmende Aktivitätstoleranz/nimmt im Rahmen der eigenen Fähigkeiten an der Pflege teil.

MASSNAHMEN

1. Pflegepriorität: Erkennen der ursächlichen Faktoren/ Ausmaß der Störung:

- Ermittle körperliche Faktoren, die mit der Entwöhnung zusammenhängen, z.B. Stabilität der Vitalzeichen, Flüssigkeitshaushalt, Auftreten von Fieber/Schmerz; Nahrungszufuhr und Muskelkraft.

- Stelle die psychische Bereitschaft zu Angstgefühlen, Vorhandensein und Ausmaß der Angst fest.

- Achte, inwieweit der Patient die Entwöhnung versteht, welche Erwartungen und Sorgen vorhanden sind.

- Überprüfe Laborbefunde im Zusammenhang mit Anzahl/Unversehrtheit der roten Blutkörperchen (Sauerstofftransport) und Ernährungszustand (genügend Energie, um die Entwöhnung zu verkraften).

- Überprüfe Thoraxröntgenbefunde und arterielle Blutgasanalysen.

2. Pflegepriorität: Unterstützen des Entwöhnungsprozesses:

- Beziehe die Ernährungsberatung mit ein, um die Patientenkost so anzupassen, daß eine Überproduktion von CO_2, welches das Atemzentrum beeinflussen könnte, verhindert wird.

- Erkläre die Entwöhnungsmethoden, z.B. T-Stück, SIMV-Beatmung (Synchronised Intermittent Mandatory Ventilation), CPAP (Continuous Positive Airway

Pressure), Beatmung mit Druck. Besprich den individuellen Plan und die Erwartungen.

- Sorge für ungestörte Schlaf-/Ruhephasen. Meide stark beanspruchende therapeutische Maßnahmen/Situationen oder unnötige Aktivitäten.

- Teile die Medikamente ein, um die sedative Wirkung während der Entwöhnungsversuche auf einem Mindestmaß zu halten.

- Sorge für ein ruhiges Zimmer, einen ruhigen Umgang und die volle Aufmerksamkeit der Pflegenden.

- Involviere die Bezugsperson(en)/Familie wenn angemessen (um z. B. am Bettrand zu sitzen und als Hilfe zur Überwachung des Patientenzustandes).

- Sorge für Beschäftigungsmöglichkeiten (z. B. Fernsehen), um von der Atmung abzulenken.

- Beobachte Reaktionen auf Aktivität/Pflege während der Entwöhnung. Mache entsprechende Einschränkungen, um einen möglichen Mißerfolg im Zusammenhang mit dem erhöhten Sauerstoffbedarf zu verhüten.

- Auskultiere regelmäßig die Atemgeräusche, sauge bei Bedarf ab.

- Anerkenne die Leistungen des Patienten, und sorge für fortlaufende Ermutigung.

- Reduziere die Rückfälle auf ein Minimum. Lenke die Aufmerksamkeit des Patienten auf Besserungen und erzielte Fortschritte.

- Unterbrich die Entwöhnung regelmäßig, wenn angemessen (dem Patienten die Gelegenheit geben, die Entwöhnung zu unterbrechen). (Beispiel: Patient kann sich zu Beginn 45–50 Minuten pro Stunde «ausruhen» und dann vierstündlich auf eine 20minütige Pause steigern. Anschließend findet die Entwöhnung am Tag statt, und in der Nacht wird ausgeruht).

3. Pflegepriorität: Fördern des Wohlbefindens (Ausbilden/Beraten:

- Besprich die Auswirkung spezifischer Aktivitäten auf den Atemzustand. Biete Problemlösungsvorschläge zur Entwöhnung an.

334

- Laß den Patienten an einem Programm zur Stärkung der Atemmuskeln und zur Förderung der Kondition teilnehmen.
- Schütze den Patienten vor Infektionsquellen, z.B. durch Gesundheitskontrollen von Besuchern, Mitpatienten, Pflegeteam.

PERSÖNLICHE NOTIZEN

FREIHALTEN DER ATEMWEGE, UNGENÜGEND

Taxonomie 1R: Austauschen [1.5.1.2]

[Thematische Gliederung: Atmung]

> **Definition: Ein Zustand, bei dem ein Mensch unfähig ist, Sekrete oder Hindernisse des Respirationstraktes zu entfernen, um die Atemwege offenzuhalten.**

MÖGLICHE FAKTOREN

Tracheobronchiale Infektion, Obstruktion, Sekretion

Verminderte Kraft/Müdigkeit

Wahrnehmungs-/Bewußtseinsstörungen

Trauma

MERKMALE

– subjektive

[Äußerungen des Patienten über Atembeschwerden]

– objektive

Abnormale Atemgeräusche; Rasselgeräusche/Karcheln, Giemen [Stridor]

Veränderungen der Atemfrequenz oder -tiefe

Tachypnoe

Husten, wirksam oder unwirksam, mit oder ohne Sputum

Zyanose

Dyspnoe

[Apnoe]

[Furcht, Angst, Unruhe]

[Gebrauch der Atemhilfsmuskulatur]

[Erstickungsanfälle oder sonstige geräuschvolle Atmung]

PATIENTENBEZOGENE PFLEGEZIELE/ KRITERIEN ZUR EVALUATION

Der Patient

- hat freie Atemwege.
- kann die Sekrete leicht aushusten/entfernen.
- zeigt keine/verminderte Anschoppung von Sekreten mit normaler und freier Atmung.
- spricht aus, Ursache(n) und Therapie zu verstehen.
- zeigt Verhaltensweisen, um das Freihalten der Atemwege zu verbessern.
- nimmt teil an der Behandlung, im Rahmen der Möglichkeiten/ Situation.
- erkennt mögliche Komplikationen und ergreift entsprechende Maßnahmen.

MASSNAHMEN

1. Pflegepriorität. Ausreichendes Offenhalten der Atemwege:

- Erkenne ursächliche/begünstigende Faktoren. Hilf mit bei Untersuchungen (z. B. Schlafstudien).
- Lagere den Kopf in mittlerer Position und angepaßter Neigung entsprechend dem Alter/Zustand.
- Naso/tracheales/orales Absaugen bei Bedarf, um die Atemwege freizuhalten.
- Erhöhe den Kopfteil des Bettes/wechsle die Lage alle 2 Stunden oder nach Bedarf, um durch die Schwerkraft den Druck auf das Zwerchfell zu vermindern.
- Setze mit Vorsicht einen oralen Tubus ein, wenn die anatomische Lage der Zunge nicht beibehalten werden kann.
- Leiste Mithilfe bei Maßnahmen, die zum Eröffnen/ Offenhalten der Atemwege dienen (z. B. Bronchoskopie, Tracheostomie).
- Halte die Umgebung entsprechend der individuellen Situation allergenfrei (z. B. Staub, Daunenkissen, Rauch).

2. Pflegepriorität. Mobilisieren des Sekrets:

- Fördere Atem-/Hustenübungen; steigere die Wirksamkeit auf ein Höchstmaß durch Stützen des Thorax und Gegendruck auf die Wunde.
- Verabreiche Schmerzmittel nach Verordnung, um das Aushusten zu erleichtern (Achtung: Überdosierung kann Atmung und Aushusten vermindern).
- Gib Expektorantien/Bronchodilatatoren nach Verordnung.
- Erhöhe die Flüssigkeitszufuhr auf mindestens 2000 ml/24h unter Berücksichtigung der Leistungsgrenze des Herzens (evtl. intravenöse Zufuhr). Überwache den Patienten auf Zeichen/Symptome der Herzinsuffizienz (Karcheln, Ödeme, Gewichtszunahme).
- Fördere das Trinken von warmen anstatt kalten Getränken.
- Sorge, falls nötig, für eine zusätzliche Befeuchtung (Kalt-, Warmluftbefeuchter).
- Sorge für eine Lagedrainage und Abklopfen, Asthmatiker ausgenommen.
- Leite den Patienten bei Atemtherapien an. (Intermittent Positive Pressure Breathing (IPPB), Flaschenblasen, Incentive Spirometer).
- Unterstütze das Reduzieren/Aufgeben des Rauchens, um den Wiederaufbau der Flimmerhaare zu ermöglichen.
- Rate ab von ölhaltigen Nasentropfen, um eine Aspiration zu vermeiden.

3. Pflegepriorität: Ermitteln von Veränderungen, erkennen von Komplikationen:

- Auskultiere die Atemgeräusche und beobachte die Atembewegungen.
- Überwache die Vitalzeichen, beobachte Blutdruck- und Pulsveränderungen.
- Achte auf Zeichen der Atemnot (Erhöhung der Atemfrequenz, Unruhe/Angst, Einsatz der Atemhilfsmuskulatur).

338

- Beurteile Veränderungen der Schlafgewohnheiten, Schläfrigkeit während des Tages.
- Beobachte die Wirkung der medikamentösen Therapie und/oder das Auftreten von Nebenwirkungen (Antibiotika, Steroide, Expektorantien, Bronchodilatatoren).
- Beobachte Zeichen/Symptome einer Infektion (Fieber, Atemnot, Veränderungen der Farbe, Menge und Beschaffenheit des Sputums). Besorge eine Sputumprobe, vorzugsweise vor Beginn der Antibiotikatherapie.
- Vergleiche regelmäßig arterielle Blutgasanalysen/Röntgenbilder.
- Achte auf Zeichen einer Besserung.

4. Pflegepriorität: Fördern des Wohlbefindens (Beraten/Ausbilden):

- Ermittle den Wissensstand des Patienten über begünstigende Ursachen, Behandlung, spezifische Medikamente und therapeutische Maßnahmen.
- Informiere den Patienten über die Notwendigkeit, das Sputum auszuhusten und auszuspucken, anstatt es hinunterzuschlucken, und dabei Veränderungen der Farbe und Menge zu beachten.
- Demonstriere die Lippenbremse oder Zwerchfallatmung, falls angezeigt.
- Instruiere präoperativ Atemübungen, Aushusten, den Einsatz von Apparaten (z. B. IBBP oder Incentive Spirometer], die angewendet werden müssen.
- Gib Gelegenheit zu Ruhepausen; begrenze die Aktivitäten auf das Notwendigste.
- Verweise auf Hilfsgruppen/-organisationen (z. B. Raucherentwöhnungsgruppen, Beratungsstellen zur Gewichtsreduktion).
- Instruiere den Gebrauch von nächtlicher Ausatmungsbremse (IPPB) für die Behandlung von Schlaf-Apnoe.

PERSÖNLICHE NOTIZEN

GASAUSTAUSCH, BEEINTRÄCHTIGT

Taxonomie 1R: Austauschen (1.5.1.1)

[Thematische Gliederung: Atmung]

Definition: Der Zustand, bei dem die Passage von Sauerstoff und/oder Kohlendioxid zwischen den Alveolen der Lunge und dem Gefäßsystem vermindert ist. [Dies kann eine Sache für sich, oder auch das Endergebnis anderer pathologischer Vorgänge sein, die mit dem Freihalten der Atemwege und/oder anderen Atmungsproblemen zusammenhängen].

MÖGLICHE FAKTOREN

Gestörtes Verhältnis zwischen Ventilation und Perfusion

[Veränderter Blutstrom (z.B. Lungenembolie, erhöhter Gefäßwiderstand)]

[Alveolär-kapilläre Veränderungen an den Membranen (z.B. Akutes respiratorisches Distreßsyndrom = ARDS); chronische Zustände wie z.B. bei Pneumokoniose, Asbestose/Silikose]

[Veränderte Sauerstoffzufuhr (z.B. bei Höhenkrankheit)]

[Veränderte Sauerstoffbindungskapazität des Blutes (z.B. bei Sichelzell/anderer Anämie, Kohlenmonoxidvergiftung)

MERKMALE

– subjektive

[Dyspnoe]

[Gefühl von unmittelbarer Bedrohung]

340

– objektive

Verwirrung

Unruhe

Unfähigkeit, Sektrete auszuhusten

Hypoxie

Somnolenz

Reizbarkeit

Hyperkapnie

[Zyanose]

[Tachykardie]

[Polyzythämie]

PATIENTENBEZOGENE PFLEGEZIELE/ KRITERIEN ZUR EVALUATION

Der Patient

- zeigt eine verbesserte Ventilation und ausreichende Sauerstoffversorgung des Gewebes, belegt durch arterielle Blutgase im Rahmen der normalen Werte des Patienten; weist keine Symptome eines beeinträchtigten Gasaustausches (vgl. Merkmale) auf.

- spricht aus, die ursächlichen Faktoren und entsprechende Maßnahmen zu verstehen.

- beteiligt sich im Rahmen der Möglichkeiten/Situation an der Behandlung (z. B. wirksames Aushusten, Sauerstofftherapie).

MASSNAHMEN

1. Pflegepriorität: Ermitteln der ursächlichen/begünstigenden Faktoren:

- Beachte, ob ursächliche/begünstigende Faktoren vorhanden sind. Vgl. PD Freihalten der Atemwege, ungenügend und Atemvorgang, ungenügend.

2. Pflegepriorität: Ermitteln des Ausmaßes der Beeinträchtigung:

- Beobachte Atemfrequenz, Gebrauch der Atemhilfsmuskulatur, Lippenbremse und typische Zyanosegebiete (z. B. Nagelbett, Lippen oder generell aschgraue Farbe).
- Auskultiere Atemgeräusche, beachte sowohl Gebiete mit vermindertem Atemgeräusch, wie auch Fremitus.
- Ermittle den quantitativen und qualitativen Bewußtseinszustand. Achte auf Zeichen der Somnolenz, Klagen über Kopfschmerzen beim Aufstehen.
- Überwache Vitalzeichen und Herzrhythmus.
- Verwende die Oxymetrieresultate zur Festlegung der Sauerstoffgabe; beurteile die Ateminsuffizienz anhand der Vitalkapazität.
- Kontrolliere Untersuchungsergebnisse wie arterielle Blutgasanalyse, Blutbild; Thoraxröntgenbilder.
- Ermittle die Aktivitätstoleranz.
- Ermittle die Auswirkung der Krankheit auf das Selbstwertgefühl/Körperbild.

3. Pflegepriorität: Beheben/vermindern vorhandener Störungen:

- Halte die Atemwege frei, erhöhe den Kopfteil des Bettes/lagere den Patienten korrekt. Falls angezeigt, sauge Sekret ab und sorge für Hilfsmittel, um die Atmung zu erleichtern.
- Sorge für optimale Ausdehnung des Brustkorbes und Abfluß des Sekretes durch häufigen Lagewechsel. Fordere den Patienten auf, tief durchzuatmen und auszuhusten; benutze bei Bedarf IPPB, Incentive Spirometer, Physiotherapie usw.
- Sorge für angepaßte Sauerstoffzufuhr, wenn es aufgrund von Laborresultaten und Symptomen des Patienten angezeigt ist.
- Sorge für eine ausreichende Flüssigkeitsbilanz, um die Mobilisation der Sekrete zu erleichtern, vermeide jedoch eine Überwässerung.

- Wende Beruhigungsmittel vorsichtig an zur Vermeidung einer Atemdepression.
- Sorge für angemessene Ruhe-/Aktivitätsphasen entsprechend den Möglichkeiten des Patienten. Sorge für eine ruhige/erholsame Umgebung.
- Unterstütze den Patienten, indem Du Dir seine Fragen/Sorgen anhörst.
- Verabreiche verordnete Medikamente (z. B. Kortikosteroide, Antibiotika, Bronchodilatatoren, Expektorantien, Heparin).
- Überwache die Wirkungen/Nebenwirkungen der medikamentösen Therapie.
- Mindere den Blutverlust bei Untersuchungen auf ein Mindestmaß (z. B. Blutentnahmen, Hämodialyse usw.).
- Hilf mit bei Untersuchungen/Therapien (z. B. Transfusion, Phlebotomie, Bronchoskopie).
- Bei Gebrauch von Respiratoren überwache die Beatmung, bzw. verändere die Einstellung der Geräte (z. B. FIO_2, Atemzugsvolumen, Ein-/Ausatmungsfrequenz, Seufzer, PEEP usw.) entsprechend den aktuellen Werten.
- Halte die Umgebung allergen-/pollenfrei.

4. Pflegepriorität: Fördern des Wohlbefindens (Beraten/Ausbilden):

- Überprüfe Risikofaktoren, besonders im Zusammenhang mit Umwelt-/Arbeitsbedingungen.
- Besprich die Auswirkungen des Rauchens im Zusammenhang mit der Erkrankung.
- Ermutige den Patienten und Bezugsperson(en), das Rauchen aufzugeben und an Entwöhnungsprogrammen teilzunehmen.
- Erkläre, weshalb Allergietests angezeigt sind.
- Besprich die individuelle medikamentöse Therapie und Möglichkeiten, mit Nebenwirkungen umzugehen.
- Instruiere bei Bedarf Entspannungs-, streßreduzierende Techniken.

343

- Betone die Notwendigkeit angemessener Ruhe, ermutige den Patienten aber gleichzeitig zur Aktivität im Rahmen seiner Möglichkeiten.
- Veranlasse, wenn erforderlich, die Abklärung für den beruflichen Wiedereinstieg/Umschulung.
- Sorge bei Bedarf für Sauerstofftherapie/Sicherheit zu Hause.

PERSÖNLICHE NOTIZEN

SPONTANATMUNG, UNGENÜGEND

Taxonomie 1R: Austauschen (1.5.1.3.1)

[Thematische Gliederung: Atmung]

Definition: Der Zustand in dem der Körper bei verminderten Energiereserven so reagiert, daß der Betroffene unfähig ist, eine lebenssichernde Atmung aufrechtzuerhalten.

MÖGLICHE FAKTOREN

Metabolische Faktoren

Schwäche der Atemmuskulatur

MERKMALE

– subjektive

☆ Dyspnoe

Angst

– objektive

☆ Erhöhte Stoffwechselrate

☆ Zunehmende Unruhe

Zunehmende Betätigung der Atemhilfsmuskulatur

Vermindertes Atemzugvolumen

Tachykardie

Erniedrigter PO_2

Erhöhter PCO_2

Beeinträchtigte Kooperation

Niedrige Sauerstoffsättigung

☆ **Hauptsächliche/entscheidende Merkmale**

PATIENTENBEZOGENE PFLEGEZIELE/ KRITERIEN ZUR EVALUATION

Der Patient

- erlangt wieder/hält ein mit Hilfe der künstlichen Beatmung wirksames Atemmuster aufrecht ohne Atelektasen/Betätigung der Atemhilfsmuskulatur, Zyanose und weitere Zeichen einer Hypoxie. Die Werte der arteriellen Blutgasanalyse/SO_2 sind in einem annehmbaren Bereich.

- nimmt der individuellen Fähigkeit entsprechend an der Entwöhnung teil.

Die Pflegeperson

- gewährleistet die notwendige Überwachung, um die Atemfunktion aufrechtzuerhalten.

MASSNAHMEN

1. Pflegepriorität: Ermitteln des Ausmaßes der Beeinträchtigung:

- Ermittle die Ursachen des respiratorischen Versagens, um die Fähigkeiten des Patienten, den Bedarf an mechanischer Ventilation, die geeignetste Beatmungsmöglichkeit zu bestimmen.

- Ermittle das Atemmuster bei Spontanatmung. Beobachte Atemfrequenz, Atemtiefe, Symmetrie der Brustkorbbewegungen, Betätigung der Atemhilfsmuskulatur.

- Auskultiere die Atemgeräusche. Beobachte, wo sie vorhanden/nicht vorhanden sind und ob sie gleichmäßig oder unregelmäßig sind.

- Führe arterielle Blutgasanalysen durch, und ermittle die Lungenfunktionswerte bei Bedarf/nach Verordnung.

- Überprüfe die Röntgenbefunde.

- Beobachte die Wirkung der Atemtherapie (z. B. Bronchodilatatoren, Sauerstoffzufuhr, intermittierende Überdruckbeatmung (IPPB).

346

2. Pflegepriorität: Überwachen der Beatmung:

- Beobachte das Atemmuster. Achte auf Atemfrequenz, unterscheide zwischen Spontanatemzügen und kontrollierter Beatmung durch den Respirator.

- Verabreiche Sedativa nach Bedarf, um die Atemzüge zu synchronisieren und Atemarbeit/Energieverbrauch zu reduzieren.

- Zähle die Atemzüge des Patienten während einer ganzen Minute aus, und vergleiche mit der erwünschten/eingestellten Frequenz des Respirators.

- Stelle sicher, daß die Atemzüge des Patienten mit dem Respirator koordiniert sind.

- Blase den Cuff des trachealen/endotrachealen Tubus korrekt auf unter Anwendung der «minimal leak/occlusive technique» (oder des Manometers). Kontrolliere vier- bis sechsmal stündlich den Druck im Cuff sowie bei Cuffentlastung/Neuauffüllung.

- Kontrolliere, ob der Tubus verlegt oder verstopft ist, z. B. bei Abknickung oder Sekretansammlung. Sauge bei Bedarf ab, vermeide die Verwendung eines Mandrains.

- Kontrolliere die Alarmvorrichtungen des Respirators. Stelle diese niemals ab, auch nicht während des Absaugens. Entferne den Respirator, und führe die manuelle Beutelbeatmung durch, wenn die Ursache des Alarms nicht rechtzeitig erkannt und behoben werden kann. Vergewissere Dich, daß die Warnsignale auch im Stationszimmer gehört werden können.

- Führe regelmäßige Kontrollen der eingestellten Parameter am Respirator durch. Passe diese bei Bedarf wieder entsprechend der primären Erkrankung des Patienten und den diagnostischen Befunden an.

- Vergewissere dich, daß die Sauerstoffleitung mit der richtigen Quelle verbunden ist. Führe regelmäßige Kontrollen der Sauerstoffkonzentration (in der Inspirationsluft) durch.

- Achte auf das Atemzugsvolumen (10–15ml/kg Körpergewicht). Überprüfe die korrekte Funktion des Spirometers, des Beatmungsbeutels oder der Computerausdrucke der Lungenvolumina. Achte auf Abweichungen der erwünschten Lungenvolumina, um eine Veränderung der Compliance oder ein Geräteleck/eine fehlende Abdichtung des Cuffs zu erfassen.

- Kontrolliere die Beatmungsdrücke zur Erfassung auftretender Komplikationen/technischer Probleme.
- Überwache das Verhältnis von Inspirations- und Expirationsphase.
- Fördere die maximale Beatmung der Alveolen; kontrolliere die Intervalle bei der intermittierenden Beatmung mit erhöhtem Atemzugsvolumen («Seufzer», normalerweise das 1½ bis 2fache des Atemzugsvolumens).
- Achte auf Befeuchtung und Anwärmung der Inspirationsluft; halte die Befeuchtung zur Verflüssigung der Sekrete aufrecht.
- Auskultiere regelmäßig die Atemgeräusche. Achte auf rasselnde und brodelnde Geräusche, die sich auch bei Husten/Absaugen nicht beheben lassen und auf mögliche Komplikationen (Atelektasen, Pneumonie, akuter Bronchospasmus, Lungenödem) hinweisen können.
- Sauge bei Bedarf ab, um Sekretansammlungen zu entfernen.
- Beobachte Veränderungen der Thoraxsymmetrie, die auf eine falsche Lage der Kanüle und Auftreten eines Barotraumas hinweisen können.
- Bewahre einen Beatmungsbeutel in Reichweite auf. Führe, wenn angezeigt, die manuelle Beutelbeatmung durch (Patient wird z.B. für das Absaugen oder zur Störungssuche bei technischen Problemen vom Respirator abgehängt).

3. Pflegepriorität: Vorbereiten/assistieren bei der Entwöhnung vom Respirator, wenn angezeigt:

- Ermittle die körperliche/psychische Bereitschaft zur Entwöhnung.
- Erkläre Vorgehen/Methoden, individuellen Plan und Erwartungen bei der Entwöhnung.
- Erhöhe den Kopfteil des Bettes oder plaziere, wenn möglich, den Patienten in einen orthopädischen Stuhl.

348

- Unterstütze den Patienten, die «Atemkontrolle» zu übernehmen bei Entwöhnungsversuchen/Beatmungsunterbrüchen während einer therapeutischen Maßnahme/Aktivität.

- Übe mit dem Patienten, langsam und tief durchzuatmen, die Bauchatmung/Lippenbremse einzusetzen, eine bequeme Haltung einzunehmen und Entspannungstechniken anzuwenden, um die Atemfunktion auf ein Höchstmaß zu verbessern.

- Unterstütze den Patienten beim Einüben wirksamer Hustentechnik und Sekretlösung/-entfernung.

- Sorge für eine ruhige Umgebung. Schenke dem Patienten deine volle Aufmerksamkeit.

- Involviere die Bezugsperson(en)/Familie, wenn angezeigt.

- Sorge für Beschäftigungsmöglichkeiten.

- Ermutige den Patienten fortlaufend, und anerkenne seine Leistungen.

4. Pflegepriorität: Vorbereiten zur Entlassung mit dem Respirator, wenn angezeigt:

- Erstelle einen Entlassungsplan (z. B. Rückkehr nach Hause, kurzfristiger/längerfristiger Aufenthalt in einem Langzeitpflegeheim).

- Bestimme die spezifischen Bedürfnisse bezüglich Geräteanschaffung.

- Überprüfe die Anordnung der Räume unter Berücksichtigung der Zimmergröße und Zugänge, des Standortes von Möbeln und der elektrischen Anschlüsse. Empfiehl entsprechende Veränderungen.

- Beschaffe Nichtrauchertafeln, die angebracht werden müssen. Lege den Familienmitgliedern nahe, nicht zu rauchen.

- Weise die Bezugsperson(en)/Familie an, dem Gas- und Elektrizitätswerk und der Feuerwehr bekanntzugeben, daß ein Respirator im Haus in Betrieb ist.

- Stelle Ressourcen für die Gerätebeschaffung fest, und organisiere die Lieferung vor der Entlassung des Patienten.

- Überprüfe und beschaffe Literatur zur korrekten Bedienung, Wartung und Sicherheit des Respirators.
- Demonstriere Trachealtoilette und Kanülenpflege.
- Sorge für genügend Übungsgelegenheiten mit Bezugsperson(en)/Familie.
- Gib positive Rückmeldungen und Anerkennung für den Einsatz der Bezugsperson(en)/Familie.
- Erstelle eine Liste mit Namen und Telefonnummern ausgewählter Kontaktpersonen.
- Bestimme Zeichen/Symptome, die eine sofortige medizinische Intervention erfordern.

5. Pflegepriorität: Fördern des Wohlbefindens (Ausbilden/Beraten):

- Besprich die Auswirkungen spezifischer Aktivitäten auf den Atemzustand. Biete Problemlösungsmöglichkeiten zur Entwöhnung an.
- Laß den Patienten an einem Programm zur Stärkung der Atemmuskeln und zur Förderung der Kondition teilnehmen.
- Schütze den Patienten vor Infektionsquellen, z. B. durch Gesundheitskontrollen von Besuchern, Mitpatienten, Pflegeteam.
- Empfiehl die Teilnahme an einer Hilfsgruppe; stelle Personen mit ähnlichen Problemen vor.
- Rate den Pflegepersonen, sich Erholungszeiten zu gönnen und das persönliche Wohlbefinden nicht zu vernachlässigen.

PERSÖNLICHE NOTIZEN

ERSTICKUNGSGEFAHR

Taxonomie 1R: Austauschen (1.6.1.1)

[Thematische Gliederung: Sicherheit]

Definition: **Erhöhtes Risiko einer Erstickung (ungenügendes Luftangebot zur Atmung).**

RISIKOFAKTOREN

Innere (Individuelle)

Vermindertes Riechvermögen

Verminderte motorische Fähigkeiten

Mangelhafte Sicherheitserziehung; Vorsichtsmaßnahmen

Kognitive oder emotionale Schwierigkeiten [z. B. veränderter Bewußtseinszustand]

Krankheit oder Verletzung

Äußere [Umweltbedingte]

Kissen/Saugflasche im Bett eines Säuglings

Schnuller um den Hals eines Säuglings gehängt

Kinder, die mit Plastiksäcken spielen oder kleine Objekte in Mund oder Nase stecken

Unbeaufsichtigte Kinder in Badewannen oder Schwimmbädern

Ausrangierte oder unbenutzte Kühlschränke/Tiefkühler mit Türen

Automotor laufen lassen in geschlossener Garage

Gaslecks in Haushalt/Wohnwagen

Rauchen im Bett

Benutzung von Ölheizungen ohne Abluftvorrichtung

Niedrige Wäscheleine

Schlucken von großen Bissen

ANMERKUNG: Eine potentielle Diagnose kann nicht durch Zeichen und Symptome belegt werden, da das Problem noch nicht aufgetreten ist und die Pflegemaßnahmen die Prävention bezwecken.

PATIENTENBEZOGENE PFLEGEZIELE/ KRITERIEN ZUR EVALUATION

Der Patient

- spricht Kenntnisse über Umweltgefahren aus.
- nennt Maßnahmen, die der Situation entsprechen.
- verbessert/vermeidet gefährliche Situationen, um einer Erstickung vorzubeugen.
- kann die Technik der Herz- und Lungenwiederbelebung (CPR) ausführen.

MASSNAHMEN

1. Pflegepriorität: Ermitteln der ursächlichen/begünstigenden Faktoren:

- Beachte, ob innere/äußere Faktoren die individuelle Situation beeinflußen, z.B. Krampfanfälle, ungenügende Beaufsichtigung von Kleinkindern, bewußtlose Patienten.
- Ermittle die Kenntnisse der Patienten/Bezugsperson(en) über Sicherheitsfaktoren/Risiken, die in ihrer Umwelt vorhanden sind.
- Erfasse den neurologischen Status und beachte Faktoren, welche die Atemwege beeinträchtigen oder Schluckbeschwerden hervorrufen können (z.B. Schlaganfall, zerebrale Lähmungserscheinungen (CP), Multiple Sklerose).
- Achte auf Klagen über Schlafstörungen und Müdigkeit, die auf eine Schlafapnoe (Obstruktion der Atemwege) hindeuten können.
- Ermittle, ob die Epilepsie unter Kontrolle ist.
- Stelle die Motivation der Patienten/Bezugsperson(en)

fest, Sicherheitsrisiken auszuschalten und die individuelle Situation zu verbessern.

2. Pflegepriorität. Ausschalten/Vermindern der Risikofaktoren:

- Beachte Sicherheitsmaßnahmen, z. B. Epilepsie, um Verletzungen zu verhüten/reduzieren.

- Halte die Atemwege eines bewußtlosen Patienten offen durch korrekte Lagerung, Absaugen, Gebrauch von entsprechenden Hilfsmitteln (u. U. ist eine Tracheotomie notwendig).

- Sorge für entsprechende Kost, welche die Schluckbeschwerden und den Bewußtseinszustand berücksichtigt.

- Überwache die medikamentöse Therapie (z. B. Antikonvulsiva, Sedativa).

- Sprich mit dem Patienten/Bezugsperson(en) über erkannte Sicherheitsrisiken und Methoden zur Problemlösung.

3. Pflegepriorität: Fördern des Wohlbefindens (Beraten/Ausbilden):

- Überprüfe die erkannten Sicherheitsrisiken und Methoden zu ihrer Behebung.

- Plane der Situation entsprechende Maßnahmen, um Verletzungen längerfristig zu vermeiden.

- Besprich mit dem Patienten die Wichtigkeit, Speisen vor dem Schlucken vorsichtig zu kauen, kleine Bissen zu sich zu nehmen und vorsichtshalber während des Essens/Trinkens nicht zu sprechen.

- Sei dir bewußt, daß Alkohol-/Nahrungsaufnahme den Muskeltonus und das Urteilsvermögen verändern können.

- Betone die Wichtigkeit, bei beginnendem Würgen Hilfe anzufordern; anstatt vom Tisch wegzugehen; ruhig zu bleiben und auf den Hals zu deuten.

- Empfiehl Erste-Hilfe-Kurse zur Erlernung der Methoden zur CPR (Herz-Lungen-Wiederbelebung) und des Heimlich-Handgriffs, um blockierte Atemwege freizumachen.

- Empfiehl, Hinweise auf Verpackungen zu beachten und Sicherheitsrisiken zu erkennen (z. B. Spielsachen mit kleinen Teilen).
- Setze dich ein für die Sicherheit von Schwimmbädern, für Rettungsschwimmen und den Gebrauch geprüfter Schwimmausrüstungen.
- Vgl. PD Freihalten der Atemwege, ungenügend; Schlafgewohnheiten, gestört; elterliche Pflege, Veränderung.

PERSÖNLICHE NOTIZEN

GESUNDHEITSVERHALTEN, VERÄNDERT

Taxonomie 1R: Sich bewegen (6.4.2)

[Thematische Gliederung: Sicherheit]

> **Definition: Unfähigkeit zu erkennen, wie die Gesundheit aufrechterhalten wird und/oder wann Hilfe aufgesucht werden muß. [Diese Diagnose enthält Bestandteile anderer Pflegediagnosen. Falls ein einzelner Faktor auf eine andere Pflegediagnose hinweist (z. B. Wissensdefizit; Kommunikation, verbal, beeinträchtigt; Denkprozesse, verändert; Bewältigungsformen, unwirksam), empfehlen wir, die Diagnose «verändertes Gesundheitsverhalten» im Zusammenhang mit der Grunddiagnose zu verwenden].**

MÖGLICHE FAKTOREN

Fehlende oder veränderte Kommunikationsfähigkeit (schriftlich, verbal und/oder averbal)

Beeinträchtigte Entwicklung

Mangelnde Fähigkeit, bewußte und überlegte Urteile zu fällen

Wahrnehmungs-/Denkstörung (vollständiger oder partieller Verlust der grob- und/oder feinmotorischen Fertigkeiten)

Unwirksame individuelle Bewältigungsformen, nicht angemeßenes Trauern

Unwirksame Bewältigungsformen in der Familie; seelische Not, die hindernd wirkt

Fehlende materielle Ressourcen

MERKMALE

– subjektive

Zeigt Desinteresse, das Gesundheitsverhalten zu verbessern

Mangel an entsprechendem Material/Ausrüstung, finanziellen Mitteln und/oder anderen Ressourcen

Beeinträchtigtes persönliches Unterstützungssystem

– objektive

Erwiesener Mangel an Wissen in Bezug auf Grundregeln der Gesundheit

Mitgeteilte oder beobachtete Unfähigkeit, die Verantwortung für die Gesundheitserhaltung in einem oder allen Lebensbereichen zu übernehmen.

Mangelnde Anpassung an Umgebungsveränderungen

Mangelndes Gesundheitsverhalten in der Vorgeschichte

PATIENTENBEZOGENE PFLEGEZIELE/ KRITERIEN ZUR EVALUATION

Der Patient

- übernimmt wenn möglich die Eigenverantwortung für die Gesundheitserhaltung.
- spricht aus, die Faktoren, welche die aktuelle Situation beeinflussen, zu verstehen.
- verändert die Lebensweise, um die individuellen Ziele der Gesundheitserhaltung zu erreichen.
- Die Familienmitglieder/Bezugsperson(en) sprechen aus, die gegenwärtige Situation bewältigen zu können.

MASSNAHMEN

1. Pflegepriorität: Ermitteln der ursächlichen/begünstigenden Faktoren:

- Ermittle den Grad der Abhängigkeit/Unabhängigkeit (z. B. vollständig, teilweise abhängig, relativ unabhängig).

356

- Beachte, ob es sich um eine fortschreitende Erkrankung/ein langfristiges Gesundheitsproblem und/oder akute Verschlimmerung oder Komplikation einer chronischen Krankheit handelt.

- Achte auf Einnahme/Mißbrauch (z.B. von Alkohol, Betäubungsmitteln).

- Beachte kürzlich aufgetretene Veränderungen in der Lebenssituation (z.B. ein Mann, der nach dem Tod seiner Gattin nicht in der Lage ist, für seine eigene Gesundheit und die Gesundheit seiner Familie zu sorgen).

- Beachte, in welcher Umgebung der Patient lebt (z.B. Langzeitpflegeheim, ans Haus gebunden, obdachlos).

- Ermittle Kommunikationsvermögen/-fähigkeit und/oder Bedarf einer Bezugsperson/eines Dolmetschers.

- Ermittle den Grad der Anpassung, des Wissens und der Fertigkeiten zur Gesunderhaltung unter Beachtung von Sicherheits- und Umgebungsfaktoren.

- Ermittle den Fähigkeitsgrad zur Aufrechterhaltung der Gesundheit sowie zur persönlichen Pflege in Bezug auf die Lebensaktivitäten.

- Beurteile das Umfeld, um festzustellen, welche individuellen Anpassungen notwendig sind.

- Ermittle entwicklungsbedingte Behinderungen.

- Beachte, wie der Patient professionelle Dienstleistungen in Anspruch nimmt (z.B. angemessen oder nicht angemessen).

- Ermittle das Wissen des Patienten über vorhandene Ressourcen und seine Motivation, diese in Anspruch zu nehmen.

2. Pflegepriorität: Unterstützen des Patienten, das gewünschte Gesundheitsverhalten zu erreichen:

- Unterstütze den Patienten/Bezugsperson(en), Selbstpflegedefizite zu erkennen.

- Sorge für einen Beistand, wenn das soziale Netz fehlt.

357

- Plane gemeinsam mit dem Patienten die Selbstpflege bei den Lebensaktivitäten unter Berücksichtigung bestehender Behinderungen.

- Unterstütze den Patienten, die normalen Gesundheitsgewohnheiten aufrechtzuerhalten in Zeiten des Wohlbefindens oder während fortschreitender chronischer Erkrankung/langfristigen gesundheitlichen Problemen.

- Nimm dir Zeit, den Sorgen des Patienten/Bezugsperson(en) zuzuhören.

- Fördere die Sozialisation und erhalte die persönliche Anteilnahme, falls angezeigt, um eine Regression zu verhindern.

- Fördere und koordiniere die Zusammenarbeit zwischen dem Pflegeteam im Spital und in der Gemeinde.

- Arbeite mit spezialisierten Stellen zusammen (z. B. Tbc-Liga, Psychologische Dienste, Stoma-Beratung, Krebsliga, Ernährungsberatung, Drogenberatung).

- Überprüfe das Einhalten der medizinischen Therapie.

3. Pflegepriorität: Fördern des Wohlbefindens (Beraten/Ausbilden):

- Verhilf dem Patienten zu Informationen über notwendige individuelle Gesundheitspflege.

- Hilf dem Patienten/Bezugsperson(en), einen Pflegeplan zu entwickeln, der es ermöglicht, den Patienten zu Hause zu pflegen.

- Unterstütze den Patienten/Bezugsperson(en), Fähigkeiten zu entwickeln, mit Streß umzugehen und sich an einem entsprechenden Training zu beteiligen.

- Erkenne Zeichen und Symptome, die weitere Beurteilung und Nachbetreuung erfordern.

- Verweise bei Bedarf an Hilfsorganisationen (z. B. Haushalthilfe, Heimpflege, Elternberatung, Rotes Kreuz, Mahlzeitendienst, Gemeindepflege, Pro Senectute und weitere Beratungsstellen für das Alter, Caritas, Anonyme Alkoholiker).

358

- Verweise bei finanziellen/rechtlichen/Unterkunftsproblemen auf soziale Dienststellen.
- Unterstütze die Begleitung zu Hause/im Hospiz (z. B. bei Patienten mit terminaler Krankheit).

PERSÖNLICHE NOTIZEN

GEWALTTÄTIGKEIT, POTENTIELL: GEGEN SICH ODER ANDERE

Taxonomie 1R: Fühlen (9.2.2)

[Thematische Gliederung: Sicherheit]

Definition: Der Zustand, bei dem ein Mensch Verhaltensweisen erlebt, die eine körperliche Gefahr für ihn selbst oder andere darstellen. [Die «Verletzung» kann von Vernachlässigung bis zu Mißhandlung oder gar Tod reichen und sowohl psychischer wie physischer Natur sein].

MÖGLICHE FAKTOREN

Asozialer Charakter

Katatonischer/manischer Erregungszustand

Panische Zustände, Zornausbrüche

Suizidales Verhalten

Toxische Reaktionen auf Medikamente [einschließlich illegaler Suchtmittel/Alkohol]

Geschlagene Frauen [Mißhandlung durch Ehepartner]; Kindsmißhandlung

Organisches Hirnsyndrom; Temporallappenepilepsie

[Negatives Vorbild]

[Entwicklungskrise]

[Hormonelle Störung (z.B. Postmenopausesyndrom, postpartale Depression/Psychose)]

RISIKOFAKTOREN

Körpersprache (geballte Fäuste, gespannter Gesichtsausdruck, angespannte Körperhaltung, allgemeine Angespanntheit, die auf intensives Bemühen um Selbstkontrolle hinweisen)

360

Offene und aggressive Handlungen (gezielte Zerstörung von Gegenständen im unmittelbaren Umfeld)

Selbstzerstörerisches Verhalten und/oder aktive aggressive suizidale Handlungen

Feindselige bedrohliche Äußerungen (Prahlen über Mißhandlungen von anderen Personen)

Erhöhte motorische Aktivität (auf und ab gehen, Aufregung, Reizbarkeit, Erregung)

Besitz von destruktiven Gegenständen (Gewehr, Messer, Waffe)

Verdächtigungen, paranoide Ideen, Wahnvorstellungen, Halluzinationen

Suchtmittelkonsum oder -entzug

Rage

[Äußert Absicht/Wunsch, sich selbst oder anderen direkt oder indirekt Schaden zuzufügen]

WEITERE MÖGLICHE MERKMALE

Unfähigkeit, Gefühle in Worte zu fassen

Provokatives Verhalten (streitsüchtig, unzufrieden, übertriebene Reaktionen, überempfindlich)

Furcht vor sich selbst oder anderen

Verletzliches Selbstwertgefühl

Zorn

Wiederholung von Äußerungen (dauernde Klagen, Bitten und Forderungen)

Erhöhter Angstzustand

Depression (aktive, aggressive, suizidale Handlungen)

ANMERKUNG: Eine potentielle Diagnose kann nicht durch Zeichen und Symptome belegt werden, da das Problem noch nicht aufgetreten ist und die Pflegemaßnahmen die Prävention bezwecken.

PATIENTENBEZOGENE PFLEGEZIELE/ KRITERIEN ZUR EVALUATION

Der Patient

- ist sich der Realität der Situation bewußt.

- spricht aus, zu verstehen, weshalb dieses Verhalten auftritt.

- erkennt die auslösenden Faktoren.

- drückt klar umrissenes (definiertes) Selbstbild/erhöhtes Selbstwertgefühl aus.

- nimmt an der Pflege teil und erfüllt die eigenen Bedürfnisse auf selbstbewußte Weise.

- zeigt Selbstkontrolle, was sich durch entspannte Körperhaltung, gewaltfreies Verhalten ausdrückt.

- nutzt Ressourcen und soziales Netz auf wirksame Art.

MASSNAHMEN

1. Pflegepriorität: Ermitteln der ursächlichen/begünstigenden Faktoren:

- Ermittle die ursächliche Dynamik der Situation gemäß der erwähnten Faktoren.

- Achte auf Frühzeichen wie Verzweiflung/erhöhte Angst (z. B. Reizbarkeit, mangelnde Kooperation, forderndes Verhalten, Körperhaltung/Ausdruck).

- Erkenne Zustände, die möglicherweise die Fähigkeit, das eigene Verhalten unter Kontrolle zu halten, beeinträchtigen (z. B. akutes/chronisches Hirnsyndrom, medikamenteninduzierte, postoperative und nach Krampfanfällen auftretende Verwirrung; psychomotorische Krampfanfälle).

- Beachte Laborresultate (z. B. Blutalkoholgehalt, Blutzucker, arterielle Blutgasanalyse, Elektrolyte, Nierenfunktionswerte).

- Beachte Zeichen einer Selbstmordabsicht (z. B. wahrgenommene krankhafte/ängstliche Gefühle des Patienten; Gefühlsäußerungen des Patienten: «Es spielt ja keine Rolle», «Ich wäre lieber tot»; Stimmungsschwankungen; unfallprovozierendes/selbstzerstörerisches Verhalten; Selbstmordversuche; Besitz von Alkohol und anderen Suchtmitteln bei bekannter Suchtmittelkrankheit).

- Beachte suizidales Verhalten in der Familien-Anamnese.

- Ermittle eine Selbstmordabsicht durch direkte Befragung und anerkenne die Realität, daß Selbstmord eine Wahl sein kann.

- Ermittle Gegenstände/Möglichkeiten, mit deren Hilfe Selbstmord verübt werden kann.

- Ermittle die Bewältigungsformen des Patienten. Anmerkung: Der Patient glaubt, daß es keine andere Möglichkeit als Gewalt gibt.

- Erkenne Risikofaktoren und beachte Hinweise, die auf Kindsmißhandlungen/Vernächlässigung hinweisen: unerklärbare, häufige Verletzungen, schlechte Entwicklung.

2. Pflegepriorität: Unterstützen des Patienten zur Selbstkontrolle:

- Baue eine therapeutische Beziehung zwischen Pflegeperson/Patient auf. Sorge – wenn möglich – für eine kontinuierliche Betreuung durch die gleiche Pflegeperson.

- Begegne dem Patienten mit positiver Einstellung/Haltung, so als ob er die Kontrolle hat und für das eigene Verhalten verantwortlich ist. Denk jedoch daran, daß sich der Patient möglicherweise nicht unter Kontrolle hat, vor allem wenn er/sie unter dem Einfluß von Suchtmitteln steht (einschließlich Alkohol).

- Wahre Distanz und berühre den Patienten nicht, wenn sich aus der Situation erkennen läßt, daß er keine Nähe erträgt (z. B. nach einem Trauma).

- Erkenne, daß die Handlungen des Patienten eine Reaktion auf die eigene Furcht (er fürchtet sich evtl. vor eigenem Verhalten, Kontrollverlust), auf Abhängigkeit und Ohnmachtsgefühle sein können.

- Nimm dir Zeit, den Gefühlsäußerungen des Patienten

zuzuhören. Anerkenne die Realität seiner Gefühle und versichere ihm, daß Gefühlserlebnisse/-äußerungen in Ordnung sind.

- Gib dem Patienten so viel eigene Kontrollmöglichkeit, wie die individuelle Situation es zuläßt.

- Akzeptiere den Zorn des Patienten, ohne mit Emotionen zu reagieren.

- Gewähre dem Patienten, zornige Gefühle auf annehmbare Weise zu äußern, und laß ihn wissen, daß das Pflegeteam da ist, um ihm zu helfen, sich unter Kontrolle zu halten.

- Bleibe ruhig und setze klar und bestimmt die Grenzen des Verhaltens (einschließlich der jeweiligen Konsequenzen).

- Sage dem Patienten, wann die Grenzen erreicht sind. Dies kann genügen, ihn zu befähigen, die eigenen Handlungen zu kontrollieren.

- Hilf dem Patienten, angemessenere Lösungen/Verhaltensweisen zu erkennen (z. B. körperliche Aktivitäten/ Übungen).

- Sorge für sichere, ruhige Umgebung; halte den Patienten fest. Verwende – falls nötig – Sicherheitsgurte oder sondere den Patienten ab, bis er die Selbstkontrolle wiedererlangt hat.

- Nähere dich dem ängstlichen/agressiven Patienten mit positiver Haltung, halte angemessenen Augenkontakt, sprich mit beruhigender Stimme.

- Gib Richtlinien für Handlungen, die der Patient ausführen kann, und vermeide negative Formulierungen wie «das darf man nicht».

- Halte Distanz von einem Patienten, der um sich schlägt/ zuschlägt; weiche aus/leite Maßnahmen zur Kontrolle der Situation ein.

- Verabreiche verordnete Medikamente (z. B. Anxiolytika, Psychopharmaka). Achte darauf, den Patienten nicht zu stark zu sedieren.

- Sei ehrlich in Information und im Umgang mit dem Patienten.

364

- Hilf dem Patienten, zwischen Realität und Halluzinationen/Wahnvorstellungen zu unterscheiden.
- Gib positive Rückmeldungen bei Bemühungen des Patienten.
- Überwache die medikamentöse Therapie (z. B. Antikonvulsiva/Tranquilizer).
- Beachte Todesphantasien, falls angezeigt (z. B. «Ich werde hinunterschauen und sie leiden sehen, sie werden es bereuen», «Sie werden froh sein, mich loszuwerden» oder nicht endgültige Todesvorstellungen – «Ich kann wieder zurückkommen»).

3. Pflegepriorität: Unterstützen des Patienten/der Bezugsperson(en), mit der bestehenden Situation besser umzugehen:
- Richte die Maßnahmen auf die betroffene(n) Person(en) aus, gemäß Alter/ Beziehung zum Patienten usw.
- Wahre eine ruhige, sachliche, wertfreie Haltung.
- Besprich die Situation mit der geschlagenen Person, gib genaue Informationen.
- Erkenne Faktoren (Gefühle/Ereignisse), die zu gewaltsamen Verhaltensweisen geführt haben.
- Hilf dem Betroffenen zu verstehen, daß Gefühle des Zorns und der Rache angemessen sind, in der Situation ausgedrückt, aber nicht ausgelebt werden dürfen (vgl. PD Post-Traumatische Reaktion, weil die psychischen Reaktionen sehr ähnlich sein können).
- Hilf der geschlagenen Person, neue Bewältigungsstrategien zu erlernen, um zukünftige Vorfälle zu vermeiden.
- Ermittle verfügbare Ressourcen (z. B. Haus für geschlagene Frauen, soziale Dienststellen usw.).

4. Pflegepriorität: Fördern des Bewußtseins für die eigene Sicherheit innerhalb des Pflegeteams:
- Besprich spezifische Maßnahmen im Falle aggressiven Verhaltens.
- Verlange zusätzliches Personal/Sicherheitsbeamte.
- Nähere dich einem aggressiven, angreifenden Patienten

GEWALTTÄTIGKEIT, POTENTIELL: GEGEN SICH ODER ANDERE

365

von vorne, bleib außer Reichweite, tritt bestimmt/sicher auf, nimm «Kommandohaltung» ein, die Arme am Körper anliegend.

- Halte direkten, andauernden Augenkontakt, falls angezeigt.
- Sprich mit leiser, aber bestimmter Stimme.
- Gib dem Patienten das Gefühl, daß du die Situation im Griff hast, um ein Sicherheitsgefühl zu vermitteln.
- Halte einen Weg offen für Personal und Patient, und sei in dauernder Bereitschaft, dich schnell fortzubewegen.

5. Pflegepriorität: Fördern des Wohlbefindens (Beraten/Ausbilden):

- Beteilige den Patienten entsprechend der Situation an der Pflegeplanung; ermögliche ihm, seine Bedürfnisse nach Unterhaltung zu befriedigen.
- Hilf dem Patienten, sich selbstsicher, statt unsicher oder aggressiv zu verhalten.
- Besprich mit der(n) Bezugsperson(en) die Gründe für das Verhalten des Patienten.
- Plane Strategien als Hilfestellung für die Eltern, damit sie lernen, ihre Elternrolle wirksamer zu erfüllen (z. B. Elternbildungskurse, sinnvoller Umgang mit Frustrationen usw.).
- Stelle fest, welches soziale Netz vorhanden ist (z. B. Familie/Freunde, kirchliche Vertreter usw.).
- Verweise bei Bedarf an offizielle Ressourcen (z. B. Einzel-/Gruppenpsychotherapie, soziale Dienststellen, Haus für geschlagene Frauen usw.).
- Vgl. PD Elterliche Pflege, verändert; Bewältigungsformen des(r) Betroffenen/der Familie; Selbstwertgefühl, Störung; post-traumatische Reaktion; Vergewaltigungssyndrom.

PERSÖNLICHE NOTIZEN

366

GEWEBESCHÄDIGUNG

Taxonomie 1R: Austauschen (1.6.2.1)

[Thematische Gliederung: Sicherheit]

> **Definition: Der Zustand, bei dem ein Mensch eine Schädigung der Schleimhaut, der Hornhaut, der äußersten Haut oder des subkutanen Gewebes erleidet.**

MÖGLICHE FAKTOREN

Veränderte Durchblutung

Ernährungsdefizit/-überschuß

Flüssigkeitsdefizit/-überschuß

Wissensdefizit

Eingeschränkte körperliche Mobilität

Reizstoffe, chemische Faktoren (einschließlich Körperausscheidungen, Sekrete, Medikamente)

Thermische Faktoren (extreme Temperaturen)

Mechanische Faktoren (Druck, Scherkräfte, Reibung), Strahlung (einschließlich therapeutischer Bestrahlung)

MERKMALE

– objektive

☆ Verletztes oder zerstörtes Gewebe (Hornhaut, Schleimhaut, äußere Haut/Subkutis)

PATIENTENBEZOGENE PFLEGEZIELE/ KRITERIEN ZUR EVALUATION

Der Patient

• spricht aus, seinen Zustand und die ursächlichen Faktoren zu verstehen.

☆ **Hauptsächliche/entscheidende Merkmale**

367

- erkennt Maßnahmen, die dem spezifischen Zustand entsprechen.

- zeigt Verhaltensweisen/Änderungen der Lebensweise, um die Heilung zu fördern und Komplikationen/Wiederauftreten zu verhindern.

- weist eine beobachtbare Besserung der Wundheilung auf.

MASSNAHMEN

1. Pflegepriorität: Erkennen der ursächlichen/begünstigenden Faktoren:

- Überprüfe die Anamnese nach möglichen Ursachen: berufsbedingt, aufgrund sportlicher Tätigkeiten und Risiken bei den Lebensaktivitäten; Familien-Anamnese, Krankheiten, Gebrauch von Prothesen (künstliche Glieder, Glasaugen, Kontaktlinsen, Zahnprothesen, Trachealkanüle, Foley-Katheter, Magensonde, Sengstaken-Sonde usw.).

- Beachte gesundheitsschädigende Gewohnheiten (Körperpflege, häufiger Gebrauch von Klistieren, schlechte Ernährung, gefährliche Sexualpraktiken, schlechte Zahnhygiene usw.); emotionale/psychische Probleme; kulturelle/religiöse Bräuche).

- Beachte gegenwärtige und frühere Umwelteinflüsse zu Hause, bei der Arbeit, beim Reisen. (In gewissen Gebieten eines Landes oder einer Stadt scheinen bestimmte Krankheiten vermehrt aufzutreten).

- Beachte Rasse/ethnische Herkunft, um genetische/soziokulturelle Faktoren zu erfassen.

2. Pflegepriorität: Ermitteln des Ausmaßes der Beeinträchtigung:

- Sammle Informationen über den Zustand: Zeitpunkt und Dauer des ersten Auftretens, Häufigkeit, Lokalisation, Merkmale der Läsionen, Begleitsymptome, Unterschiede zwischen den Vorfällen.

- Dokumentiere Größe (Tiefe, Durchmesser), Farbe, Geruch, Lokalisation, Temperatur, Beschaffenheit, Kon-

368

sistenz, wenn dies möglich ist. (Das gesamte Ausmaß von Schleimhaut-/Gewebeschädigung ist evtl. nicht erkennbar).

- Erfasse sämtliche Zeichen einer Entzündung (einschließlich Wundsekretion).

- Beachte Zeichen einer weiteren Organ-/Gewebebeteiligung (z. B. kann eine durch die äußere Hautschicht und das subkutane Gewebe drainierende Fistel eine Knocheninfektion zur Folge haben).

- Beurteile Durchblutung/Innervation des betroffenen Gewebes.

- Hilf mit bei diagnostischen Abklärungen, die evtl. notwendig sind, um das Ausmaß der Schädigung zu bestimmen (z. B. Kulturen, Endoskopien, Computertomographie (CT) usw.).

3. Pflegepriorität: Unterstützen des Patienten, die Schädigung zu beheben/zu lindern und die Heilung zu fördern:

- Verändere/eliminiere wenn möglich Faktoren, die den Zustand begünstigen.

- Beobachte die Läsionen/Wunden täglich nach Veränderungen (z. B. Zeichen einer Infektion oder weiterer Komplikationen).

- Fördere eine eiweißreiche Ernährung, um die Heilung zu begünstigen.

- Sorge für angemessene Ruhe- und Schlafphasen.

- Sorge für Wohlbefinden/Heilung durch geeignete Hilfsmittel (z. B. Augenkompressen, Verdunster, Polsterungen, Wasser-/Superweichmatratzen, Schienen, Verbände, Mundspülungen usw.).

- Wahre die Asepsis beim Reinigen/Verbinden/Behandeln der Läsionen.

- Entnimm Material für bakterielle Untersuchungen.

- Überprüfe die entsprechenden Laborwerte nach Veränderungen, die Heilung/Infektion/Komplikation anzeigen (z. B. Blutbild, Elektrolyte, Glukose usw.).

- Sorge bei eingeschränktem Sehvermögen für sichere Umgebung.

- Ermittle die psychischen Auswirkungen des Zustandes auf Patienten und Familie.
- Ermutige den Patienten, seine Gefühle in Bezug auf die gegenwärtige Situation zu äußern.
- Hilf dem Patienten und der Familie, Bewältigungsstrategien zu erkennen und anzuwenden.

4. Pflegepriorität: Fördern des Wohlbefindens (Beraten/Ausbilden):

- Besprich die Wichtigkeit von Früherkennung und Sofortmaßnahmen bei ungewöhnlichen körperlichen Beschwerden/Veränderungen.
- Betone die Notwendigkeit ausreichender Nahrungsaufnahme/Flüssigkeitszufuhr.
- Instruiere das aseptische/saubere Vorgehen beim Verbandswechsel und die korrekte Entsorgung von gebrauchtem Verbandsmaterial.
- Instruiere therapeutische Maßnahmen (z. B. korrekte Applikation von äußerlich zu verwendenden Sprays, Lotionen, Salben oder Bädern).
- Erkenne aufgrund der zustandsbedingten Einschränkungen oder der ursächlichen Faktoren, welche Veränderungen der Lebensweise in Beruf und gewohnter Umgebung nötig sind.
- Verweise je nach Bedarf an kommunale, kantonale, private Hilfsstellen.
- Vgl. PD Hautdefekt, bestehend; Mundschleimhaut, Veränderung; Sinneswahrnehmungen, verändert (visuell).

PERSÖNLICHE NOTIZEN

HAUSHALTFÜHRUNG, UNGENÜGEND

Taxonomie 1R: Sich bewegen (6.4.1.1)

[Thematische Gliederung: Sicherheit]

Definition: Unfähigkeit, selbständig für eine sichere, gesundheitserhaltende Umgebung zu sorgen.

MÖGLICHE FAKTOREN

Krankheit oder Verletzung des(r) Betroffenen oder eines Familienmitgliedes

Unzulängliche Familienorganisation oder -planung

Unzulängliche finanzielle Mittel

Beeinträchtigte kognitive oder emotionale Fähigkeiten

Fehlendes Vorbild

Unvertrautheit mit nachbarschaftlichen Ressourcen

Wissensmangel

Unzureichende soziale Unterstützung

MERKMALE

– subjektive

☆ Haushaltsmitglieder sprechen über die Schwierigkeit, ihr Heim auf angemeßene Art und Weise zu pflegen

☆ Es wird um Hilfe in der Haushaltführung gebeten

☆ Haushaltsmitglieder sprechen von ausstehenden Schulden oder finanziellen Krisen

– objektive

☆ Ansammlung von Schmutz, Nahrung oder Abfällen (z. B. hygienische Artikel)

☆ **Hauptsächliche/entscheidende Merkmale**

☆ Ungewaschene oder nicht zur Verfügung stehende Kochutensilien, Kleider oder Bettwäsche

☆ Überforderte Familienmitglieder (z. B. erschöpft, ängstlich)

☆ Wiederholte hygienische Unordnungen, Verseuchungen oder Infektionen

Unordentliche Umgebung

Unangemeßene Wohnungstemperatur

Fehlen von nötiger Ausrüstung oder Hilfen

Vorhandensein von Ungeziefer oder Nagetieren

Abstoßende Gerüche

PATIENTENBEZOGENE PFLEGEZIELE/ KRITERIEN ZUR EVALUATION

Der Patient

- erkennt die individuellen Faktoren, die mit der Schwierigkeit zusammenhängen, eine sichere Umgebung zu bewahren.

- schaltet Gesundheits- und Sicherheitsrisiken aus.

- nimmt Verhaltensweisen an, die Veränderungen der Lebensweise aufzeigen, durch die eine gesundheitsfördernde Umgebung geschaffen und aufrechterhalten wird.

- wendet Ressourcen angemessen und wirksam an.

MASSNAHMEN

1. Pflegepriorität: Ermitteln der ursächlichen/begünstigenden Faktoren:

- Bestimme Grund und Ausmaß der Unfähigkeit.

- Ermittle die kognitiven/emotionalen/körperlichen Fähigkeiten.

- Erkenne Wissensmangel/Fehlinformation.

☆ **Hauptsächliche/entscheidende Merkmale**

372

- Beurteile die Umgebung, um Selbstpflegefähigkeiten abzuklären.
- Erkenne Unterstützungsmöglichkeiten, die dem Patienten/ der(n) Bezugsperson(en) zur Verfügung stehen.
- Ermittle finanzielle Ressourcen, um die Bedürfnisse der individuellen Situation abzudecken.

2. Pflegepriorität: Unterstützen des Patienten/der Bezugsperson(en), eine sichere, gesundheitsfördernde/gedeihliche Umgebung aufrechtzuerhalten:

- Koordiniere vor der Entlassung des Patienten die interdisziplinäre Zusammenarbeit.
- Hilf Patient/Bezugsperson(en), einen Plan zu erstellen, um eine saubere, gesunde Umgebung zu bewahren (z. B. Aufteilen von Haushalt-/Unterhaltsarbeiten unter Familienmitgliedern oder Beizug von Gemeindediensten).
- Hilf Patient/Bezugsperson(en) bei Auswahl und Anschaffung von Hilfsmitteln, um die Pflege zu erleichtern (z. B. Heber, Nachtstuhl, Sicherheitsgriffe , Ergotherapie, soziale Dienste usw.).
- Ermittle Möglichkeiten der finanziellen Hilfe.
- Verschaffe den Familienmitgliedern/Betreuern Gelegenheit, ihre Pflegetätigkeit für eine gewisse Zeit zu unterbrechen.
- Sorge bei Bedarf für Hausbesuche (Kontaktbesuche).

3. Pflegepriorität: Fördern des Wohlbefindens (Beraten/Ausbilden):

- Stelle fest, ob es Gefahren in der Umgebung gibt, welche die Gesundheit negativ beeinflußen.
- Verhilf dem Patienten zu den für die individuelle Situation notwendigen Informationen.
- Besprich die Langzeitplanung zur Pflege der Umgebung.
- Stelle fest, welche Ressourcen und Unterstützungshilfen in der Gemeinde vorhanden sind (z. B. erweiterte Familie, Nachbarn usw.).

- Vgl. PD Wissensdefizit; Selbstpflegedefizit; Bewältigungsformen, des Betroffenen, der Familie, ungenügend; Verletzungsgefahr.

PERSÖNLICHE NOTIZEN

HAUTDEFEKT, BESTEHEND

Taxonomie 1R: Austauschen (1.6.2.1.1)

[Thematische Gliederung: Sicherheit]

> **Definition: Der Zustand, bei dem die Haut eines Menschen beschädigt ist. [Eine Verletzung der Haut, des größten multifunktionellen Körperorgans].**

MÖGLICHE FAKTOREN

Äußere (Umweltbedingte)

Hyperthermie oder Hypothermie

Chemische Mittel

Bestrahlung

Körperliche Immobilität

Feuchtigkeit

Mechanische Faktoren (Scherkräfte, Druck, Zwangsruhigstellung)

[Exkretionen/Sekretionen]

[Trauma: Verletzung/Operation]

Innere (Somatische)

Medikamente

Veränderter Ernährungszustand (Adipositas, Kachexie); Metabolismus; Durchblutung; Sensibilität, Pigmentierung

Knochenvorsprünge

Veränderung des Turgors (Veränderung der Elastizität)

Abwehrschwäche

[Exkretionen/Sekretionen]

[Psychogene Faktoren]

[Ödeme]

MERKMALE

– subjektive

[Klagen über Juckreiz, Schmerz, Gefühlslosigkeit im betroffenen Gebiet/Umgebung]

– objektive

Verletzung der Hautoberfläche

Schädigung der Hautschichten

Schädigung der Körperstrukturen

PATIENTENBEZOGENE PFLEGEZIELE/ KRITERIEN ZUR EVALUATION

Der Patient

- zeigt eine normale Wundheilung (p.p)/Granulation (p.s).
- weist einen optimalen Allgemein- und Ernährungszustand auf.
- beteiligt sich am Behandlungsplan.
- zeigt die Fähigkeit, mit der Situation umzugehen, und äußert Gefühle des Selbstvertrauens.

MASSNAHMEN

1. Pflegepriorität: Ermitteln der ursächlichen/begünstigenden Faktoren:

- Ermittle ursächliche Faktoren (z. B. Hautkrebs und andere Krebsarten, Sklerodermie, Lupus erythematodes, Psoriasis, Akne, Diabetes, berufsbedingte Schäden, Steroidtherapie, Familien-Anamnese, Verletzungen, chirurgische Eingriffe usw.).
- Beachte Veränderungen der Hautfarbe, -beschaffenheit und des Turgors. Ermittle an den Stellen mit der geringsten Pigmentierung (z. B. Augenbindehaut, Nagelbett, Mundschleimhaut, Zunge und Fußsohlen), ob Farbveränderungen vorhanden sind.
- Beurteile die Hautläsionen: Größe, Form, Festigkeit, Beschaffenheit, Temperatur und Hydratation.

- Bestimme die Tiefe der Verletzung/Schädigung des Hautgewebes, der Epidermis, der Cutis und/oder darunterliegender Gewebe.
- Achte auf den Geruch der geschädigten Haut/-stelle.
- Beurteile die kapilläre Füllung und Sensibilität (Nervenschädigung) der betroffenen Stelle.
- Ermittle den Krankheitsverlauf: Alter des Patienten bei Beginn der Erkrankung, Zeitpunkt des Auftretens, Dauer, ursprüngliche Stelle, Merkmale der Läsion und seither aufgetretene Veränderungen.
- Ermittle die Einstellung des(r) Betroffenen/Bezugsperson(en) gegenüber der Erkrankung (z. B. kulturelle Wertvorstellungen, Stigma usw.).
- Ermittle das psychische Befinden des Patienten, achte dabei auf etwaige sexuelle Probleme.
- Ermittle Ernährungszustand und gefährdete Körperstellen (Druckstellen).
- Ermittle die potentiellen Gefahren einer Schädigung (z. B. Verwendung von Fixationen).
- Beachte bei Menschen mit beeinträchtigtem Seh-, Hör- oder Sprechvermögen, daß die Haut ein wichtiger Weg der Kommunikation ist. Ein Hautdefekt kann deren Verhalten beeinflussen.

2. Pflegepriorität: Unterstützen des Patienten, den Gesundheitszustand zu verbessern/die Krankheit zu lindern und eine optimale Heilung zu fördern:

- Inspiziere täglich die Haut, beschreibe dabei die Läsionen und beobachteten Veränderungen.
- Achte auf Zeichen einer Komplikation in der Wundheilung; Infektion, Auseinanderklaffen der Wunde usw.
- Unterstütze den natürlichen Heilungsprozeß des Körpers durch Sauberhalten der Wunde, sorgfältiges Verbinden der Wunde, Stützen der Inzisionsstelle (z. B. durch den Gebrauch von Steristrips, durch Gegendruck beim Husten), Verhüten einer Infektion und das Aufrechterhalten eines guten Allgemeinzustandes des Patienten. Leiste Mithilfe bei Débridement/enzymatischer Therapie in schweren Fällen (z. B. bei Verbrennungen, Dekubitus).

- Setze die Läsionen/Ulzera bei Bedarf der Luft und dem Licht aus.
- Reduziere/vermeide den Gebrauch von Gummi-/Kunststoffmaterial (z. B. Bettgummi, Matratzenschoner).
- Plane ein individuelles Umlagerungsschema für den Patienten. Laß den Patienten mitentscheiden und berücksichtige seine Wünsche in Bezug auf Zeit, Aktivitäten, Lagerungsarten usw.
- Gebrauche bei Bedarf angepaßte Hilfsmittel (z. B. Superweich-/Luft-/Wassermatratzen, Schaffell, Polsterungen usw.).
- Entnimm bei Bedarf Material von drainierenden Wunden für Kulturen/Resistenzprüfung/Gramfärbung.
- Sorge für ausgewogene Ernährung und erhöhte Eiweißzufuhr, um eine positive Stickstoffbilanz zu erreichen und die Heilung von Dekubitus/Läsionen/Wunden zu fördern.
- Beachte Hämoglobin/Hämatokrit, Blutzucker, Albumin, Wundkulturen.
- Ermutige den Patienten, seine Gefühle zu äußern und darüber zu sprechen, wie/ob die Krankheit sein Körperbild/Selbstwertgefühl beeinflußt (vgl. PD Körperbild/Selbstwertgefühl, Störung).
- Hilf dem Patienten, die Trauerphasen durchzuleben und Gefühle zu ertragen, die mit den entstellenden Umständen zusammenhängen.
- Akzeptiere den Patienten, gib ihm psychische Unterstützung durch Körperkontakt, Gesichtsausdruck und Stimme/Tonfall.

3. Pflegepriorität: Fördern des Wohlbefindens (Beraten/Ausbilden):

- Besprich die Bedeutung der Haut und Maßnahmen zur Aufrechterhaltung normaler Hautfunktion.
- Besprich Gefahren bei der Verwendung von Hilfmitteln (z. B. Heizkissen, Fixationen).
- Hilf dem Patienten/der(n) Bezugsperson(en), ein Programm zur präventiven und täglichen Pflege aufzustellen.

378

- Achte auf gut sitzende Kleidung/Schuhe.
- Besprich die Wichtigkeit frühzeitigen Erkennens von Hautveränderungen und/oder Komplikationen.
- Hilf dem Patienten, streßreduzierende/alternativ therapeutische Methoden zu erlernen, um Gefühle der Hilflosigkeit zu kontrollieren und die Situation zu meistern.

PERSÖNLICHE NOTIZEN

HAUTDEFEKT, GEFAHR

Taxonomie 1R: Austauschen (1.6.2.1.2.2)

[Thematische Gliederung: Sicherheit]

> **Definition: Der Zustand, bei dem die Haut eines Menschen der Gefahr ausgesetzt ist, beschädigt zu werden.**

RISIKOFAKTOREN

Äußere (Umweltbedingte)

Chemische Substanzen

Hypothermie oder Hyperthermie

Bestrahlung

Körperliche Immobilität

Exkretionen/Sekretionen

Feuchtigkeit

Mechanische Faktoren (Scherkräfte, Druck, Zwangsruhigstellung)

Innere (somatische)

Medikamente

Veränderung des Ernährungszustandes (Adipositas, Kachexie), des Stoffwechsels, der Durchblutung, Sensibilität, Pigmentierung

Knochenvorsprünge

Entwicklungsbedingte Faktoren

Veränderung des Hautturgors (Veränderung der Elastizität)

Psychogene Faktoren

Immunologische Faktoren

[Ödeme]

ANMERKUNG: Eine potentielle Diagnose kann nicht durch Zeichen und Symptome belegt werden, da das Problem noch nicht aufgetreten ist und die Pflegemaßnahmen die Prävention bezwecken.

PATIENTENBEZOGENE PFLEGEZIELE/ KRITERIEN ZUR EVALUATION

Der Patient

- erkennt die individuellen Risikofaktoren.
- äußert Einsicht in die Behandlung/Therapie.
- zeigt Verhaltensweisen/Methoden, um eine Schädigung der Haut zu verhindern.

MASSNAHMEN

1. Pflegepriorität: Ermitteln der ursächlichen/begünstigenden Faktoren:

- Beachte allgemeine Schwäche, verminderte Mobilität, Veränderungen der Haut und Muskelmaße im Zusammenhang mit Altern, schlechtem Ernährungszustand, chronischen Krankheiten, Inkontinenz, Problemen der Selbstpflege und/oder Medikamenten/Therapie usw.
- Beachte Laborresultate, die für die ursächlichen Faktoren bedeutsam sind.

2. Pflegepriorität: Erhalten der Integrität der Haut:

- Ermögliche eine sorgfältige Hautpflege; verwende eine milde alkalifreie Seife, trockne behutsam und gründlich. Verwende bei Bedarf ein Hautpflegemittel.
- Massiere behutsam die Knochenvorsprünge, und meide Reibung beim Lagern des Patienten.
- Sorge für regelmäßigen Lagewechsel gemäß einem Plan in Kombination mit aktiven und passiven Übungen im Bett/Stuhl.
- Sorge für passende Kleidung/Decke; schütze vor Durchzug, um eine Vasokonstriktion zu vermeiden.

381

- Achte auf trockenes Bettzeug, benutze hautfreundliche Gewebe und halte das Bett frei von Falten, Krümeln usw.
- Sorge für Schutz durch den Gebrauch von Polstern, Kissen, Superweich-, Luft-, Wassermatratzen usw., um die Mikrozirkulation zu gewährleisten.
- Kontrolliere routinemäßig die Hautoberfläche und die druckgefährdeten Stellen.
- Achte auf gerötete/minderdurchblutete Stellen, und leite unverzüglich Maßnahmen ein.
- Sorge für Sicherheitsmaßnahmen bei Mobilisation und anderen Therapien, die eine Hautschädigung verursachen können (z.B. durch passende Unterwäsche/ Schuhe; beim Gebrauch von Heizkissen/Lampen, Fixationen).

3. Pflegepriorität: Fördern des Wohlbefindens (Beraten/Ausbilden):

- Besprich die Wichtigkeit einer regelmäßigen Hautbeobachtung. Unterstütze den Patienten beim Erlernen der Selbstkontrolle und der wirksamen Hautpflege zur Prävention.
- Betone die Wichtigkeit einer angemeßenen Nahrungs-/ Flüssigkeitszufuhr.
- Empfiehl die Weiterführung eines regelmäßigen Übungsprogrammes (aktiv/passiv), um die Zirkulation zu verbessern.
- Empfiehl, während des Sitzens die unteren Extremitäten hochzulagern, um den venösen Rückfluß zu fördern und die Bildung von Ödemen zu vermeiden.
- Empfiehl die Einschränkung/Abstinenz von Tabakkonsum, der eine Vasokonstriktion verursachen kann.
- Empfiehl die Anwendung von Eis, Bädern, Lotionen, Essig, um plagenden Juckreiz zu lindern.
- Empfiehl bei starkem Juckreiz kurze Nägel/Tragen von Handschuhen, um die Gefahr einer Hautschädigung zu mindern.
- Besprich, wie wichtig es ist, in bestimmten Situationen die direkte Sonnenbestrahlung zu meiden (z.B. bei

Lupus, Einnahme von Tetrazyklinen/Psychopharmaka) und ebenfalls wegen der potentiellen Gefahr von Hautkrebs.

- Berate den Patienten mit Diabetes mellitus in Bezug auf die Wichtigkeit der Hautpflege, vor allem der unteren Extremitäten.

PERSÖNLICHE NOTIZEN

INFEKTIONSGEFAHR

Taxonomie 1R: Austauschen (1.2.1.1)

[Thematische Gliederung: Sicherheit]

Definition: Der Zustand, bei dem ein Mensch einem erhöhten Risiko ausgesetzt ist, von pathogenen Organismen befallen zu werden.

RISIKOFAKTOREN

Ungenügende primäre Abwehrmechanismen (verletzte Haut, traumatisiertes Gewebe, Verminderung der Flimmerhaarbewegung, Stase der Körperflüssigkeiten, Veränderung des pH-Wertes, veränderte Peristaltik)

Ungenügende sekundäre Abwehrmechanismen (z.B. erniedrigtes Hämoglobin, Leukopenie, unterdrückte Entzündungsreaktion) und Immunsuppression

Ungenügende erworbene Immunität; Gewebeabbau und erhöhte umgebungsbedingte Gefährdung

Chronische Erkrankung; Mangelernährung; Verletzung

Invasive Eingriffe

Pharmazeutische Wirkstoffe

Ruptur der Fruchtblase

Ungenügende Kenntnisse, sich vor pathogenen Keimen zu schützen

ANMERKUNG: Eine potentielle Diagnose kann nicht durch Zeichen und Symptome belegt werden, da das Problem noch nicht aufgetreten ist und die Pflegemaßnahmen die Prävention bezwecken.

PATIENTENBEZOGENE PFLEGEZIELE/ KRITERIEN ZUR EVALUATION

Der Patient

- spricht aus, die individuellen ursächlichen Faktoren zu kennen.
- nennt Maßnahmen, um das Infektionsrisiko herabzusetzen.
- zeigt durch sein Vorgehen/seine Veränderungen in der Lebensweise, daß er eine sichere Umgebung fördert.
- hat eine normale Wundheilung, frei von Eiter, nicht gerötet und ist afebril.

MASSNAHMEN

1. Pflegepriorität: Ermitteln der ursächlichen/begünstigenden Faktoren:

- Achte auf Riskofaktoren, die eine Infektion begünstigen (z. B. beeinträchtigte Abwehr, Hautdefekt, umweltbedingte Gefährdung).
- Achte bei Leitungszugängen, Nähten, Wunden auf Zeichen einer Infektion.
- Beobachte und dokumentiere nach chirurgischen Eingriffen den Zustand der Haut im Gebiet von Drähten, Klammern usw.; achte dabei auf Entzündungsreaktionen und Sekretionen.
- Achte auf Zeichen/Symptome einer Sepsis: Fieber, Schüttelfrost, kalter Schweiß, veränderte Bewußtseinslage, positive Blutkulturen.
- Entnimm Material für bakteriologische Untersuchungen.

2. Pflegepriorität: Vermindern/Beheben der bestehenden Riskofaktoren:

- Betone die Wichtigkeit der korrekten Händehygiene beim gesamten Pflegepersonal zwischen Pflegeverrichtungen/Patienten als Hauptmaßnahme zur Vermeidung von nosokomialen Infektionen/Kontaminationen.

- Achte auf sterile Verhältnisse/Techniken (z.B. beim Einlegen von i/v Leitungen, Blasenkathetern, intratrachealem Absaugen).

- Reinige Wunden/Leitungszugänge spätestens nach 48 Stunden oder bei Bedarf mit einer entsprechenden Lösung.

- Wechsle die Verbände nach Bedarf/Verordnung.

- Fordere den Patienten auf, tief durchzuatmen, auszuhusten, die Lage zu ändern, um Bronchialsekrete zu mobilisieren.

- Instruiere den Patienten bei Atemtherapien mit Hilfsmitteln (z.B. Flaschenblasen, IPPB).

- Hilf mit bei Untersuchungen (z.B. Wund-/Gelenkspunktionen, Inzision und Drainage von Abszessen, Bronchoskopie).

- Kontrolliere Besucher/Pflegepersonen, um Patienten mit verminderter Abwehr zu schützen.

- Veranlasse, falls angezeigt, eine Isolation/Umkehrisolation.

- Schütze Verbände/Gipse mit Plastik während des Benutzens der Bettschüssel, um eine Kontamination zu verhüten, wenn sich die Wunde in der Nähe der Ausscheidungsorgane befindet.

- Sorge falls angezeigt für eine präoperative Dusche/Hautreinigung (z.B. bei orthopädischen oder plastischen Eingriffen).

- Überwache die medikamentöse Therapie (z.B. Antibiotika-Verabreichung, Spülung bei Osteomyelitis/Wundinfekt, lokale Antibiotika-Applikation).

- Trenne Flächen, die sich berühren, wenn die Haut offen ist, wie z.B. beim Herpes zoster.

- Benutze bei der Wundpflege Handschuhe als Selbstschutz/Schutz vor Übetragungen von viralen Krankheiten (z.B. Herpes simplex, Hepatitis B, AIDS).

- Sorge für eine ausreichende Flüssigkeitszufuhr. Laß die Patienten wenn möglich sitzend oder stehend Wasser lösen. Katheterisiere nur bei Zeichen einer Blasenüberdehnung.

- Sorge für eine regelmäßige Katheter-/Intimpflege.

3. Pflegepriorität: Fördern des Wohlbefindens (Beraten/Ausbilden):

- Instruiere den Patienten präoperativ, um die Gefahr einer postoperativen Infektion zu vermindern (z.B. Atemübungen als Pneumonie-Prophylaxe, Wundpflege, Meiden von Kontakten mit infektiösen Patienten).

- Instruiere den Patienten/Bezugsperson(en), wie Hautläsionen behandelt werden, um das Ausbreiten einer Infektion zu vermeiden.

- Besprich die Bedeutung des Rauchens in Bezug auf Infektionen der Atemwege.

- Instruiere Patienten mit sexuell übertragbaren Krankheiten, das Verhalten bei intimen Partnerkontakten mit dem Arzt zu besprechen, um so eine weitere Ausbreitung zu vermeiden.

- Unterstütze Aufklärungskampagnen, die darauf abzielen, das Bewußtsein für die Ausbreitung/Prävention von übertragbaren Krankheiten/Suchtmittelmißbrauch usw. zu schärfen und auf vorhandene Hilfsmittel/Möglichkeiten aufmerksam zu machen.

- Weise auf Impfkampagnen für Kinder hin.

- Besprich mit Patienten, in welchen Situationen und weshalb sie Fachpersonen über ihre Krankheit orientieren müssen (z.B. prophylaktische Verabreichung von Antibiotika beim Zahnarztbesuch bei Patienten mit rheumatischem Fieber, Information der Fußpflegefachperson bei Patienten mit Diabetes).

PERSÖNLICHE NOTIZEN

KÖRPERSCHÄDIGUNG, GEFAHR

Taxonomie 1R: Austauschen (1.6.1.3)

[Thematische Gliederung: Sicherheit]

Definition: Erhöhtes Risiko einer durch äußere Gewalteinwirkung bedingten Körperschädigung (z.B. Wunde, Verbrennung, Fraktur).

RISIKOFAKTOREN

Innere (individuelle)

Schwächezustand

Sehbehinderung

Gleichgewichtsstörungen

Vermindertes Temperaturempfinden und/oder taktiles Empfindungsvermögen

Verminderte grob- und feinmotorische Koordination/ Hand/Augenkoordination

Fehlende Ausbildung in Sicherheitsbelangen/fehlende Sicherheitsvorkehrungen

Unzureichende finanzielle Mittel, um Sicherheitsausrüstungen zu kaufen oder Reparaturen zu machen

Kognitive oder emotionale Schwierigkeiten

Anamnese eines früheren Traumas

Äußere (Umweltbedingte)

[Mögliche Faktoren, Liste nicht vollständig]:

Rutschige Böden (z.B. durch Nässe oder Wachs)

Schnee oder Eis auf Treppen, Gehsteigen; nicht befestigte Teppiche

Badewanne ohne Handgriff oder Gleitschutz

Gebrauch wackliger Leitern oder Stühle

Betreten verdunkelter Räume

Wackelndes oder fehlendes Treppengeländer

Unbefestigte elektrische Leitungen

Hohe Betten

Abfall oder Flüssigkeit am Boden/im Treppenhaus

Hohes Bettniveau

Kinder, die ohne Schutzgitter oberhalb einer Treppe spielen

Versperrte Durchgänge

Unsicherer Fensterschutz in Wohnungen mit Kleinkindern

Unangepaßte Rufmöglichkeit für bettlägerige Patienten

Pfannen, deren Stiele die Frontseite des Herdes überragen

Sehr heißes Badewasser (z. B. unüberwachtes Baden von kleinen Kindern)

Explosionsgefahr bei Gaslecks

Verspätete Zündung des Gasbrenners oder Ofens

Experimentieren mit Chemikalien oder Benzin

Nicht abgeschirmte Feuerstellen oder Heizkörper

Tragen von Plastikschürzen oder wallender Kleidung

Kinder, die mit Streichhölzern, Kerzen, Zigaretten spielen

Falsche Aufbewahrung brennbarer Stoffe oder Korrosionsmittel (z. B. Streichhölzer, ölige Lappen, Lauge)

Leicht entflammbare Kinderspielsachen oder Kleidung

Falsch eingesetzte elektrische Sicherung

Kontakt mit rasch rotierenden Maschinenteilen, Förderbändern oder Rollen

Scherkräfte durch rauhe Leintücher oder Befreiungsversuche aus Fixationen

Defekte Stecker, ausgefranste elektrische Kabel oder defekte Haushaltgeräte

Kontakt mit Säuren oder Basen

Spielen mit Feuerwerk oder Schießpulver

Kontakt mit extremer Kälte

Zu lange Exposition in Sonne, Solarium, Radiotherapie

Gebrauch von gesprungenem Geschirr/Gläsern

Ungeschützt aufbewahrte Messer

Waffen oder Munition nicht abgeschlossen aufbewahrt

Große, vom Dach herabhängende Eiszapfen

Umgang mit gefährlichen Maschinen

Kinder, die sich mit spitzigen Spielsachen beschäftigen

Nachbarschaft mit hoher Kriminalitätsrate und ungeschützter Klient

Fahren eines defekten Fahrzeuges

Fahren nach Konsum alkoholischer Getränke oder Drogen

Fahren mit übersetzter Geschwindigkeit

Fahren ohne notwendige Sehhilfen

Kinder, die auf dem Vordersitz des Autos mitfahren

Rauchen im Bett oder in der Nähe von Sauerstoff

Überladene Steckdosen

Fettreste auf dem Herd

Gebrauch von dünnen oder durchgescheuerten Topflappen [oder Handschuhtopflappen]

Nicht oder falsches Tragen von Helmen bei motorisierten Zweiradfahrern oder Kleinkindern als Beifahrer auf Velos

Gefährliche Straßen oder -übergänge

Spielen oder Arbeiten in der Nähe von Fahrwegen (z. B. Einfahrten, kleinen Straßen, Bahngeleisen)

Nicht Gebrauch oder falscher Gebrauch von Sicherheitsgurten/[ungesicherte Kleinkinder im Auto]

ANMERKUNG: Eine potentielle Diagnose kann nicht durch Zeichen und Symptome belegt werden, da das Problem noch nicht aufgetreten ist und die Pflegemaßnahmen die Prävention bezwecken.

PATIENTENBEZOGENE PFLEGEZIELE/ KRITERIEN ZUR EVALUATION

Der Patient

• erkennt und vermindert potentielle Risikofaktoren in seiner Umgebung.

390

- zeigt entsprechende Änderungen in der Lebensweise, um das Verletzungsrisiko zu verringern.
- erkennt Ressourcen zur Förderung einer sicheren Umgebung.
- erkennt die Notwendigkeit, Hilfe anzunehmen/anzufordern, um Unfälle/Verletzungen zu vermeiden.

MASSNAHMEN

1. Pflegepriorität: Ermitteln der Risikofaktoren:

- Ermittle die Risikofaktoren bezüglich der individuellen Situation, das Ausmaß der Gefährdung.
- Beachte Alter, Geisteszustand, Geschicklichkeit und/oder Beeinträchtigung der Beweglichkeit der betreffenden Person.
- Ermittle Risikofaktoren im Umfeld des Klienten (Privat-/Arbeitsbereich).
- Ermittle den Wissensstand des Patienten/der Betreuer.
- Ermittle die Anzahl der Unfälle in einer gegebenen Zeitspanne, Umstände des Unfalls: Tageszeit, sich fortsetzende Beschäftigungen/im Gange befindliche Aktivitäten, anwesende Personen.
- Beachte den Zusammenhang zwischen Streß und Unfallhergang.
- Überprüfe potentielle Risikofaktoren (z. B. Lärmpegel/Gebrauch von Kopfhörern, verschiedene Dämpfe und ihre Einwirkungszeit).
- Beachte Zeichen/Symptome von endokrinen Störungen/Elektrolytverschiebungen (z. B. Hypomagnesiämie, Hypokalziämie), die zu Verwirrungszuständen, Tetanie, pathologischen Frakturen usw. führen können.
- Achte auf Vorhandensein/Möglichkeit einer Hypothermie (z. B. beabsichtigt (Operation) oder unbeabsichtigt).

2. Pflegepriorität: Treffen von Sicherheitsvorkehrungen entsprechend der individuellen Situation:

- Verhilf dem Patienten, sich in seiner Umgebung zu orientieren.

391

- Beschaffe für bettlägerigen Patienten sowohl zu Hause wie auch im Spital eine Rufmöglichkeit. Demonstriere ihre Handhabung und sorge dafür, daß sie sich stets in Griffnähe befindet.
- Stelle das Bettniveau möglichst tief.
- Verwende wenn nötig gepolsterte Bettgitter.
- Arretiere die Räder an Betten/fahrbaren Möbelstücken.
- Hilf bei Aktivitäten und beim Transfer wenn nötig.
- Beschaffe gut sitzende, rutschfeste Schuhe.
- Demonstriere den Gebrauch von Gehhilfen.
- Sorge für eine Überwachung des Patienten beim Rauchen.
- Gewährleiste eine korrekte Entsorgung von potentiell gefährlichen Gegenständen (z. B. Nadeln, Lanzetten/Klingen).
- Benutze falls nötig Fixationen (z. B. Westen oder Gurte, Handschuhe).
- Vgl. PD: Mobilität, körperlich, beeinträchtigt; Hautdefekt, bestehend; Sinneswahrnehmungen, verändert; Denkprozeße, verändert; Selbstwertgefühl, Störung.

3. Pflegepriorität: Hilfe leisten bei der Behandlung/Heilung der Verletzungen:

- Sorge für die in der entsprechenden Situation erforderliche Lagerung (z. B. nach Staroperation, zur Ruhigstellung von Frakturen).
- Hilf mit bei der Therapie von endokrinen Störungen/Elektrolytstörungen falls nötig.
- Sorge für eine ruhige reizarme Umgebung, wenn das Risiko einer Tetanie, autonomen Hyperreflexie besteht.
- Erwärme nach einer Operation den Patienten stufenweise.
- Verweise an eine Beratungsstelle/Psychotherapie, falls notwendig, vor allem bei «unfallgefährdeten», selbstzerstörerischen Klienten.

392

4. Pflegepriorität: Fördern des Wohlbefindens
(Beraten/Ausbilden):

- Betone die Wichtigkeit eines langsamen Lagewechsels bei bestehenden Gleichgewichts-, Koordinationsstörungen oder orthostatischer Hypotonie.

- Empfiehl Aufwärm-/Dehnübungen vor sportlichen Aktivitäten.

- Empfiehl den Gebrauch von Sicherheitsgurten, Helmen mit korrektem Sitz für Zweiradfahrer, geprüften Kindersitzen, den Verzicht auf Autostop.

- Verweise auf Kurse zur Unfallverhütung (z. B. Fahrtraining, Elternbildungskurse, sicherer Umgang mit Waffen usw.).

- Fördere ein Brandschutzprogramm (z. B. Feueralarmübungen in der Familie; Installation von Rauchmeldern, jährliche Kaminreinigung; Kauf von nicht schnell entflammbarer Kleidung, vor allem bei Kinderpyjamas; Sicherheitsmaßnahmen beim Abbrennen von Feuerwerk).

- Besprich mit den Eltern, wie das Problem der Beaufsichtigung der Kinder nach der Schule/während der Arbeitszeit gelöst werden kann.

- Besprich Umgebungsveränderungen, die ausgeführt werden müssen, um Unfälle zu verhüten (z. B. das Kennzeichnen von Glastüren mit Klebern, Herabsetzen der Boilertemperatur, ausreichende Beleuchtung im Treppenhaus).

- Stelle fest, welche staatlichen und privaten Ressourcen vorhanden sind (z. B. finanzielle Hilfe bei notwendigen Änderungen/Verbesserungen/Anschaffungen).

- Empfiehl die Teilnahme an Selbsthilfegruppen (z. B Nachbarschaftshilfe, Nottelefon).

PERSÖNLICHE NOTIZEN

KÖRPERTEMPERATUR, ERHÖHT

Taxomie 1R: Austauschen [1.2.2.3]

[Thematische Gliederung: Sicherheit]

> **Definition: Ein Zustand, bei dem die Körpertemperatur eines Menschen über seinen/ihren normalen Wert erhöht ist.**

MÖGLICHE FAKTOREN

Einer heißen Umgebung ausgesetzt sein; unpassende Kleidung

Übermäßige Aktivität

Unfähigkeit oder eingeschränkte Fähigkeit zu schwitzen

Medikamente/Narkose

Erhöhter Stoffwechsel, Erkrankung, Verletzung

MERKMALE

– subjektive

☆ Zunahme der Körpertemperatur über den normalen Wert

[Kopfschmerzen]

– objektive

Gerötete, überwärmte Haut

Erhöhte Atemfrequenz, Tachykardie

Krampfanfälle

[Instabiler Blutdruck]

[Muskelsteife/Gliederschmerzen]

[Verwirrtheit]

☆ **Hauptsächliche/entscheidende Merkmale**

394

PATIENTENBEZOGENE PFLEGEZIELE/ KRITERIEN ZUR EVALUATION

Der Patient

- weist eine Kerntemperatur innerhalb der normalen Werte auf.
- zeigt keine Zeichen einer Komplikation (z. B. irreversible Hirnschäden, neurologische Ausfälle, akute Niereninsuffizienz).
- erkennt die zugrunde liegende Ursache/begünstigende Faktoren/Wichtigkeit der Therapie und Zeichen/Symptome, die eine weitere Abklärung oder Intervention erfordern.
- zeigt durch sein Verhalten, daß er die normale Körpertemperatur aufrechterhalten kann.
- hat keine Krampfanfälle.

MASSNAHMEN

1. Pflegepriorität: Ermitteln der ursächlichen/begünstigenden Faktoren:

- Stelle fest, welches die zugrunde liegende Ursache ist (z. B. übermäßige Wärmebildung aufgrund einer Überfunktion der Schilddrüse, maligne Hyperpyrexie; beeinträchtigte Hitzeabgabe wie z. B. Hitzschlag, Exsikkose, gestörte vegetative Funktion, die nach der Durchtrennung des Rückenmarks auftritt; gestörte Funktion des Hypothalamus wie bei einer Infektion des Zentralnervensystems, Hirnverletzungen, Medikamentenüberdosierung, Infektionen).
- Beachte das Alter des Patienten (z. B. bei sehr jungen Kindern besteht in erhöhtem Maße die Gefahr eines bleibenden neurologischen Schadens).

2. Pflegepriorität: Ermitteln der Auswirkungen der erhöhten Körpertemperatur:

- Kontrolliere die Kerntemperatur. Merke: Die rektale Temperaturmessung entspricht am genauesten der Kerntemperatur; beachte spezielle Methoden bei Frühgeburten.

- Beachte die neurologischen Reaktionen, Bewußtseinszustand/Orientierung, Reaktion auf Reize, Pupillenreaktion, Auftreten von Krampfanfällen.

- Überwache den Blutdruck und – sofern vorhanden – den arteriellen Mitteldruck (MAP), pulmonalarteriellen Druck (PAP), Wedge-Druck (PCWP), zentralvenösen Druck (ZVD). Es ist möglich, daß zentrale Hypertension und periphere oder hypostatische Hypotension auftreten können.

- Überwache Herzfrequenz und -rhythmus. Arrhythmien und Änderungen des EKG können auftreten aufgrund von Elektrolytverschiebungen, Dehydratation, spezifischer Wirkung der Katecholamine und direkter Auswirkung der Hyperthermie auf das Blut und das kardiale Gewebe.

- Überwache die Atmung. Zu Beginn kann eine Hyperventilation auftreten, die kompensatorische Atmung kann jedoch allmählich durch Krampfanfälle und einen erhöhten Stoffwechsel (Schock und Azidose) beeinträchtigt werden.

- Auskultiere Atemgeräusche, achte auf knarrende/rasselnde Atemgeräusche.

- Bilanziere alle Flüssigkeitsverluste wie z. B. Urin (Oligurie und/oder Niereninsuffizienz können aufgrund der Hypotension, Exsikkose, Schock und Gewebenekrose auftreten); Erbrechen und Durchfall (was den Flüssigkeits- und Elektrolytverlust erhöht); Wunden/Fisteln; insensible Verluste.

- Beachte das Auftreten/Fehlen von Schwitzen. (Der Körper kann durch Verdunstung, Wärmeleitung und Diffusion die Wärmeabgabe steigern). Anmerkung: Die Verdunstung wird durch hohe Luftfeuchtigkeit und hohe Umgebungstemperatur vermindert, ebenso durch körperliche Faktoren, welche die Fähigkeit zu schwitzen herabsetzen (z. B. durch gestörte Funktion der Schweißdrüsen, Durchtrennung des Rückenmarks, Zystische Fibrose, Exsikkose, Vasokonstriktion).

- Beachte die Laborresultate, z. B. arterielle Blutgasanalysen, Elektrolyte, Herz- und Leberenzyme (ein Anstieg der Herz- und Leberenzyme kann auf eine Gewebeschädigung hinweisen), Blutzucker, Urinanalyse (Myoglobinurie, Proteinurie und Hämoglobinurie können Zeichen einer Gewebenekrose sein und den Gerinnungsstatus (es besteht die Möglichkeit einer intravasalen Gerinnungsstörung).

3. Pflegepriorität: Hilfeleisten bei Maßnahmen zur Senkung der Körpertemperatur/Wiederherstellung der normalen Körper-/Organfunktionen:

- Verabreiche nach Verordnung fiebersenkende Medikamente, oral/rektal/i.v. (z.B. Aspirin, Paracetamol).

- Sorge für die Abkühlung der Körperoberfläche mit Hilfe von:
  Entkleidung (Wärmeverlust durch Wärmestrahlung und -leitung);

  Kühle Umgebung und/oder Ventilatoren (Wärmeabgabe durch Wärmetransport)

  Eiswasser-/Alkohol-/lauwarme Waschungen oder Tauchbäder (Wärmeabgabe durch Verdunsten und Wärmeleitung);

  Lokale Eispackungen, v. a. in der Leisten- und Achselgegend (Gebiete, die gut durchblutet sind) und/oder Anwendung einer Hypothermiedecke.

  (Anmerkung: Bei pädiatrischen Patienten wird lauwarmes Wasser anstatt Alkoholanwendung bevorzugt, da Alkohol eine Vasokonstriktion und Depression des Zentralnervensystems (durch Dämpfe) verursachen kann; Eiswasserbäder/Tauchbäder können Frösteln bewirken und dadurch die Wärmebildung fördern).

- Verabreiche verordnete Medikamente, um Frösteln/Schüttelfrost/Krampfanfälle zu kontrollieren (z.B. Chlorpromazine oder Diazepam).

- Sorge für zusätzlichen Sauerstoff, um den vermehrten Bedarf und Verbrauch auszugleichen.

- Ersetze Flüssigkeitsverluste durch Erhöhung der Zufuhr (p.o./i.v.), um einer Dehydratation vorzubeugen.

- Bedecke kalte Extremitäten mit Socken/Handschuhen/Tüchern (z.B. bei Verwendung einer Hypothermiedecke).

- Schalte die Hypothermiedecke ab, sobald die Kerntemperatur $1-2°$ oberhalb der erwünschten Temperatur ist, weil diese noch weiter abfallen kann.

- Senke nach Verordnung die Kerntemperatur mit Hilfe von gekühlten Infusionen sowie mit Eiswasserspülung von Körperhöhlen (z.B. Magen, Peritoneum).

- Sorge für die Sicherheit des Patienten (z.B. Freihalten der Atemwege, gepolsterte Bettgitter, Kälteschutz bei Verwendung einer Hypothermiedecke, Beachten der Sicherheitsvorschriften von Geräten).

- Verabreiche verordnete Medikamente, um die zugrunde liegende Ursache zu behandeln, z.B. Antibiotika (Infektion), Dantrolene (maligne Hyperthermie), Betablocker (thyreotoxische Krise).

- Verabreiche verordnete Ersatzflüssigkeiten und Elektrolyte, um Zirkulation und Gewebedurchblutung zu unterstützen.

- Ermögliche dem Patienten Bettruhe, um Stoffwechsel/Sauerstoffbedarf herabzusetzen.

- Sorge für hochkalorische Ernährung, Sondenkost oder parenterale Ernährung, um den erhöhten Stoffwechsel zu berücksichtigen.

4. Pflegepriorität: Fördern des Wohlbefindens (Beraten/Ausbilden):

- Überprüfe die spezifische Ursache, z.B. eine zugrunde liegende Krankheit (thyreotoxische Krise), Umgebungsfaktoren (Hitzschlag), Reaktion auf Narkose (maligne Hyperthermie).

- Stelle fest, welche Faktoren der Patient beeinflussen kann, wie z.B. Behandlung des zugrundeliegenden Krankheitsgeschehens (z.B. Schilddrüsenmedikamente), Hitzeschutz (z.B. passende Kleidung, Einschränkung der Aktivität, Arbeiten im Freien auf kühlere Tageszeit verschieben) und Beachten von familiären Faktoren (z.B. ist die maligne Hyperthermie als Narkosereaktion oft familiär bedingt).

- Besprich die Wichtigkeit einer vermehrten Flüssigkeitszufuhr, um der Dehydratation vorzubeugen.

- Beachte Zeichen/Symptome von Hypothermie (z.B. gerötete Haut (flush), Anstieg der Körpertemperatur, Zunahme von Atem- und Herzfrequenz). Diese Zeichen erfordern Sofortmaßnahmen.
- Rate von heißen Bädern/Saunas ab (z.B. bei Patienten mit Herzkrankheiten, während der Schwangerschaft: wegen der Gefahr einer Kreislauf-Überbelastung, bzw. Schädigung des Fötus.

PERSÖNLICHE NOTIZEN

KÖRPERTEMPERATUR, ERNIEDRIGT

Taxonomie 1R: Austauschen (1.2.2.2)

[Thematische Gliederung: Sicherheit]

> **Definition: Der Zustand, bei dem die Körpertemperatur eines Menschen unter dem normalen Wert liegt.**

MÖGLICHE FAKTOREN

Aufenthalt in kühler oder kalter/nasser Umgebung, [d. h. ihr länger ausgesetzt sein, Liegen in kaltem Wasser, künstliche Hypothermie/kardiopulmonärer Bypass]

Ungenügende Kleidung

Wärmeverlust (Verdunstung) in einer kühlen Umgebung

Unfähigkeit oder eingeschränkte Fähigkeit zu frösteln

Altersextreme

[Körperschwächende] Erkrankung oder Verletzung; Schädigung des Hypothalamus

Mangelernährung; verminderter Stoffwechsel; Inaktivität

Alkoholkonsum; Medikamente, die eine Vasodilatation bewirken

[Vasodilatation (z. B. bei Sepsis, Medikamentenüberdosierung)]

MERKMALE

– objektive

☆ Körpertemperatur unter dem normalen Wert

☆ Frösteln

☆ Kühle Haut

☆ Blässe (geringfügig)

Verlangsamte kapillare Füllung

☆ **Hauptsächliche/entscheidende Merkmale**

400

Zyanotisches Nagelbett

Hypertension; Tachykardie

Piloerektion

[Kerntemperatur 35°: verlangsamter Puls, erhöhte Atemfrequenz, eingeschränktes Urteilsvermögen, Gedächnisverlust]

[Kerntemperatur 34.4–32°: sämtliche Vitalzeichen sind vermindert, Reizbarkeit des Myokards/Arrhythmien, Muskelsteife, kein Frösteln, schläfrig]

[Kerntemperatur 29.5°: keine meßbaren Vitalzeichen, Herzfrequenz spricht nicht auf medikamentöse Therapie an, zyanotisch, erweiterte Pupillen, leblos]

PATIENTENBEZOGENE PFLEGEZIELE/ KRITERIEN ZUR EVALUATION

Der Patient

- hat eine Kerntemperatur innerhalb der normalen Werte.
- zeigt keine Zeichen einer Komplikation, wie z. B. Herzversagen, Ateminsuffizienz, Pneumonie, Thromboembolien.
- erkennt die zugrundeliegende Ursache/begünstigende Faktoren, die er beeinflußen kann.
- spricht aus, die spezifischen Maßnahmen zur Verhütung einer Hypothermie zu verstehen.
- zeigt durch sein Verhalten, daß er die normale Körpertemperatur aufrecht erhalten kann.

MASSNAHMEN

1. Pflegepriorität: Ermitteln der ursächlichen/begünstigenden Faktoren:

- Beachte zugrundeliegende Ursachen (z. B. Aufenthalt im Freien bei kaltem Wetter, Kontakt mit kaltem Wasser, Therapie der Hyperthermie).
- Beachte begünstigende Faktoren:

  Alter des Patienten (z. B. Frühgeburt, Kind, ältere Person)

KÖRPERTEMPERATUR, ERNIEDRIGT

401

Gleichzeitige/bestehende medizinische Probleme (z.B. Hirnstammverletzung, Ertrinkungsunfall, Sepsis, Hypothyreoidismus, Alkoholintoxikation); Ernährungszustand; Wohnverhältnisse/Beziehungsnetz (z.B. betagter/geistig beeinträchtigter Patient, der alleine lebt).

2. Pflegepriorität: Verhindern einer weiteren Abnahme der Körpertemperatur:

- Entferne die nasse Kleidung.
- In Decken einwickeln, zusätzliche Kleidung anziehen. Säuglinge unter spezielle Wärmelampe legen.
- Vermeide Strahler oder Bettflaschen.
- Sorge für warme Getränke, falls der Patient schlucken kann.
- Vermeide Durchzug.

3. Pflegepriorität: Beurteilen der Auswirkungen der erniedrigten Körpertemperatur:

- Miß die Kerntemperatur mit einem speziellen Thermometer, der Temperaturen unter $34°$ anzeigt.
- Achte auf die Atmung: Atemfrequenz, Atemzugvolumen sind bei erniedrigtem Stoffwechsel und respiratorischer Azidose vermindert.
- Auskultiere die Lungen, achte auf Begleitgeräusche (Lungenödem, Pneumonie und Lungenembolie sind mögliche Komplikationen einer Hypothermie).
- Überwache Herzfrequenz und -rhythmus. Kältestreß bewirkt Veränderungen im Herzreizleitungssystem. Die Folge kann eine Bradykardie sein (die nicht auf Atropin anspricht) oder ein Vorhofflimmern, ein atrioventrikulärer Block, eine ventrikuläre Tachykardie. Anmerkung: Ein Kammerflimmern tritt meistens auf, wenn die Kerntemperatur auf $28°$ oder darunter sinkt.
- Überwache den Blutdruck. Achte dabei auf einen Blutdruckabfall aufgrund einer Vasokonstriktion und einem Flüssigkeitsverlust ins Gewebe, bedingt durch einen Kälteschaden, der die Permeabilität des Kapillarsystems beeinflußt.

- Miß die Urinausscheidung (Oligurie/Nierenversagen können als Folge verlangsamter Nierendurchblutung und/oder hypothermischen osmotischer Diurese auftreten).

- Beachte die Auswirkungen auf das zentrale/periphere Nervensystem (z. B. Veränderungen des Gemütszustandes, verlangsamtes Denken, Amnesie, vollständige geistige Umnachtung, Lähmungen (bei $31°$), erweiterte Pupillen (bei $30°$), flaches EEG (bei $20°$).

- Beachte die Laborresultate wie z. B. arterielle Blutgasanalysen (respiratorische oder metabolische Azidose), Elektrolyte, Gesamtblutbild (erhöhter Hämatokrit, Leukozytenzahl vermindert), Herzenzyme (Myokardinfarkt kann durch Elektrolytverschiebungen, Ausschüttung von Katecholaminen, Hypoxie oder Azidose verursacht werden), Gerinnungsstatus, Blutzucker, Medikamentenspiegel (kumulativer Effekt der Medikamente).

4. Pflegepriorität: Wiederherstellen der normalen Körpertemperatur/Organfunktionen:

- Unterstütze Maßnahmen, um die Kerntemperatur zu erhöhen (z. B. erwärmte intravenöse Lösungen und Lavagen (Magen, Bauchhöhle, Blase) mit erwärmter Lösung oder kardiopulmonalem Bypass, falls angezeigt).

- Erhöhe die Kerntemperatur nicht schneller als $1°$ bis $2°$ pro Stunde, um eine plötzliche Vasodilatation/Blutdruckabfall/erhöhte metabolische Belastung des Herzens zu vermeiden (Schock durch zu rasche Aufwärmung).

- Fördere die Oberflächenerwärmung sorgfältig mit Hilfe von warmen Decken, warmer Umgebungstemperatur. (Anmerkung: Bei der akuten Hypothermie ist es wichtig, daß die Kerntemperatur vor der Oberflächenerwärmung erhöht wird, um zu vermeiden, daß durch Shunts von kaltem Blut die Kerntemperatur erneut sinkt).

- Schütze Haut/Gewebe durch Umlagern, trage bei Bedarf Lotionen/Salben auf und meide den direkten Kontakt mit Heizapparaten/-decke. (Als Folge der beeinträchtigten Zirkulation kann eine schwere Gewebeschädigung entstehen).

- Sei für Ruhe besorgt, fasse den Patienten behutsam an (Gefahr von Kammerflimmern).
- Beginne bei der Herzmassage mit einer Frequenz von 30 Stößen/Min. (Akute Hypothermie verursacht eine verlangsamte Reizleitung, und ein unterkühltes Herz spricht evtl. nicht auf Medikamente, Schrittmacherbehandlung und Defibrillation an).
- Achte auf freie Atemwege und hilf falls nötig bei der Intubation.
- Verabreiche wenn nötig Sauerstoff.
- Schalte die Hyperthermiedecke ab, wenn die Kerntemperatur $1-2°$ unterhalb der erwünschten Temperatur liegt, um eine Hyperthermie zu vermeiden.
- Verabreiche Infusionen mit Vorsicht (ein unterkühltes Herz kann ein erhöhtes Volumen nur verlangsamt kompensieren).
- Verabreiche verordnete Medikamente mit Vorsicht, denn durch Erwärmung verbessert sich die Organfunktion, die endokrinen Störungen werden korrigiert, so daß der Organismus vermehrt auf die früher verabreichten Medikamente anspricht).
- Verabreiche Flüssigkeiten vorsichtig, um eine Überbelastung zu verhüten, während sich das vaskuläre Bett erweitert.
- Unterstütze den Patienten bei Atemübungen/Aushusten/Lagewechsel/Bewegungsübungen zur Erhaltung der Gelenkbeweglichkeit.
- Vermeide einengende Kleider/Fixationen, um eine Zirkulationsstörung zu verhindern.
- Sorge für Stützstrümpfe.
- Sorge für ausgewogene, hochkalorische Ernährung, um die Glykogenreserve wiederherzustellen und einen guten Ernährungszustand zu erreichen.

5. Pflegepriortät: Fördern des Wohlbefindens (Beraten/Ausbilden):

- Verhilf dem Patienten/Bezugsperson(en) zu Informationen über die Notfallmaßnahmen bei Unterkühlung.

- Besprich die Ursache der Hypothermie mit dem Patienten.
- Besprich Frühsymptome/Zeichen einer beginnenden Unterkühlung (z. B. Bewußtseinsveränderungen, Somnolenz, veränderte Koordinationsfähigkeit, verwaschene Sprache).
- Stelle fest, welche Faktoren der Patient beeinflussen kann, wie z. B. Schutz vor Umgebungseinflüssen, Risiko einer Kälteempfindlichkeit.

PERSÖNLICHE NOTIZEN

KÖRPERTEMPERATUR, VERÄNDERT, POTENTIELL

Taxonomie 1R: Austauschen (1.2.2.1.)

(Thematische Gliederung: Sicherheit)

> **Definition: Der Zustand, bei dem ein Mensch potentiell gefährdet ist, die Temperatur nicht mehr innerhalb normaler Grenzen aufrechtzuerhalten.**

RISIKOFAKTOREN

Alters-/Gewichtsextreme

Einer kalten/kühlen oder warmen/heißen Umgebung ausgesetzt zu sein

Dehydratation

Inaktivität oder extreme Aktivität

Medikamente, die eine Vasokonstriktion/Vasodilatation, Stoffwechselveränderung oder Sedation bewirken [Gebrauch oder Überdosis gewisser Medikamente oder Folge von Narkosewirkung]

Nicht der Umgebungstemperatur entsprechende Kleidung Krankheit oder Verletzung, welche die Temperaturregulation beeinflußen

[systemische oder lokalisierte Infektionen]

[Neoplasien, Tumore, kollagene/vaskuläre Erkrankung]

> ANMERKUNG: Eine potentielle Diagnose kann nicht durch Zeichen und Symptome belegt werden, da das Problem noch nicht aufgetreten ist und die Pflegemaßnahmen die Prävention bezwecken.

PATIENTENBEZOGENE PFLEGEZIELE/ KRITERIEN ZUR EVALUATION

Der Patient

- kann eine normale Körpertemperatur aufrechterhalten.
- spricht aus, die individuellen Risikofaktoren und angemessene Maßnahmen zu verstehen.
- zeigt durch sein Verhalten, daß die Körpertemperatur überwacht und angemeßen aufrechterhalten werden kann.

MASSNAHMEN

1. Pflegepriorität: Erkennen von ursächlichen Faktoren/ Risikofaktoren:

- Ermittle, inwieweit die gegenwärtige Erkrankung die Folge von Umgebungsfaktoren, Operation, Infektion oder Verletzung ist.
- Kontrolliere Laborwerte (z.B. Infektionsnachweis, Medikamentenblutspiegel).
- Achte auf das Alter des Patienten (z.B. Frühgeburt, Kleinkind oder Betagter).
- Ermittle den Ernährungszustand des Patienten.

2. Pflegepriorität: Verhindern einer abnormen Temperaturveränderung:

- Kontrolliere/erhalte die Umgebungstemperatur. Sorge bei Bedarf für wärmende/kühlende Maßnahmen.
- Kontrolliere bei Bedarf die Kerntemperatur.
- Stelle die normale Kerntemperatur des Patienten wieder her und halte sie aufrecht (vgl. Körpertemperatur, erniedrigt und erhöht).
- Verweise auf entsprechende Hilfsstellen in der Gemeinde (z.B. Sozialamt, Altershilfe, Notschlafstellen).

3. Pflegepriorität: Fördern des Wohlbefindens (Beraten/Ausbilden):

- Überprüfe das potentielle Problem/individuelle Risikofaktoren mit dem Patienten.

- Instruiere den Patienten/die Bezugsperson(en), wie er sich vor Risikofaktoren schützen kann (z. B. warme/heiße, kühle/kalte Umgebung, unsachgemäße Einnahme der Medikamente, Medikamentenüberdosierung, ungeeignete Kleidung/Unterkunft/Ernährung).
- Prüfe, wie versehentliche Temperaturveränderungen verhütet werden können (z. B. Unterkühlung als Folge von übermäßiger Kühlung bei der Fiebersenkung oder zu warm gehaltene Umgebung für einen Patienten, der nicht mehr schwitzen kann).

PERSÖNLICHE NOTIZEN

MOBILITÄT, KÖRPERLICH, BEEINTRÄCHTIGT

Taxonomie 1R Sich bewegen (6.1.1.1)

[Thematische Gliederung: Sicherheit]

Definition: Der Zustand, bei dem ein Mensch eine Einschränkung in seiner Fähigkeit zur unabhängigen physischen Beweglichkeit erlebt.

MÖGLICHE FAKTOREN

Aktivitätsintoleranz; verminderte Kraft und Ausdauer

Schmerz/Mißbehagen

Neuromuskulärer Schaden/muskuloskeletale Beeinträchtigung

Wahrnehmungsstörung oder kognitive Beeinträchtigung

Depression/starke Angstgefühle

[Restriktive Therapien/Sicherheitsmaßnahmen (z. B. Bettruhe, Ruhigstellung einer Extremität)]

MERKMALE

– subjektive

Widerwillen, sich zu bewegen

[Klagen über Schmerzen/Mißbehagen bei Bewegung]

– objektive

Unfähigkeit, sich zielgerichtet zu bewegen, einschließlich Mobilität im Bett, Transfer und Gehen

Beeinträchtigte Koordination

Eingeschränktes Bewegungsfeld

Verminderte Muskelkraft/-maße und Kontrolle

Auferlegte Bewegungseinschränkungen, aktiv/passiv oder Mobilisationsstufen

Der Gebrauch folgender Klassifikation wird empfohlen:

0 Vollständige Unabhängigkeit

1 Braucht Hilfsmittel oder Gerät

2 braucht Hilfe, Überwachung oder Anleitung einer Person

3 braucht Hilfe einer Person und Hilfsmittel oder Geräte

4 Abhängigkeit, macht nicht aktiv mit

* Kodierung nach Jones, E. et al.: «Patientenklassifikation bei der Langzeitpflege: Handbuch», HEW, Publikation Nr. HRA-74–3107, November, 1974

PATIENTENBEZOGENE PFLEGEZIELE/ KRITERIEN ZUR EVALUATION

Der Patient

- zeigt Bereitschaft zu Aktivitäten und beteiligt sich daran.

- spricht aus, die Situation/Risikofaktoren sowie Therapie und Sicherheitsmaßnahmen zu verstehen.

- zeigt Techniken/Verhaltensweisen, die eine Wiederaufnahme von Aktivitäten ermöglichen.

- bewahrt Funktionsfähigkeit des Bewegungsapparates und Unversehrtheit der Haut, was durch das Fehlen von Kontrakturen, Spitzfuß, Dekubitus usw. überprüfbar ist.

- bewahrt oder erhöht die Kraft oder Funktionsfähigkeit des betroffenen und/oder kompensierenden Körperteils.

MASSNAHMEN

1. Pflegepriorität: Ermitteln der Funktionsfähigkeit des Bewegungsapparates:

- Ermittle das Ausmaß der Immobilität mit Hilfe der oben empfohlenen Klassifikation:

- Beobachte unauffällig die Bewegungen des Patienten.

- Beobachte psychische Reaktion(en)/Verhalten bei Problemen der Immobilität.

410

- Achte auf Komplikationen, die einen Einfluß auf die Immobilität haben (z. B. Kontrakturen, Dekubitus).

2. Pflegepriorität: Erkennen von ursächlichen/begünstigenden Faktoren:

- Erkenne Diagnosen, die Immobilität begünstigen (z. B. Multiple Sklerose, Arthritis, Parkinson Krankheit, Hemiparese/Paraplegie usw.).

- Beachte Umstände, wie Operationen, Frakturen, Amputationen, Drainagen und Infusionen, welche die Bewegung einschränken.

- Erfaße das Ausmaß der Schmerzen aufgrund von Beschreibungen des Patienten.

- Beachte verminderte Mobilität im Zusammenhang mit dem Alter.

3. Pflegepriorität: Fördern des Wiedererlangens der optimalen Funktionsfähigkeit und Verhüten von Komplikationen:

- Lagere den Patienten möglichst bequem, nach einem regelmäßigen Zeitplan, wie es die individuelle Situation erfordert (einschließlich häufiger Gewichtsverlagerung, wenn der Patient rollstuhlabhängig ist), um die Atmung zu erleichtern und einen Dekubitus zu vermeiden.

- Kontrolliere die Zirkulation/Nervenfunktion in betroffenem Körperteil(en), beobachte Veränderungen der Temperatur, Farbe, Empfindung, Bewegung (vgl. PD Gewebedurchblutung).

- Instruiere den Gebrauch von Bettgittern, Haltegriffen, Hilfsmitteln für Lagewechsel/Transfer.

- Unterstütze betroffene Körperteile/Gelenke durch den Gebrauch von Kissen/Rollen, Fußstützen/Schuhen, Luftmatratze, Wasserbett usw.

- Sorge für eine ausgewogene Ernährung, die in angenehmer Umgebung appetitlich serviert wird. Fördere Mahlzeiten in der Gemeinschaft (vgl. PD Nahrungsaufnahme, verändert: weniger als der Körperbedarf).

- Ermutige die Familie/Bezugsperson(en), Essen/Lieblingsspeisen im Rahmen der Diätvorschriften des Patienten mitzubringen.

- Beachte die Ausscheidungsgewohnheiten und sorge für einen regelmäßigen Stuhlgang/Gebrauch des Nachtstuhls, um diese Funktion aufrechtzuerhalten (vgl. PD Verstopfung).

- Kontrolliere die Urinausscheidung, schaffe regelmäßige Gelegenheiten zur vollständigen Entleerung der Blase (vgl. PD Urinausscheidung, gestört).

- Empfiehl bei Bedarf eine erhöhte Trinkmenge (außer wenn kontraindiziert), einschließlich Preiselbeersaft, um den Urin anzusäuern.

- Achte auf Zeichen einer Blaseninfektion: beobachte Farbe, Menge, Trübung des Urins usw.

- Halte ein angemessenes Übungsprogramm aufrecht – isometrische/isotonische, aktive/passive Übungen – um eine venöse Stase zu vermeiden, die Gelenkbeweglichkeit, gute Körperhaltung/-orientierung aufrechtzuerhalten und Spitzfuß und Kontrakturen zu verhindern.

- Fordere bei Bedarf regelmäßig zu vertieftem Atmen und zum Aushusten auf.

- Sorge bei Bedarf für eine Schmerzmittelgabe vor Aktivitäten.

- Achte auf Zeichen einer Infektion (pulmonal/Wunde): erhöhte Temperatur, Puls, Atemfrequenz, eitriges Sputum/Wundsekret (vgl. PD Infektionsgefahr).

- Sorge für die tägliche Hautpflege; trockne die Haut gut und verwende Hautpflegemittel. Massiere diese sanft ein, um die Durchblutung zu fördern (vgl. PD Hautdefekt, bestehend/Gefahr).

- Plane zwischen Aktivitäten und Besuchen angemessene Ruhepausen ein, um die Müdigkeit zu reduzieren.

- Sorge für stimulierende Umgebung mit Uhren, Kalender, persönlichen Gegenstände usw. (vgl. PD Beschäftigungsdefizit).

- Fördere die Teilnahme an persönlicher Pflege, Freizeitaktivitäten.

412

- Weise auf Abweichungen im Bewegungsmuster hin, die auftreten, wenn sich der Patient beobachtet/nicht beobachtet fühlt. Besprich Methoden, mit den erkannten Problemen umzugehen.
- Sorge entsprechend der individuellen Situation für Sicherheitsmaßnahmen.

4. Pflegepriorität: Fördern des Wohlbefindens (Beraten/Ausbilden):

- Ermutige den Patienten/Bezugsperson(en), sich so oft wie möglich an Entscheidungen zu beteiligen.
- Instruiere Sicherheitsmaßnahmen entsprechend der individuellen Situation (z. B. Gebrauch von Heizkissen, Rollstuhlarretierung vor Transfer, Entfernen oder Sichern von Teppichen usw.).
- Beziehe den Patienten und Bezugsperson(en) in die Pflege ein, hilf ihnen dabei, Probleme der Immobilität zu meistern.
- Ermittle den Bedarf an Hilfsmitteln (z. B. Gehhilfen, Schienen, Prothesen) und instruiere ihre Anwendung.
- Konsultiere bei Bedarf die Physio-/Ergotherapie.

PERSÖNLICHE NOTIZEN

SELBSTSCHUTZ, VERÄNDERT

Taxonomie 1R: Austauschen (1.6.2)

[Thematische Gliederung: Sicherheit]

> **Definition:** Der Zustand, bei dem ein Mensch eine Abnahme der Fähigkeit erlebt, sich selbst vor inneren oder äußeren, ihn bedrohenden Einflüssen, wie Krankheit oder Verletzung, zu schützen.

MÖGLICHE FAKTOREN

Altersextreme

Ungenügende Ernährung

Alkoholmißbrauch

Abnormale Blutwerte (Leukopenie, Thrombozytopenie, Anämie, Gerinnungsstörung)

Medikamentöse Therapien (antineoplastische Therapie, Kortikosteroidtherapie, Immunsuppression, Antikoagulation, Thrombolyse)

Therapien (chirurgische Operationen, Bestrahlung)

Krankheiten (z. B. ein Karzinom oder immunologische Störungen)

MERKMALE

– *subjektive*

☆ Neurosensorische Veränderungen

Frösteln

Juckreiz

Schlaflosigkeit; Müdigkeit; Schwäche

Anorexie

☆ **Hauptsächliche/entscheidende Merkmale**

414

– objektive

☆ Geschwächte Abwehrkraft

☆ Verzögerte Wundheilung

☆ Veränderte Gerinnung

☆ Verringertes Anpassungsvermögen bei Streß

Schwitzen

Atemnot; Husten

Unruhe; Immobilität

Desorientierung

Dekubitus

ANMERKUNG DER AUTORINNEN

Der Sinn dieser Diagnose scheint darin zu liegen, daß eine Mehrzahl von Diagnosen unter einer zusammengefaßt werden können, um die Planung der Pflege bei mehreren bestehenden Einflußfaktoren zu erleichtern.

Die Pflegeziele/Kriterien zur Evaluation und Maßnahmen müssen speziell auf die bestehenden individuellen möglichen Faktoren abgestimmt werden, wie z. B.:

Altersextreme: Bei den Problembereichen können sein: Temperaturveränderungen/Thermoregulation oder veränderte Denkprozesse/Sinneswahrnehmungen, wie auch die Gefahr einer Körperverletzung, Erstickung oder Vergiftung.

Abnormale Blutwerte: Können auf ein mögliches Flüssigkeitsdefizit, eine verminderte Gewebedurchblutung, einen beeinträchtigten Gasaustausch oder eine Infektionsgefahr hindeuten.

Ungenügende Ernährung: Hier handelt es sich um Probleme, wie veränderte Nahrungsaufnahme, weniger als der Körperbedarf; Infektionsgefahr; veränderte Denkprozeße; Gefahr einer Körperschädigung.

Alkoholmißbrauch: Kann situationsbedingt oder chronisch sein, mit weitreichenden Problemen, wie ungenügender Atemvorgang; vermindertes Herzzeitvolumen;

☆ **Hauptsächliche/entscheidende Merkmale**

Flüssigkeitsdefizit bis zu veränderter Nahrungsaufnahme, weniger/mehr als der Körperbedarf; Infektionsgefahr; Gefahr einer Körperverletzung oder veränderte Denkprozesse.

Dem Benützer/der Benützerin dieses Buches wird empfohlen, sich nach derjenigen Diagnose zu richten, die sich auf bereits erkannte mögliche Faktoren und individuelle Problembereiche des jeweiligen Patienten stützt, um entsprechend sinnvolle Pflegeziele und Pflegemaßnahmen zu finden.

PERSÖNLICHE NOTIZEN

SELBSTVERSTÜMMELUNG, HOHES RISIKO

Taxonomie 1R: Fühlen (9.2.2.1)

[Thematische Gliederung: Sicherheit]

> **Definition:** Der Zustand, bei dem für einen Menschen ein hohes Risiko besteht, an sich selbst eine Handlung zu vollziehen in der Absicht, sich Verletzungen, nicht aber den Tod zuzufügen, was zu Gewebeschädigung und Lösung der inneren Anspannung führt.

RISIKOFAKTOREN

Risikogruppen:

Klienten mit einem Borderline-Syndrom, vor allem Frauen im Alter zwischen 16 und 25 Jahren

Klienten in einem psychotischen Zustand – häufig Männer im jugendlichen Erwachsenenalter

Emotional gestörte und/oder mißhandelte Kinder

Geistig behinderte und autistische Kinder

Klienten mit einer sich selbst zugefügten Verletzung in der Vorgeschichte

Körperlicher, seelischer und sexueller Mißbrauch

Unfähigkeit, mit zunehmender seelischer/körperlicher Anspannung auf eine gesunde Weise umzugehen

Depressive Gefühle, Schuld-, Haßgefühle gegen sich selbst, Gefühle der Ablehnung/Trennungsangst/Persönlichkeitsentfremdung

Gefühlslabilität

Halluzinationen

Bedürfnis nach sensorischer Stimulation

Fehlende emotionale Zuwendung der Eltern

Gestörte Beziehungen innerhalb der Familie

ANMERKUNG: Wenn ein erhöhtes Risiko für eine Diagnose besteht, kann sie nicht durch Zeichen und Symptome belegt werden, da das Problem noch nicht aufgetreten ist und die Pflegemaßnahmen die Prävention bezwecken.

PATIENTENBEZOGENE PFLEGEZIELE/ KRITERIEN ZUR EVALUATION

Der Patient:

- spricht aus, die Gründe für das Vorkommen seines Verhaltens zu verstehen.
- erkennt auslösende Faktoren/erregten Zustand, der dem Ereignis vorangeht.
- zeigt im Verhalten ein erhöhtes Selbstwertgefühl.
- zeigt Selbstkontrolle, was sich einerseits in nachlassenden Selbstverstümmelungs-Episoden und anderseits in der Anwendung von Alternativmethoden im Umgang mit den Gefühlen äußert.

MASSNAHMEN

1. Pflegepriorität: Ermitteln der ursächlichen/begünstigenden Faktoren:

- Ermittle die Hintergründe der individuellen Situation, wie bei den Risikofaktoren vermerkt. Achte auf frühere Selbstverstümmelungsversuche, z.B. Schnittwunden, Kratzer, Hämatome.
- Erkenne Zustände, welche die Fähigkeit, das eigene Verhalten zu kontrollieren, beeinträchtigen, z.B. psychotischer Zustand, geistige Behinderung, Autismus.
- Achte auf Wertvorstellungen, kulturelle/religiöse Gepflogenheiten, die einen Zusammenhang mit dem Verhalten haben können.
- Stelle fest, ob Suchtmittelkonsum/-mißbrauch besteht.

418

- Erfasse bestehende Merkmale eines wenig flexiblen und schlecht anpassungsfähigen Charakters, die Persönlichkeitsstörung/Charakterschwäche widerspiegeln, z. B. impulsiv, unberechenbar, nicht angemessene Verhaltensweisen, starke oder unkontrollierbare Wut.

- Achte auf das Ausmaß der Beeinträchtigung im sozialen und beruflichen Beziehungs- und Tätigkeitsfeld.

- Überprüfe Laborwerte, z. B. Blutalkoholspiegel, Drogen-Screening, Glukose und Elektrolyte.

2. Pflegepriorität: Das Umfeld des Patienten gestalten, um Sicherheit zu gewährleisten:

- Hilf dem Patienten, Gefühle und Verhaltensweisen zu erkennen, die dem Drang nach Selbstverstümmelung vorangehen.

- Sorge für äußere Kontrollen/feste Grenzen, um das Bedürfnis nach Selbstverstümmelung zu mindern.

- Beteilige den Patienten an der Pflegeplanung, um persönliche Grenzen neu festzulegen und das Bedürfnis nach Selbstverstümmelung zu mindern.

- Fördere den Patienten, Gefühle zu erkennen und angemessen auszusprechen.

- Behalte den Patienten in Sichtweite des Pflegepersonals, und überwache ihn, um die Sicherheit zu erhöhen.

- Erstelle ein Programm mit gesunden, erfolgsorientierten Tätigkeiten wie Gruppenaktivitäten (z. B. Anonyme Alkoholiker), Aktivitäten zur Förderung des Selbstwertgefühls (z. B. positive Bestätigung, Besuche bei Freunden) und körperliche Bewegung.

- Achte auf Gefühle der Teammitglieder (Frustration, Wut, Abwehr, Mißachtung, Verzweiflung und Machtlosigkeit, Gefühl, den Patienten «retten» zu müssen). Es kann sein, daß der Patient das Team manipuliert/spaltet, was Abwehrgefühle hervorruft und einen daraus resultierenden Konflikt verursacht. Diese Gefühle müssen erkannt und dargelegt werden, und Team und Patient müssen offen damit umgehen.

- Gestalte ein Milieu, wo positiv, klar und offen zwischen Teammitgliedern und Patienten kommuniziert wird, so daß in gegenseitigem Einvernehmen «Geheimnisse nicht geduldet», sondern angesprochen werden.

3. Pflegepriorität: Fördern einer Ausrichtung auf positive Handlungen:

- Fördere die Teilnahme des Patienten an der Pflegeplanung.

- Unterstütze den Patienten, ein sicheres anstatt unsicheres/aggressives Verhalten zu erlernen.

- Schließe mit dem Patienten/Team einen die Sicherheit des Patienten betreffenden Vertrag, z. B. «Innerhalb der nächsten 48 Stunden werde ich mir weder eine Schnittwunde noch eine andere Verletzung zufügen». Der Vertrag wird regelmäßig erneuert, vom Patienten und einem Teammitglied unterzeichnet und datiert. Entsprechende Vereinbarungen sollen dem Patienten ermöglichen, bei Bedarf mit dem Personal sprechen zu können.

- Fördere gesundes Verhalten, indem Konsequenzen und Ergebnisse der momentanen Handlungsweise erkannt werden. Stelle dem Patienten z. B. folgende Fragen: «Erreichen Sie hiermit, was Sie wollen?» – «Inwiefern führt dieses Verhalten zum Ziel?»

- Wende Maßnahmen an, die sowohl auf der kognitiven wie auch auf der Erfahrungsebene dem Patienten helfen, das Leben wieder in den Griff zu bekommen.

- Beteilige den Patienten an Gruppentherapien.

4. Pflegepriorität: Fördern des Wohlbefindens (Beraten/Ausbilden):

- Besprich die Verpflichtung, sich sicher zu verhalten, und das Vorgehen bei Anzeichen unerwünschten Verhaltens.

- Stelle fest, ob geeignete Unterstützungsmöglichkeiten vorhanden sind.

- Stelle fest, welche Lebensumstände der Patient nach der Entlassung haben wird. Möglicherweise ist Hilfe beim Umsetzen von Veränderungen zur Vermeidung eines Rückfalls erforderlich.

- Regle die Weiterführung der Gruppentherapie(n)

- Beteilige die Familie/Bezugsperson(en) an der Entlassungsberatung.
- Besprich und sorge bei Bedarf für Informationen über den Gebrauch von Medikamenten. Antidepressiva können Hilfe bieten; der Nutzen muß jedoch im Vergleich zu einer potentiellen Überdosierung sorgfältig abgewogen werden.

PERSÖNLICHE NOTIZEN

VERGIFTUNGSGEFAHR

Taxonomie 1R: Austauschen (1.6.1.2)

[Thematische Gliederung: Sicherheit]

> **Definition: Erhöhtes Risiko, Medikamenten oder gefährlichen Substanzen in toxischen Dosen versehentlich ausgesetzt zu sein/ diese einzunehmen.**

RISIKOFAKTOREN

Innere (individuelle)

Schlechtes Sehvermögen

Mangelhafte Sicherheitserziehung oder Medikamenten-/Drogenaufklärung

Fehlen von korrekten Vorsichtsmaßnahmen

Unzulängliche finanzielle Mittel

Aussage über fehlende Schutzmaßnahmen am Arbeitsort

Kognitive oder emotionale Schwierigkeiten

Äußere (Umweltbedingte)

Größere Mengen von chemischen Substanzen im Haus

Gefährliche Substanzen, die in Reichweite von Kindern oder verwirrten Personen aufgestellt oder aufbewahrt werden

Abbröckelnde, abblätternde Farbe oder Gips in der Nähe von kleinen Kindern

Farbe, Lack usw. in schlecht belüfteten Bereichen oder ohne sicheren Schutz

Medikamente, die in nicht verriegelten Kästen Kindern oder verwirrten Personen zugänglich sind

Zugang zu illegalen Drogen, die möglicherweise mit giftigen Zusätzen versetzt sind

Chemische Verseuchung von Nahrungsmitteln und Wasser

Ungeschützter Kontakt mit schweren Metallen oder Chemikalien

422

Vorhandensein giftiger Pflanzen

Vorhandensein von Luftschadstoffen

ANMERKUNG: Eine potentielle Diagnose kann nicht durch Zeichen und Symptome belegt werden, da das Problem noch nicht aufgetreten ist und die Pflegemaßnahmen die Prävention bezwecken.

PATIENTENBEZOGENE PFLEGEZIELE/ KRITERIEN ZUR EVALUATION

Der Patient

- spricht aus, die Gefahren einer Vergiftung zu verstehen.
- erkennt Risiken, die zur versehentlichen Vergiftung führen können.
- behebt umweltbedingte Gefahrenherde, die erkannt worden sind.
- unternimmt notwendige Schritte/Änderungen der Lebensweise, um die Sicherheit der Umgebung zu erhöhen.

1. Pflegepriorität: Ermitteln der ursächlichen/begünstigenden Faktoren:

- Ermittle innere/äußere Riskofaktoren in der Umgebung des Klienten, einschließlich Allergene/Schadstoffe, die seinen Zustand beeinflußen könnten.
- Beurteile das Wissen des Klienten über Sicherheitsrisiken von Suchtmitteln/Umwelt.
- Ermittle, ob legale/illegale Suchtmittel gebraucht werden (z. B. Alkohol, Haschisch, Heroin, rezeptpflichtige/nicht rezeptpflichtige Medikamente usw.).

2. Pflegepriorität: Mithelfen beim Beseitigen von Faktoren, die zur versehentlichen Vergiftung führen können:

- Besprich Sicherheitsverschlüsse und/oder Einschließen von Medikamenten, Reinigungsmitteln, Farben/Lösungsmitteln usw.

- Kennzeichne für Sehbehinderte die Medikamente.
- Laß die Bezugsperson/Gemeindeschwester die korrekte Einnahme der Medikamente kontrollieren; evtl. müssen die Medikamente vorbereitet werden für geistig behinderte oder sehbehinderte Personen.
- Empfiehl die Rückgabe von verfallenen/nicht benötigten Medikamenten.
- Leite Verstöße gegen Gesundheit/Sicherheit an die entsprechende Behörde weiter (z. B. Gesundheitsdirektion; SUVA).
- Repariere/ersetze gefährliche Haushaltgegenstände; verbessere Situationen (z. B. Aufbewahrung von Lösungsmitteln in Mineralwasserflaschen, Abbröckeln/-blättern von Farbe oder Gips).

3. Pflegepriorität: Fördern des Wohlbefindens (Beraten/Ausbilden):

- Hilf mit bei Ausbildungsprogrammen auf Gemeindeebene, um Personen zu beraten, wie sie Risikofaktoren in ihrer eigenen Umgebung erkennen und verringern können.
- Besprich mit dem Patienten/Bezugsperson(en) Medikamentennebenwirkungen.
- Sprich über den Gebrauch von rezeptfreien Medikamenten, Mißbrauch, Interaktionen und Überdosierung, wie z. B. Vitaminüberdosierung.
- Kläre den Patienten über Gefahren im Freien auf, sowohl im Wohngebiet wie auch am Ferienort, z. B. Vegetation (Tollkirschen, Zecken und Bienen). Empfiehl anfälligen Personen, ein Gegenmittel wie Epinephrine-Spritzen/-Spray, für den Notfall auf sich zu tragen.
- Empfiehl die regelmäßige Kontrolle von Brunnen-/Quellwasser.
- Veranlasse die Suche nach Quellen einer möglichen Kontamination (z. B. Abwässer, landwirtschaftliche und industrielle Entsorgungen).
- Überprüfe und beachte die Vorschriften der SUVA/Gesundheitsdirektion.

- Beachte Meldungen der Medien über Luftverschmutzung (z. B. Pollen Index, Schadstoffwerte).
- Erstelle eine Liste mit den wichtigsten Telephonnummern für den Fall einer Vergiftung (z. B. Toxikologisches Institut).
- Empfiehl den Eltern, Medikamente/Chemikalien mit Sicherheitsklebern zu bezeichnen, um Kinder vor gefährlichen Substanzen zu warnen.
- Empfiehl für den Notfall die Anschaffung eines Brechmittels nach Verordnung des Arztes.
- Verweise Suchtpatienten an Entwöhnungsprogramme, klinikinterne/-externe Rehabilitation, Beratung, Hilfsgruppen und Psychotherapie.

PERSÖNLICHE NOTIZEN

VERLETZUNGSGEFAHR

Taxonomie 1R: Austauschen (1.6.1)

[Thematische Gliederung: Sicherheit]

> **Definition: Der Zustand, bei dem ein Mensch dem Risiko einer Verletzung ausgesetzt ist, als Folge von Umweltbedingungen/-einflüssen, die mit den Anpassungsfähigkeiten und Abwehrkräften des Betroffenen in einer Wechselbeziehung stehen.**

[ANMERKUNG DER AUTORINNEN: Die Gefahr einer Verletzung ist von Mensch zu Mensch/Situation zu Situation verschieden. Wir glauben, daß die Umwelt nicht sicher ist und daß es unmöglich ist, auf sämtliche Risiken hinzuweisen. Stattdessen glauben wir, daß Pflegepersonen die Verantwortung haben, Menschen in allen Lebensphasen zu sicherheitsbewußtem Verhalten anzuleiten].

RISIKOFAKTOREN

Innere

Biochemisch, regulatorische Funktion (sensorisch, integrativ, Effektordysfunktion); Gewebehypoxie; Immunautoimmunreaktionen; Mangelernährung; abnormales Blutbild (Leukozytose/ Leukopenie; veränderte Gerinnungsfaktoren; Thrombozytopenie; Sichelzellanämie; Thalassämie; vermindertes Hämoglobin)

Physisch (Hautläsionen; veränderte Mobilität); entwicklungsbedingtes Alter (physiologisch; psychosozial)

Psychisch: (affektiv; Orientierung)

Äußere

Biologisch: (Immunisierungsgrad der Bevölkerung, Mikroorganismen)

Chemisch: (Schadstoffe, Gifte, Medikamente/Drogen

pharmazeutische Wirkstoffe, Alkohol, Koffein, Nikotin, Konservierungsmittel, Kosmetika und Farbstoffe), Nährstoffe (Vitamine, Lebensmittel)

Physikalisch: Aufbau, Infrastruktur und Anordnung des Wohnortes, Bauweise/Unterhalt von Gebäuden und Einrichtungen-, Verkehrs- und Transportmittel

Von Menschen übertragen: (nosokomiale, Personal, kognitive, affektive und psychomotorische Faktoren)

ANMERKUNG: Eine potentielle Diagnose kann nicht durch Zeichen und Symptome belegt werden, da das Problem noch nicht aufgetreten ist und die Pflegemaßnahmen die Prävention bezwecken.

PATIENTENBEZOGENE PFLEGEZIELE/ KRITERIEN ZUR EVALUATION

Der Patient

- spricht aus, die individuellen Risikofaktoren zu kennen und zu verstehen, und unternimmt Schritte, um die Situation(en) zu verbessern.
- zeigt Verhaltensweisen, Änderungen in der Lebensweise, um die Risikofaktoren zu vermindern und sich vor Verletzung zu schützen.
- verändert bei Bedarf seine Umgebung, um die Sicherheit zu erhöhen.
- ist frei von Verletzungen.

MASSNAHMEN

Beim Überblicken dieser Pflegediagnose ist es offensichtlich, daß es viele Überschneidungen mit anderen Diagnosen gibt. Wir haben uns dafür entschieden, allgemeine Maßnahmen vorzustellen. Obwohl es Gemeinsamkeiten zwischen Verletzungssituationen gibt, würden wir vorschlagen, daß sich der Leser auf andere entsprechende Pflegediagnosen bezieht, wie z.B. Vergiftungs-; Erstikkungsgefahr und Gefahr einer Körperschädigung; Mobilität, körperlich beeinträchtigt; Denkprozeße, verändert; Sinneswahrnehmungen, verändert; Haushaltführung, ungenügend; Nahrungsaufnahme, weniger als der Körperbedarf; Hautdefekt, bestehend/Gefahr; Gasaustausch, beeinträchtigt; Gewebedurchblutung, verändert; Herzzeitvolumen, vermindert; Infektionsgefahr; Gewalttätigkeit, potentiell; elterliche Pflege, Veränderung, aktuell oder potentiell.

1. Pflegepriorität: Beurteilen von Ausmaß/Ursache des individuellen Risikos:

- Beachte Alter und Geschlecht (Kinder, junge Erwachsene, alte Menschen und Männer sind einem erhöhten Risiko ausgesetzt).

- Beurteile Entwicklungsstand, Entscheidungsfähigkeit, Zurechnungsfähigkeit, Kompetenz.

- Ermittle Gemütszustand, Bewältigungsstrategien, Persönlichkeit (z. B. Temperament, Aggressivität, impulsives Verhalten, Grad der Selbstachtung, die zu unvorsichtigem/erhöhtem Risikoverhalten, ohne Berücksichtigung der Konsequenzuen, führen kann).

- Beurteile die Reaktion des Betroffenen auf Gewalt in der Umgebung (z. B. Nachbarschaft, Fernsehen, Gruppe von Gleichaltrigen), die das Mißachten der eigenen Sicherheit/diejenige anderer verstärken kann.

- Beurteile den Wissensstand über Sicherheitsvorkehrungen, Verhütung von Verletzung und die Motivation, solche im Haus, bei der Arbeit und unterwegs zu vermeiden.

- Ermittle eine mögliche Mißhandlung durch Familienmitglieder/Bezugsperson(en).

- Beachte den sozio-ökonomischen Status.

- Beurteile die körperliche Kraft, grob- und feinmotorische Koordination.

2. Pflegepriorität: Fördern des Wohlbefindens (Beraten/Ausbilden):

- Verhilf dem Patienten zu Informationen über Krankheiten/Zuständ(e), die zu einer erhöhten Verletzungsgefahr führen können.

428

- Erkenne Maßnahmen/Sicherheitsvorrichtungen, um eine sichere Umgebung/individuelle Sicherheit zu fördern.

- Überprüfe die Folgen früher ermittelter Risikofaktoren, (z. B. Zunahme von Krebs in der Mundregion bei Jugendlichen, die Tabak kauen; Auftreten von spontanen Aborten, fötalem Alkoholsyndrom und Entzugserscheinungen bei Neugeborenen, deren Mutter während der Schwangerschaft Tabak, Alkohol und andere Drogen zu sich nahm).

- Instruiere/fördere die Anwendung von Methoden, um Streß zu reduzieren/auszuhalten und Emotionen, wie Wut, Feindseligkeit, auszudrücken.

- Besprich die Wichtigkeit der Selbstkontrolle bei Zuständen/Emotionen, die eine Verletzung begünstigen können, (z. B. Müdigkeit, Wut, Reizbarkeit).

- Empfiehl die Teilnahme an Selbsthilfeprogrammen, um das Selbstvertrauen zu erhöhen (z. B. Selbstbehauptungstraining).

- Besprich Bedarf/Möglichkeiten der Betreuung (z. B. vor/nach der Schule, Tageskliniken für Betagte).

- Überprüfe Erwartungen, die Betreuungspersonen gegenüber Kindern, geistig behinderten und/oder betagten Familienmitgliedern haben.

- Sprich über Sorgen in der Kindererziehung, Erziehungsmaßnahmen.

- Verweise bei Bedarf an andere Hilfestellen (z. B. Beratung/Psychotherapie, Budgetberatung, Elternbildungskurse).

- Fördere Aufklärungskampagnen auf Gemeindeebene, die darauf abzielen, das Bewußtsein für Sicherheitsmaßnahmen zu erhöhen und auf vorhandene Hilfsstellen, die dem einzelnen zugänglich sind, hinzuweisen.

- Fördere in der Gemeinde das Bewußtsein in Bezug auf Probleme der Gebäudekonstruktion/Einrichtungen sowie Verkehrsmittel und Arbeitsbedingungen.

- Stelle fest, was für Ressourcen in der Gemeinde/bei

Nachbarn/Freunden bestehen, um betagten/behinderten Menschen zu helfen, Wartungsarbeiten zu erledigen (z. B. Treppen und Wege von Eis befreien usw.).

PERSÖNLICHE NOTIZEN

WÄRMEREGULATION, UNGENÜGEND

Taxonomie 1R: Austauschen (1.2.2.4)

[Thematische Gliederung: Sicherheit]

Definition: Der Zustand, bei dem die Temperatur des Menschen zwischen Hypothermie und Hyperthermie schwankt.

MÖGLICHE FAKTOREN

Trauma oder Krankheit [z. B. Hirnödem, zerebral vaskulärer Insult, intrakraniale Operation oder Kopfverletzung]

Frühgeburt, Altern [z. B. Verlust/Fehlen von braunem Fettgewebe]

Schwankende Umgebungstemperatur

[Temperaturveränderung des Hypothalamusgewebes, was Veränderung der Abgabe von thermosensiblen Zellen und der Regulation von Wärmeverlust/-gewinnung verursacht]

[Veränderungen des Thyroxin- und Katecholaminspiegels/-wirkung]

[Veränderungen des Stoffwechsels]

[Chemische Reaktionen bei der Muskelkontraktion]

MERKMALE

– objektive

☆ Körpertemperaturschwankungen über/unter den normalen Bereich

Vgl. ebenfalls Merkmale bei der erhöhten/erniedrigten Körpertemperatur

---

☆ **Hauptsächliche/entscheidende Merkmale**

PATIENTENBEZOGENE PFLEGEZIELE/ KRITERIEN ZUR EVALUATION

Der Patient

- spricht aus, die individuellen Faktoren und entsprechenden Maßnahmen zu verstehen.
- zeigt Methoden/Verhaltensweisen, um die Situation zu verbessern.
- hält die Körpertemperatur im normalen Bereich.

MASSNAHMEN

1. Pflegepriorität: Erkennen der ursächlichen/begünstigenden Faktoren:

- Leiste Mithilfe bei Maßnahmen, um den(die) ursächlichen Faktor(en)/den zugrundeliegenden Zustand zu erkennen (z. B. durch die Informationssammlung bezüglich der gegenwärtigen Symptome, Zusammenhang mit Anamnese/Familienanamnese, Mithilfe bei diagnostischen Studien).

2. Pflegepriorität: Mithelfen bei Maßnahmen zur Korrektur/Behandlung der zugrundeliegenden Ursache:

- Vgl. Maßnahmen bei den PD erhöhte/erniedrigte Körpertemperatur, um die Körpertemperatur wiederherzustellen und in normalem Bereich zu halten.
- Verabreiche Flüssigkeiten, Elektrolyte und verordnete Medikamente, um die Körper-/Organfunktion aufrechtzuerhalten.
- Bereite den Patienten vor/leiste Mithilfe bei Therapien, um die zugrundeliegende Ursache zu behandeln (z. B. durch chirurgische Behandlung, Chemotherapie, Antibiotika usw.).

3. Pflegepriorität: Fördern des Wohlbefindens (Beraten/Ausbilden):

- Überprüfe die ursächlichen/begünstigenden Faktoren bei Bedarf mit dem Patienten/der(n) Bezugsperson(en).
- Verhilf dem Patienten zu Informationen in Bezug auf

432

Krankheitsverlauf, momentane Therapien und Vorsichtsmaßnahmen nach der Entlassung.
- Vgl. Beratung bei den PD Temperatur, erhöht/erniedrigt.

PERSÖNLICHE NOTIZEN

SEXUALVERHALTEN, VERÄNDERUNG

Taxonomie 1R: In Beziehung treten (3.3)

[Thematische Gliederung: Sexualität]

Definition: Der Zustand, bei dem ein Mensch Besorgnis über seine Sexualität äußert.

MÖGLICHE FAKTOREN

Wissens-/Fähigkeitsdefizit, auf gesundheitsbezogene Veränderungen, veränderte Körperfunktionen oder -strukturen, Krankheit oder medizinische Behandlung anders zu reagieren

Fehlende Intimsphäre

Fehlen einer Bezugsperson

Unwirksame oder fehlende Vorbilder

Konflikte bezüglich sexueller Orientierung oder variierender Vorlieben

Angst vor Schwangerschaft oder einer durch Geschlechtsverkehr übertragbaren Krankheit

Beeinträchtigte Beziehung mit einem Partner

MERKMALE

– subjektive

☆ Mitgeteilte Schwierigkeiten, Einschränkungen oder Veränderungen im Sexualverhalten oder bei sexuellen Aktivitäten

---

☆ **Hauptsächliche/entscheidende Merkmale**

PATIENTENBEZOGENE PFLEGEZIELE/ KRITERIEN ZUR EVALUATION

Der Patient

- verfügt und spricht über anatomische und physiologische Kenntnisse der Geschlechtsorgane.

- spricht aus, die sexuellen Einschränkungen, Schwierigkeiten oder Veränderungen, die aufgetreten sind, zu kennen und zu verstehen.

- äußert, sich selbst im gegenwärtigen (veränderten) Zustand zu akzeptieren.

- zeigt verbesserte Kommunikations- und Beziehungsfähigkeit.

- kennt geeignete Methoden zur Empfängnisverhütung.

MASSNAHMEN

1. Pflegepriorität: Ermitteln der ursächlichen/begünstigenden Faktoren:

- Nimm bei Bedarf die Sexualanamnese auf, einschließlich der Wahrnehmung normaler Funktion, Wortwahl (zur Ermittlung der grundlegenden Kenntnisse). Achte auf besorgte Äußerungen über die sexuelle Identität.

- Ermittle den Stellenwert von Sex sowie eine Beschreibung des Problems in Worten des Patienten. Achte auf Bemerkungen des Patienten/der Bezugsperson(en) (z. B. offene oder versteckte sexuelle Anspielungen: «Er ist eben ein unanständiger alter Mann.») Sexuelle Sorgen werden oft durch Sarkasmus, Humor oder abschätzige Bemerkungen überdeckt.

- Beachte kulturelle und religiöse Faktoren/ Werte und Konflikte.

- Ermittle Streßfaktoren im Umfeld des Patienten, die Angst oder psychologische Reaktionen verursachen können. (Machtprobleme mit Bezugspersonen, erwachsene Kinder, Altern, Arbeit, Potenzverlust).

- Ermittle Kenntnisse über die Auswirkungen von veränderten Körperfunktionen/-einschränkungen hervorgerufen durch Krankheit und/oder medikamentöse Thera-

435

pie sowie alternative sexuelle Reaktionen und Ausdrucksmöglichkeiten.

- Erhebe die Suchtanamnese (Medikamente, rezeptfreie und illegale Suchtmittel, Alkohol).
- Erkundige dich nach Ängsten im Zusammenhang mit dem Sexualverhalten (Schwangerschaft, durch Geschlechtsverkehr übertragbare Krankheiten, Vertrauens-, Glaubensfragen, Unsicherheit bezüglich der sexuellen Neigung, veränderte sexuelle Leistung).
- Ermittle, wie der Patient seine veränderte sexuelle Aktivität oder sein Verhalten interpretiert (eine Möglichkeit, Kontrolle ausüben zu können, Erleichterung von Angstgefühlen, Vergnügen, Fehlen eines Partners).
- Beachte das veränderte Verhalten (wenn dies einen Zusammenhang mit körperlichen Veränderungen oder dem Verlust eines Körperteils hat) als möglichen Ausdruck von Trauer (z. B. Schwangerschaft, Amputation, Gewichtsverlust oder -zunahme).
- Ermittle altersspezifische Probleme (z. B. während der Pubertät, im jungen Erwachsenenalter, in der Menopause oder beim Älterwerden).
- Vermeide Werturteile, weil sie dem Patienten nicht helfen, mit der Situation fertig zu werden.
  Anmerkung: die Pflegeperson muß sich ihrer eigenen Gefühle und Reaktionen auf die Äußerungen und/oder Sorgen des Patienten bewußt sein und diese unter Kontrolle halten.

2. Pflegepriorität: Unterstützen des Patienten/der Bezugsperson(en), mit der Situation umzugehen:

- Sorge für eine Atmosphäre, in der das Gespräch über sexuelle Probleme gefördert wird/erlaubt ist.
- Verhilf dem Patienten zu Informationen über die individuelle Situation, und ermittle diesbezügliche Bedürfnisse und Wünsche.
- Ermutige Patient/Bezugperson(en), über die individuelle Situation zu sprechen und seine Gefühle auszudrükken, ohne dabei bewertet zu werden.
- Ermittle und besprich alternative Formen des sexuellen Ausdrucks, die für beide Partner annehmbar sind.

436

- Besprich Möglichkeiten, mit individuellen technischen Hilfen umzugehen (z. B. Uro-, Ileo-, Kolostomiesäcke, Urinableitungssysteme).
- Sorge dafür, daß der Patient rechtzeitig über die zu erwartenden Verluste orientiert wird (z. B. Identitätsverlust bei einer geplanten Geschlechtsumwandlung).

3. Pflegepriorität: Fördern des Wohlbefindens (Beraten/Ausbilden):

- Vermittle Informationen zu Problem(en), die vom Patienten genannt werden.
- Pflege einen fortlaufenden Dialog mit Patient und Bezugsperson(en), soweit dies die Situation zuläßt.
- Besprich bei Bedarf Methoden/Wirksamkeit/Nebenwirkungen der Empfängnisverhütung.
- Verweise nach Bedarf an Hilfsstellen in der Gemeinde (z. B. für Familienplanung, soziale Dienste usw.).
- Empfiehl eine intensive individuelle Psychotherapie, die nach Bedarf mit Paar-/Familien- und/oder Sexualtherapie kombiniert werden kann.
- Vgl. PD Sexuelle Störung.

PERSÖNLICHE NOTIZEN

SEXUELLE STÖRUNG

Taxonomie 1: In Beziehung treten (3.2.1.2.1)

[Thematische Gliederung: Sexualität]

> **Definition: Der Zustand, bei dem ein Mensch eine Veränderung der sexuellen Funktion erlebt, die als unbefriedigend, nicht lohnenswert oder unangemessen empfunden wird.**

MÖGLICHE FAKTOREN

Biopsychosoziale Veränderung der Sexualität:

Ineffektive oder fehlende Vorbilder

Verletzlichkeit

Fehlinformationen oder Wissensdefizit

Körperlicher Mißbrauch

Moralischer Konflikt

Fehlende Intimsphäre

Veränderte Körperstruktur oder -funktion (Schwangerschaft, vor kurzem erfolgte Geburt, Medikamente/Suchtmittel, Operationen, Anomalien, Krankheitsprozeß, Verletzung, Bestrahlung, [Libidoverlust, Störung der sexuellen Reaktion wie z.B. frühzeitige Ejakulation, Dyspareunie]

Psychosozialer Mißbrauch (z.B. schädliche Beziehungen)

Fehlen einer Bezugsperson

MERKMALE

– subjektive

Spricht über die Probleme

Tatsächliche oder vom Patienten wahrgenomme Einschränkung aufgrund einer Krankheit und/oder Therapie

438

Unfähigkeit, die erwünschte Befriedigung zu erlangen

Änderungen beim Erlangen der wahrgenommenen Geschlechtsrolle

Konflikte im Zusammenhang mit Wertvorstellungen

Änderungen beim Erlangen der sexuellen Befriedigung

Suche nach Bestätigung der eigenen Attraktivität

– objektive

Veränderung in der Beziehung zum Partner

Veränderung des Interesses an sich selbst und anderen

PATIENTENBEZOGENE PFLEGEZIELE/ KRITERIEN ZUR EVALUATION

Der Patient

- spricht über anatomische und physiologische Kenntnisse der Geschlechtsorgane.
- spricht aus, die individuellen Gründe der sexuellen Probleme zu verstehen.
- erkennt Stressoren im Zusammenhang mit den Lebensumständen, welche die Störung begünstigen.
- erkennt befriedigende/annehmbare sexuelle Praktiken und einige Alternativen, um seiner Sexualität Ausdruck zu geben.
- bespricht mit Partner/Bezugsperson seine Sorgen bezüglich Körperbild, Geschlechtsrolle, sexueller Attraktivität.

MASSNAHMEN

1. Pflegepriorität: Ermitteln ursächlicher/begünstigender Faktoren:

- Nimm bei Bedarf eine Sexualanamnese auf, einschließlich des normalen Verhaltensmusters, der Libido, sowie auch die Art des Betroffenen, darüber zu sprechen. (Denke an den Lerneffekt des Gesprächs).
- Ermögliche dem Patienten, sein Problem mit eigenen Worten zu schildern.

Ermittle die Bedeutung von Sex für den Betroffenen, um die Notwendigkeit einer Intervention zu bestimmen.

- Achte auf Kommentare des Patienten. Sexuelle Sorgen werden oft durch Humor und/oder leichtfertige Bemerkungen überdeckt.

- Ermittle den Informationsstand des Patienten/der Bezugsperson(en) bezüglich Anatomie/Physiologie der Geschlechtsorgane und der Auswirkungen der momentanen Situation.

- Erkenne gegenwärtige Streßfaktoren in der individuellen Situation. Diese Faktoren können derart angsterregend sein, daß sie Depressionen oder andere psychische Reaktion(en) verursachen, die körperliche Symptome bewirken.

- Besprich bestehende kulturelle Faktoren/Wertvorstellungen/Konflikte.

- Ermittle vorbestehende Probleme, die in die gegenwärtige Situation hineinspielen können (z.B Eheprobleme/ beruflichen Streß/ Rollenkonflikte usw.).

- Ermittle pathophysiologische Prozeße, mitbeteiligte Krankheit/Operation/Verletzung und ihre Auswirkung auf den Betroffenen.

- Ermittle Medikamenten-/Suchtmittelverbrauch (rezeptpflichtig, nichtrezeptpflichtig, illegal/Alkohol).

- Achte auf das Verhalten/Trauern, wenn dies in Zusammenhang steht mit körperlichen Veränderungen oder Verlust eines Körperteils (z.B. Schwangerschaft, Fettleibigkeit, Amputation, Mastektomie usw.).

- Bestimme den Grund einer Impotenz. (Normalerweise haben ein Drittel bis die Hälfte der Fälle körperliche Ursachen, z.B. Diabetes, Gefäßprobleme usw.) Anmerkung: die Beobachtung der Penisschwellung (Tumeszenz) während der REM Schlafphase kann helfen, die körperliche Fähigkeit zu bestimmen.

- Erörtere mit dem Patienten den Sinn seines Verhaltens. (Masturbation z.B. kann viele Bedeutungen haben: Angstabbau, sexuelle Entbehrung, Lustgewinn, nonverbaler Ausdruck eines Gesprächsbedürfnisses, Möglichkeit zu befremden).

- Vermeide Werturteile, weil sie dem Patienten nicht helfen, mit der Situation fertig zu werden. (Anmerkung: die Pflegeperson muß sich ihrer Gefühle und Reaktion auf die Gefühlsäußerungen und/oder Sorgen des Patienten bewußt sein und diese unter Kontrolle haben).

2. Pflegepriorität: Unterstützen des Patienten/Bezugsperson(en), die Situation zu bewältigen:

- Baue eine therapeutische Beziehung zum Patienten auf.

- Verhilf dem Patienten zu Informationen über seinen Zustand.

- Stelle fest, was der Patient wissen will, und passe die Informationen den Bedürfnissen an. Anmerkung: Informationen, welche die Sicherheit des Patienten/Konsequenzen von Handlungen betreffen, müssen evtl. überprüft werden.

- Ermutige und akzeptiere Äußerungen über Sorgen.

- Hilf dem Patienten, sich der Trauerphasen bewußt zu werden und damit umzugehen.

- Ermutige den Patienten, seine Gedanken/Sorgen mit dem Partner zu teilen.

- Sorge für Intimsphäre, um dem Betroffenen und/oder den Partnern den Ausdruck seiner/ihrer Sexualität ohne Peinlichkeiten und/oder Einwände anderer zu ermöglichen.

- Unterstütze den Patienten/Bezugsperson(en), seine/ihre Probleme mit alternativen Sexualpraktiken zu lösen.

- Verhilf dem Patienten bei Bedarf zu Informationen über korrigierende Maßnahmen, Wiederherstellungschirurgie (z. B. Penis-/Brustimplantationen).

- Verweise bei Bedarf an entsprechende Hilfsstellen (z. B. Mitarbeiter in der Gesundheitspflege mit größerer fachlicher Kompetenz und/oder Erfahrung, Pflegeexperten oder professionelle Sexualtherapie/gynäkologische Beratungsstelle, Familienberatung).

3. Pflegepriorität: Fördern des Wohlbefindens (Beraten/Ausbilden):

- Sorge bei Bedarf für eine Aufklärung über Sexualität, Erklärung der normalen sexuellen Funktionen.
- Fördere den fortlaufenden Dialog und nutze Lernsituationen im gegebenen Moment aus.

  Instruiere den Patienten, entsprechende regelmäßige Selbstkontrollen durchzuführen (z. B. Brust-/Hodenuntersuchungen).
- Beschaffe Unterlagen zu den individuellen Problemen, die der Patient in Ruhe durchlesen kann.
- Instruiere Entspannungs- und/oder Visualisationsmethoden.
- Ermittle zur weiteren Hilfestellung Ressourcen in der Gemeinde (z. B. Stoma-Beratung, Krebsliga, Selbsthilfegruppen).
- Überprüfe die Notwendigkeit einer Überweisung an eine zusätzliche Hilfestelle. Der Patient benötigt evtl. professionelle Hilfe bei Beziehungsproblemen, Libidomangel.
- Überprüfe den Bedarf einer Überweisung an zusätzliche Hilfen. Muß evtl. weiterhin professionelle Hilfe bei Beziehungsproblemen, niedriger Libido haben.

PERSÖNLICHE NOTIZEN

BEWÄLTIGUNGSFORMEN (COPING) DER FAMILIE, ENTWICKLUNGSMÖGLICHKEITEN

Taxonomie 1R: Wählen (5.1.2.1.2)

[Thematische Gliederung: Soziale Interaktion]

> **Definition: Das Familienmitglied hat sich wirksam an den veränderten Gesundheitszustand des Klienten angepaßt und zeigt den Wunsch und die Bereitschaft, die eigene Gesundheit zu verbessern und gemeinsam an der Situation zu reifen.**

MÖGLICHE FAKTOREN

Die Grundbedürfnisse der Person sind genügend erfüllt, und die Anpassungsarbeit ist erfolgreich geleistet worden, so daß die Zielvorstellung der Selbsterfahrung verwirklicht werden kann.

MERKMALE

– subjektive

Familienmitglieder versuchen, den Prozeß zu beschreiben, der durch die Krise in Bezug auf ihre eigenen Werte, Prioritäten, Ziele oder Beziehungen in Gang gekommen ist. Die Person zeigt Interesse, Kontakt mit einer Person oder einer Selbsthilfegruppe aufzunehmen, die ähnliche Erfahrungen gemacht haben.

– objektive

Das Familienmitglied fördert seine Gesundheit und führt einen erfüllten Lebensstil, der den Reifeprozeß unterstützt; prüft und bringt Behandlungsmöglichkeiten zustande und strebt im allgemeinen Erfahrungen an, die das Wohlbefinden möglichst steigern.

443

FAMILIENBEZOGENE PFLEGEZIELE/ KRITERIEN ZUR EVALUATION

Das Familienmitglied

- spricht die Bereitschaft aus, ihren eigenen Anteil am Wachstum der Familie zu betrachten.
- spricht den Wunsch aus, Schritte zur Veränderung zu unternehmen.
- spricht über Gefühle des Selbstvertrauens und der Zufriedenheit bezüglich der erzielten Fortschritte.

MASSNAHMEN

1. Pflegepriorität: Beurteilen der Situation und der Anpassungsmechanismen der Familienmitglieder:

- Bestimme die individuelle Situation und den Reifeprozeß der Familie.
- Höre auf die Art, wie die Familie über Hoffnung, Pläne, Auswirkungen auf Beziehungen/Lebensumstände spricht.
- Beachte Aussagen, die auf eine Wertveränderung hindeuten (z. B. «Das Leben hat einen größeren Sinn für mich, seit dies passiert ist.»).
- Beobachte die Kommunikationsmuster in der Familie.

2. Pflegepriorität: Fördern des Wachstumspotentials der Familie:

- Nimm dir Zeit, und sprich mit der Familie über ihre Sicht der Situation.
- Baue eine Beziehung zur Familie/zum Patienten auf, die Wachstum zuläßt.
- Sorge für ein Vorbild, mit dem sich die Familie identifizieren kann.
- Sprich darüber, wie wichtig es ist, offen und ehrlich miteinander zu sein.
- Hilf der Familie, wirksame Kommunikationsformen zu entwickeln (z. B. durch aktives Zuhören, Ich-Botschaften und Problemlösungsverfahren).

3. Pflegepriorität: Fördern des Wohlbefindens (Beraten/Ausbilden):

- Sorge für Erfahrungen in der Familie, die helfen, Wege kennenzulernen, um den Patienten zu begleiten/unterstützen.
- Hilf der Familie, den Patienten darin zu unterstützen, die eigenen Bedürfnisse im Rahmen des Möglichen zu erfüllen und/oder die Grenzen der Krankheit/Situation anzuerkennen.
- Finde andere Patienten/Gruppen, die in einer ähnlichen Situation sind, und hilf dem Patienten/Familie, Kontakt aufzunehmen (Selbsthilfegruppen wie AlAnon usw.).
- Unterstütze die Familienmitglieder darin, neue, wirksame Möglichkeiten im Umgang mit ihren Gefühlen kennenzulernen.

PERSÖNLICHE NOTIZEN

BEWÄLTIGUNGSFORMEN DER FAMILIE, HEMMENDES VERHALTEN

Taxonomie 1R: Wählen (5.1.2.1.1)

[Thematische Gliederung: Soziale Interaktion]

> **Definition:** Das Verhalten einer Bezugsperson (Familienmitglied oder andere Bezugsperson) behindert seine oder ihre eigenen Fähigkeiten sowie die des Patienten, jene Arbeit wirksam zu leisten, welche für die Anpassung beider an die Herausforderung des veränderten Gesundheitszustandes grundlegend ist.

MÖGLICHE FAKTOREN

Wichtige Bezugsperson mit chronisch unterdrückten Gefühlen von Schuld, Angst, Feindseligkeit, Verzweiflung usw.

Diskrepanz in den Bewältigungsformen der Bezugsperson und des Klienten oder unter den Bezugspersonen, mit der Aufgabe der Anpassung umgehen zu können

Ausgesprochen ambivalente familiäre Beziehungen

Willkürliches Handhaben des Widerstandes einer Familie gegenüber der Therapie, was dazu führen kann, die Abwehr zu erhärten, denn dies verunmöglicht, angemessen mit der zugrundeliegenden Angst umzugehen

MERKMALE

– subjektive

[Bringt Verzweiflung zum Ausdruck bezüglich der Reaktion der Familie/fehlende Beteiligung, Anteilnahme]

– objektive

Intoleranz, im Stiche lassen, Ablehnung, Verlassen

Psychosomatische Symptome

446

Erregtheit, Depression, Aggression, Feindseligkeit

Übernimmt Symptome der Erkrankung des Klienten

Vernachlässigt die Beziehungen zu anderen Familienmitgliedern

Führt die Alltagsroutine weiter ohne Rücksicht auf die Bedürfnisse des Klienten

Vernachlässigt die Pflege des Klienten bezüglich der Grundbedürfnisse eines Menschen und/oder die Behandlung der Krankheit

Verzerrt die Realität angesichts des Gesundheitsproblems des Klienten, einschließlich Leugnung dessen Vorhandenseins oder dessen Schweregrades

Entscheidungen und Handlungen der Familie, die für ökonomisches oder soziales Wohlbefinden nachteilig sind

Beeinträchtigte Neugestaltung eines für sich sinnvollen Lebens, eingeschränkte Individualisation, Überfürsorge für den Klienten

Entwicklung von Hilflosigkeit, passiver Abhängigkeit bei Klienten

FAMILIENBEZOGENE PFLEGEZIELE/ KRITERIEN ZUR EVALUATION

Die Familienmitglieder

- zeigen Verständnis und sprechen realistische Erwartungen an den Patienten aus.

- kommen regelmäßig zu Besuch/nehmen Kontakt auf.

- nehmen innerhalb der Grenzen ihrer Möglichkeiten konstruktiv an der Pflege des Patienten teil.

- drücken ihre Gefühle offen und ehrlich aus.

MASSNAHMEN

1. Pflegepriorität: Ermitteln der ursächlichen/mitwirkenden Faktoren:

- Ermittle Verhaltensweisen/Interaktionen der Familie vor der Erkrankung.

BEWÄLTIGUNGSFORMEN DER FAMILIE, HEMMENDES VERHALTEN

447

- Erkenne gegenwärtige Verhaltensweisen der Familienmitglieder (z. B. Rückzug – kein Besuch, kurze Besuche und/oder Nichtbeachten des Patienten während des Besuches, Wut und Feindseligkeit gegenüber dem Patienten und anderen, Körperkontakt unter den Familienmitgliedern, Ausdruck von Schuldgefühlen).
- Beachte andere Faktoren, die für die Familie belastend sein könnten (z. B. finanzielle Sorgen, fehlende Unterstützung durch das soziale Netz – z. B. Auftreten einer Krankheit an einem fremden Ort).
- Ermittle die Bereitschaft der Familienmitglieder, sich an der Pflege des Patienten zu beteiligen.

2. Pflegepriorität: Unterstützen der Familie bei der Bewältigung der gegenwärtigen Situation:

- Führe regelmäßige Gespräche mit den verfügbaren Familienmitgliedern.
- Anerkenne die schwierige Lage, in der sich die Familie befindet.
- Höre den Sorgen aktiv zu, achte auf Überbetreuung/ mangelnde Fürsorge.
- Laße freie Gefühlsäußerungen zu, einschließlich Frustration, Wut, Feindseligkeit und Hoffnungslosigkeit.
- Gib von Anfang an genaue Informationen an die Bezugsperson(en).
- Koordiniere die Anliegen zwischen Familie und Arzt, verhilf Patient/Familie zu Erklärungen und Erläuterungen des Therapieplans.
- Wenn Geräte (z. B. Beatmungsgeräte) benützt werden, gib kurze, einfache Erklärungen über ihren Zweck und die Alarmvorrichtung. Ermittle Fachpersonen zur Gewährleistung kontinuierlicher Unterstützung.
- Schließe Bezugsperson(en) im Pflegeplan mit ein, hilf ihnen, die nötige Fertigkeit zu erlangen, den Patienten zu pflegen.
- Begleite die Familienmitglieder während Besuchszeiten, um für Fragen, Sorgen und Unterstützung da zu sein.

- Unterstütze die Familienmitglieder, eine helfende Beziehung zum Patienten aufzubauen.

3. Pflegepriorität. Fördern des Wohlbefindens (Beraten/Ausbilden):

- Leite die Familienmitglieder an, hilfreiche/hindernde Bewältigungsstrategien zu erkennen.
- Beantworte Fragen der Familie aufrichtig und mit Geduld.
- Formuliere negative Aussagen wenn immer möglich positiv um.
- Respektiere das Bedürfnis der Familienmitglieder, sich zurückzuziehen, und vermittle auf verständnisvolle Art und Weise.
- Ermutige die Familie, in kleinen Schritten mit der Situation umzugehen und nicht gleich das Ganze lösen zu wollen.
- Berate die Familie, gewohnte Dinge herauszufinden, die dem Patienten helfen könnten (z. B. Familienbild an der Wand).
- Verweise die Familie bei Bedarf an geeignete Hilfsstellen (z. B. Familientherapie, Sozialamt, Spitalseelsorge usw.).

PERSÖNLICHE NOTIZEN

449

BEWÄLTIGUNGSFORMEN DER FAMILIE, VERLETZENDES VERHALTEN

Taxonomie 1R: Wählen (5.1.2.1.2)

[Thematische Gliederung: Soziale Interaktion]

> **Definition:** Eine normalerweise wichtige Bezugsperson (Familienmitglied oder nahestehender Freund/in) bietet ungenügende, unwirksame oder gefährdende Unterstützung, Trost, Beistand oder Ermutigung, die der Klient brauchen könnte, um die Anpassungsarbeit, die sich aus der Herausforderung des veränderten Gesundheitszustandes ergibt, zu leisten.

MÖGLICHE FAKTOREN

Unangemessene oder falsche Information oder mangelndes Verständnis einer Hauptperson

Bezugsperson, die vorübergehend eigene emotionale Konflikte und Leiden zu meistern versucht und dadurch unfähig ist, die Bedürfnisse des Klienten wahrzunehmen und sich entsprechend zu verhalten. Vorübergehend gestörtes Gleichgewicht in der Familienorganisation und Rollenwechsel

Andere situations- und entwicklungsbedingte Krisen oder Situationen, in denen sich die Bezugsperson befindet

Der Klient gibt seinerseits der Hauptperson wenig Unterstützung

Langdauernde Krankheit oder fortschreitende Behinderung, welche die Kräfte der Bezugspersonen erschöpfen

MERKMALE

– subjektive

Der Klient drückt aus oder bestätigt die Sorge oder Klage über die Reaktion der Bezugsperson auf sein Gesundheitsproblem

Die Bezugsperson beschreibt, daß sie von ihrer eigenen Reaktion eingenommen ist (z. B. Furcht, vorwegnehmende Trauer, schlechtes Gewissen, Angst bezüglich der Krankheit oder Behinderungen des Klienten oder in Bezug auf andere situations- oder entwicklungsbedingte Krisen)

Die Bezugsperson gibt ungenügendes Verständnis oder Wissen an, das wirksam helfendem und unterstützendem Verhalten im Wege steht

– objektive

Die Bezugsperson unternimmt den Versuch, sich hilfreich und unterstützend zu verhalten, jedoch mit unbefriedigender Wirkung

Zu einem Zeitpunkt, da der Klient sie nötig hätte, zieht sich die Bezugsperson zurück oder schränkt die Kommunikation ein

Die Bezugsperson zeigt zuviel oder zuwenig beschützendes Verhalten, was den Fähigkeiten oder den Bedürfnissen des Klienten nach Autonomie nicht entspricht

FAMILIENBEZOGENE PFLEGEZIELE/ KRITERIEN ZUR EVALUATION

Die Familienmitglieder

- sprechen über/erkennen eigene Möglichkeiten, mit der Situation umzugehen.
- reagieren angemessen auf Patient/Pflegepersonal, indem sie bei Bedarf Unterstützung und Hilfe geben.
- bieten dem Patienten die Gelegenheit, auf seine Art und Weise mit der Situation umzugehen.
- sprechen aus, die Erkrankung/Behinderung zu verstehen und die notwendigen Kenntnisse zu besitzen.

- erkennen das Bedürfnis nach Unterstützung von außen und bemühen sich darum.

MASSNAHMEN

1. Pflegepriorität: Ermitteln der ursächlichen/begünstigenden Faktoren:

- Ermittle zugrundeliegende Situation(en), die einen Einfluß auf die Fähigkeit der Familie haben könnte(n), dem Patienten die nötige Unterstützung zu geben. Achte auf Umstände, die vor der Erkrankung aufgetreten sind und sich nun stark auswirken könnten (z. B. ein während des Geschlechtsverkehrs aufgetretener Herzinfarkt und die Angst des Partners vor einer Wiederholung).

- Beachte die Dauer der Erkrankung (z. B. bei Krebs, Multipler Sklerose oder anderen langandauernden Krankheiten).

- Stelle fest, welche Informationen der Familie/Bezugsperson(en) zugänglich waren und wie sie verstanden wurden.

- Ermittle die Rolle des Patienten in der Familie und inwiefern die Erkrankung die Familienorganisation verändert hat.

- Beachte neben der Erkrankung weitere Faktoren, welche die Fähigkeiten der Familienmitglieder beeinträchtigen, die nötige Unterstützung zu geben.

2. Pflegepriorität: Unterstützen der Familie, Fähigkeiten wiederzuerlangen/zu entwickeln, um mit der gegenwärtigen Situation fertig zu werden:

- Höre Kommentare, Bemerkungen und ausgesprochene Sorge(n) des Patienten/Bezugsperson(en). Achte auf averbale Verhaltensweisen und/oder Reaktionen.

- Ermutige die Familienmitglieder, ihre Gefühle offen und klar auszudrücken.

- Hilf der Familie, Verhaltensweisen des Patienten zu verstehen/zu akzeptieren und mit ihnen umzugehen, indem du mit der Familie über die Hintergründe sprichst.

- Unterstütze die Familie und den Patienten zu verstehen, «wessen Problem es ist» und wer für die Lösung verantwortlich ist.
- Ermutige den Patienten und die Familie, Problemlösungsstrategien zu entwickeln, um mit der Situation umzugehen.

3. Pflegepriorität: Fördern des Wohlbefindens
(Beraten/Ausbilden):

- Verhilf der Familie/Bezugsperson(en) zu Informationen über Erkrankung/Zustand des Patienten.
- Beteilige so oft wie möglich den Patienten und die Familie an der Planung der Pflege.
- Verweise falls angezeigt an weitere Dienste (z. B. Beratungsstellen, Psychotherapie, Seelsorge, Sozialamt).
- Vgl. PD Furcht; Angst; Bewältigungsformen des Betroffenen, ungenügend; Bewältigungsformen der Familie, Entwicklungsmöglichkeiten/hemmendes Verhalten.

PERSÖNLICHE NOTIZEN

ELTERLICHE PFLEGE, VERÄNDERT

Taxonomie 1R: In Beziehung treten (3.2.1.1.1)

[Thematische Gliederung: Soziale Interaktion]

Definition: Der Zustand, bei dem die erziehenden Person(en), sich unfähig fühlen, eine Umwelt zu schaffen, in der ein anderer Mensch optimal wachsen und sich entwickeln kann. (Als Einleitung zu dieser Diagnose ist es wichtig zu erwähnen, daß die Anpassung an die Elternrolle im allgemeinen ein normaler Reifeprozeß ist, der von seiten der Pflege präventive Maßnahmen zur Verhinderung von potentiellen Problemen und Gesundheitserziehung nach sich zieht).

MÖGLICHE FAKTOREN

Fehlen eines Vorbildes/unwirksames Vorbild

Mangelnde Unterstützung zwischen oder von Bezugsperson(en)

Störung beim Aufbau der Beziehung (z. B. von seiten der Mutter, der Eltern, oder anderer Personen)

Psychische oder physische Krankheit

Wissensdefizit

Kognitive Einschränkungen

Mehrfachschwangerschaften

Unrealistische Erwartungen an sich selbst, an das Kleinkind, den Partner

Körperlicher und psychosozialer Mißbrauch der erziehenden Person/en

Nicht erfüllte soziale/psychische Bedürfnisse der erziehenden Personen in Bezug auf den Reifeprozeß

Wahrgenommene existentielle physische/psychische Bedrohung des eigenen Lebens

Bestehender Streßzustand (finanzielle, rechtliche, kürzlich erlebte Krise, kulturelle Veränderung [z. B. Umzug aus einem anderen Land, andere Nationalität])

Fehlende Identifikation mit der Rolle

Fehlende angemeßene Reaktion des Kindes in der Beziehung

MERKMALE

– subjektive

☆ Äußerungen über fehlende Kontrolle über das Kind

Ständig geäußerte Enttäuschung über das Geschlecht oder die körperlichen Merkmale des Säuglings/Kindes

Äußerungen über Ressentiments gegenüber dem Säugling/Kind

Äußerungen über Unzlänglichkeitsgefühle in der Rolle [Unfähigkeit, für das Kind zu sorgen/zu erziehen]

Verbaler Ekel über die körperlichen Funktionen des Säuglings/Kindes

Geäußerter Wunsch eines Elternteiles, sich vom Kind beim Vornamen nennen zu lassen, entgegen traditionellen kulturellen Gepflogenheiten

– objektive

☆ Verlassen der Familie, Weglaufen

☆ Häufigkeit körperlicher und psychischer Traumata

☆ Unaufmerksamkeit gegenüber den Bedürfnissen des Säuglings/Kindes

☆ Unangebrachte Verhaltensweisen bei der Fürsorge (Toilettentraining, Ruhe und Schlaf, Essen eingeben)

☆ Kindesmißhandlungen oder böswilliges Verlassen in der Vorgeschichte der Hauptfürsorgeperson

Fehlen von Verhaltensweisen, die eine elterliche Bindung bezeugen:

Unpassende visuelle, taktile, auditive Stimulation

☆ **Hauptsächliche/entscheidende Merkmale**

455

Negative Identifikation mit den Persönlichkeitsmerkmalen des Säuglings/Kindes

Negative Deutung der Persönlichkeitsmerkmale des Säuglings/Kindes

Nichteinhalten von Terminen für die Gesundheitsfürsorge für sich selbst und/oder den Säugling/das Kind

Unangebrachte oder inkonsequente erzieherische Maßnahmen

Häufige Unfälle/Kranheiten

Wachstums- und Entwicklungsverzögerung beim Kind

Kind wird von mehreren Personen betreut, ohne Rücksichtnahme auf seine Bedürfnisse

Zwanghaftes Bemühen um Rollenanerkennung durch andere Personen

PATIENTENBEZOGENE PFLEGEZIELE/ KRITERIEN ZUR EVALUATION

Der Patient

- äußert realistische Kenntnisse und Erwartungen an die Elternrolle.
- spricht aus, die individuelle Situation zu akzeptieren.
- erkennt eigene Stärken, individuelle Bedürfnisse und Möglichkeiten/Ressourcen.
- zeigt angemeßene Verhaltensweisen, die Bindung/elterliche Pflege bezeugen.

MASSNAHMEN

1. Pflegepriorität: Ermitteln der ursächlichen/begünstigenden Faktoren:

- Ermittle die momentane Situation entsprechend den möglichen Faktoren. Leite es weiter, wenn die Sicherheit des Kindes gefährdet ist, und unternimm entsprechend notwendige rechtliche/professionelle Schritte.
- Achte auf relevante Faktoren, die bei den Merkmalen aufgelistet sind.

456

- Beurteile die Beziehungen in der Familie, und erkenne die individuellen Bedürfnisse der einzelnen Mitglieder.
- Achte auf die Familienkonstellation: beide Eltern, alleinstehend, erweiterte Familie.
- Ermittle den Entwicklungsstand in der Familie (z. B. neues Kind, Jugendliche, Kinder, die von zu Hause weggehen usw.).
- Ermittle die Fähigkeit des Elternteils(e), die elterliche Pflege zu übernehmen. Berücksichtige die intellektuellen, seelischen und körperlichen Stärken und Schwächen des Betroffenen.
- Beurteile, ob eine körperliche Behinderung die Fähigkeit des Elternteils, für ein Kind zu sorgen, stören/verändern könnte (z. B. bei einer Sehbehinderung, Paraplegie).
- Achte auf Probleme des Kindes (z. B. Geburtsschäden, Hyperaktivität).
- Beobachte Verhaltensweisen in Bezug auf die Bindung zwischen Mutter (Elternteil) und Kind.
- Stelle fest, ob Unterstützungssystem, Vorbilder, erweiterte Familie und Ressourcen in der Wohngemeinde dem Elternteil (Eltern) zur Verfügung stehen/tauglich sind.
- Achte auf das Wegsein von zu Hause/mangelnde Überwachung durch einen Elternteil (z. B. lange Arbeitszeiten/Arbeitsstelle außerhalb der Wohngemeinde, mehrere Verpflichtungen, wie z. B. Arbeit und gleichzeitige Weiterbildung).

2. Pflegepriorität: Planen der Pflege, um Fähigkeiten zur elterlichen Pflege zu entwickeln, und Bedürfnisse der Familienmitglieder erfüllen:

- Schaffe eine Atmosphäre, in der Beziehungen aufgebaut und die Bedürfnisse jedes Beteiligten erfüllt werden können.
- Achte auf die Haltung der Teammitglieder gegenüber dem Elternteil/Kind und spezifischen Problemen/Behinderungen (z. B. ein behinderter Elternteil/Eltern muß als Individuum beachtet und nicht anhand einer Norm beurteilt werden).

457

- Betone die positiven Aspekte der Situation, bewahre eine positive Haltung gegenüber den Fähigkeiten der Eltern und den Möglichkeiten zur Besserung der Situation.

- Ermutige die Eltern, seine/ihre Gefühle zu zeigen.

- Stelle fest, welcher Elternteil weniger Verantwortung für das Kind trägt, und involviere ihn/sie wenn möglich in die Problemlösung.

- Unterstütze die Eltern beim Bindungsprozeß, wenn ein behindertes Kind geboren wird. Erkenne die Trauerphasen und laße den Eltern Zeit, ihre Gefühle zu äußern und mit dem «Verlust» fertig zu werden.

- Hilf dem Elternteil, die Zeit einzuteilen und Kräfte auf positive Art und Weise zu sparen.

3. Pflegepriorität: Fördern des Wohlbefindens (Beraten/Ausbilden):

- Involviere alle verfügbaren Familienmitglieder in den Lernprozeß.

- Verhilf dem Patienten zu Informationen über die Situation, einschließlich Zeiteinteilung, Setzen von Grenzen und Methoden zum Streßabbau.

- Baue ein Unterstützungssystem auf, das der Situation entspricht (z. B. erweiterte Familie, Freunde, Sozialberatung usw.).

- Nimm dir Zeit, den Sorgen der Eltern zuzuhören.

- Ermutige die Eltern, Elternbildungskurse zu besuchen und unterstütze den Aufbau von Fähigkeiten zur Kommunikation und Problemlösung.

- Sprich von elterlicher Pflege und nicht von Fähigkeiten der Mutter/des Vaters.

- Ermutige die Eltern, positive Möglichkeiten zur Erfüllung ihrer eigenen Bedürfnisse zu finden (z. B. Nachtessen außer Haus, Zeiteinteilung für eigene Interessen).

- Verweise bei Bedarf auf entsprechende Hilfs-/Therapiegruppen.

- Stelle fest, welche Institutionen es in der Gemeinde gibt (z. B. Kinderhort), um die individuellen Bedürfnisse zu unterstützen.

458

- Vgl. PD Bewältigungsformen des Betroffenen/Familie, unwirksam; Gewalttätigkeit; Selbstwertgefühl, Störung.

PERSÖNLICHE NOTIZEN

ELTERLICHE PFLEGE, VERÄNDERT POTENTIELL

Taxonomie 1R: In Beziehung treten (3.2.1.1.2)

[Thematische Gliederung: Soziale Interaktion]

> **Definition: Der Zustand, bei dem die erziehenden Person(en) gefährdet sind, sich unfähig zu fühlen, eine Umwelt zu schaffen, in der ein anderer Mensch optimal wachsen und sich entwickeln kann. (Als Einleitung zu dieser Diagnose ist es wichtig zu erwähnen, daß die Anpassung an die Elternrolle im allgemeinen ein normaler Reifeprozeß ist, der von seiten der Pflege präventive Maßnahmen zur Verhinderung von potentiellen Problemen und Gesundheitserziehung nach sich zieht).**

RISIKOFAKTOREN

Fehlen eines Vorbildes; unwirksames Vorbild

Mangelnde Unterstützung zwischen oder von Bezugsperson(en)

Störung beim Aufbau der Beziehung; (z.B. seitens der Mutter, der Eltern, oder ander Personen)

Psychische oder physische Krankheit

Wissensdefizit

Kognitive Einschränkungen

Mehrfachschwangerschaften

---

* **Anm. der Autorinnen: Die NANDA spricht von möglichen Faktoren. Wir glauben jedoch, daß es sich hier um Risikofaktoren handelt. Die Risikofaktoren der NANDA sind die Merkmale bei der PD elterliche Pflege, verändert. Wir glauben jedoch, daß diese «Riskofaktoren» auf ein bestehendes und nicht ein potentielles Problem hinweisen.**

460

Unrealistische Erwartungen an sich selbst, an das Kleinkind, den Partner

Körperlicher und psychosozialer Mißbrauch der erziehenden Person

Nicht erfüllte soziale/psychische Bedürfnisse der erziehenden Personen bezüglich des Reifeprozesses

Wahrgenommene existentielle physische/psychische Bedrohung des eigenen Lebens

Bestehender Streßzustand (finanzielle, rechtliche, kürzlich erlebte Krise, kulturelle Veränderung [z. B. Umzug aus einem anderen Land, andere Nationalität])

Fehlende Identifikation mit der Rolle

Fehlende angemessene Reaktion des Kindes in der Beziehung

> ANMERKUNG: Eine potentielle Diagnose kann nicht durch Zeichen und Symptome belegt werden, da das Problem nicht aufgetreten ist und die Pflegemaßnahmen die Prävention bezwecken.

PATIENTENBEZOGENE PFLEGEZIELE/ KRITERIEN ZUR EVALUATION

Der Patient

- spricht aus, sich der individuellen Risikofaktoren bewußt zu sein.

- zeigt Veränderungen im Verhalten/Lebensweise, um das Risiko für das Problem herabzusetzen oder die Auswirkung der Risikofaktoren zu reduzieren/auszuschalten.

- nimmt teil an Aktivitäten, Kursen zur Förderung der persönlichen Reife.

- Vgl. PD Elterliche Pflege, verändert für weitere Ziele und Maßnahmen.

PERSÖNLICHE NOTIZEN

461

ELTERNROLLENKONFLIKT

Taxonomie 1R: In Beziehung treten (3.2.3.1)

[Thematische Gliederung: Soziale Interaktion]

Definition: Der Zustand, bei dem ein Elternteil Rollenverwirrung und -konflikt als Reaktion auf eine Krise erlebt.

MÖGLICHE FAKTOREN

Trennung vom eigenen Kind aufgrund einer chronischen Krankheit

Einschüchterung durch invasive oder restriktive Maßnahmen (z. B. durch Isolation, Intubation, spezialisierte Pflegezentren, Vorschriften)

Heimpflege bei einem speziell pflegebedürftigen Kind (z. B. Apnoe-Überwachung, Thoraxdrainage (Quincke-Hängelage), parenterale Ernährung)

Veränderung des Ehestandes

Störung des Familienlebens aufgrund von Heimpflege (Therapien, Pflegepersonen, fehlende Erholungsmöglichkeiten)

MERKMALE

– subjektive

☆ Eltern(teil) äußern Sorgen/Gefühle über unzulängliche Pflege bei körperlichen und seelischen Bedürfnisse des Kindes während eines Spitalaufenthaltes oder zu Hause

☆ Eltern(teil) äußern Sorgen über Veränderungen in Elternrolle, Zusammenleben, Kommunikation, Gesundheit in der Familie

Eltern(teil) äußern Sorgen, die Kontrolle über Entscheidungen betreffend des Kindes zu verlieren

---

☆ **Hauptsächliche/entscheidende Merkmale**

462

Eltern(teil) äußern Schuldgefühle, Gefühle von Zorn, Angst, Furcht und/oder Frustration über die Auswirkung der Krankheit des Kindes auf das Familienleben

– objektive

☆ Offenkundige Störung bei den alltäglichen pflegerischen Verpflichtungen

Widerwillen, auch bei Ermutigung und Unterstützung, die gewohnten pflegerischen Aufgaben zu erfüllen

Zeigt Schuldgefühle, Gefühle von Zorn, Furcht, Angst und/oder Frustration über die Auswirkung der Krankheit des Kindes auf den Familienprozeß

PATIENTENBEZOGENE PFLEGEZIELE/ KRITERIEN ZUR EVALUATION

Der Patient

- spricht aus, die Situation und die erwartete Rolle des Elternteiles/Kindes zu verstehen.
- drückt Gefühle über die Krankheit des Kindes/Situation und ihre Auswirkung auf das Familienleben aus.
- zeigt der Elternrolle angemessenes Verhalten.
- übernimmt pflegerische Aufgaben, wo angemessen.
- geht konstruktiv mit Störungen in der Familie um.

MASSNAHMEN

1. Pflegepriorität: Ermitteln der ursächlichen/begünstigenden Faktoren:

- Ermittle die Ereignisse der individuellen Situation sowie Einstellung/Sorgen der Eltern(teil).
- Finde heraus, wieviel die Eltern über den Entwicklungsstand wissen und welche Erwartungen sie an die Zukunft stellen.
- Beachte die gegenwärtigen Bewältigungsstrategien jedes Betroffenen und wie früher mit Problemen umgegangen worden ist.

☆ **Hauptsächliche/entscheidende Merkmale**

463

- Stelle fest, ob Substanzen (z. B. Alkohol oder Medikamente/Drogen) eingenommen werden, die auf die Fähigkeit des Betroffenen, mit der Situation umzugehen, Einfluß haben könnten.

- Stelle fest, ob ein erweitertes Familiennetz/andere Hilfssysteme zur Verfügung stehen.

2. Pflegepriorität: Unterstützen der Eltern, mit der gegenwärtigen Krise umzugehen:

- Ermutige den Patienten, sich möglichst frei über seine Gefühle (einschließlich negative Gefühle, wie Angst und Feindseligkeit) zu äußern; setze dabei unangepaßtem Verhalten Grenzen.

- Verhilf dem Patienten entsprechend seinen individuellen Bedürfnissen zu Informationen über seine Situation, einschließlich fachlichen Informationen.

- Fördere die Beteiligung der Eltern an Entscheidungen/ Pflege soviel wie möglich/erwünscht.

- Fördere die Beziehung/erleichtere die Kommunikation zwischen Eltern(teil) und Kindern.

- Fördere Techniken der Selbstbehauptung, Entspannungsmethoden, um dem(den) Betroffenen zu helfen, mit der Situation/Krise umzugehen.

- Unterstütze die Eltern, bei Bedarf die korrekte Verabreichung von Medikamenten zu erlernen.

3. Pflegepriorität: Fördern des Wohlbefindens (Beraten/Ausbilden):

- Fördere das Vorausdenken für die Gestaltung der Zukunft.

- Fördere die Teilnahme an Lerngelegenheiten entsprechend den individuellen Bedürfnissen (z. B. Elternbildungskurse).

- Verweise auf Institutionen in der Gemeinde (z. B. Gemeindepflege, Entlastungsmöglichkeiten der Pro Juventute und Pro Infirmis, weitere soziale Dienste wie Jugendberatungsstellen, jugendpsychologische und jugendpsychiatrische Dienste/Familientherapie, Kinderhorte).

- Vgl. Elterliche Pflege, Veränderung für weitere Maßnahmen.

PERSÖNLICHE NOTIZEN

FAMILIENPROZESS, VERÄNDERT

Taxonomie 1R: In Beziehung treten (3.2.2)

[Thematische Gliederung: Soziale Interaktion]

Definition: Der Zustand, bei dem eine Familie, die normalerweise wirksam funktioniert, eine Störung erlebt.

MÖGLICHE FAKTOREN

Situationsbedingter Übergang und /oder Krise [z. B. ökonomisch, Rollenwechsel, Krankheit]

Entwicklungsbedingter Übergang und/oder Krise [z. B. Verlust oder Hinzukommen eines Familienmitglieds]

MERKMALE

– subjektive

Die Familie beteiligt sich nicht am Gemeindeleben

Nicht hinterfragte Familienmythen

[Die Familienmitglieder sind im Unklaren darüber, wie sie sich verhalten sollen; bekunden Schwierigkeiten, die Situation zu meistern]

– objektive

Das Familiensystem ist nicht fähig, die physischen/emotionalen/geistigen Bedürfnisse seiner Mitglieder zu erfüllen

Die Familie ist nicht fähig, das Sicherheitsbedürfnis der Mitglieder zu erfüllen

Die Familie ist unfähig, Hilfe angemessen anzunehmen

Unfähigkeit der Familie, sich der Veränderung anzupassen oder mit der traumatischen Situation konstruktiv umzugehen

Die Eltern respektieren gegenseitig ihre Ansichten über Kindererziehung nicht

466

Unfähigkeit, die Spannweite der eigenen Gefühle oder die der Familienmitglieder auszudrücken oder anzunehmen

Unfähigkeit der Familienmitglieder, zum gegenseitigen Wachsen und Reifen in Beziehung zu treten

Starre Funktionen und Rollen

Die Familie zeigt keinen Respekt für Individualität und Autonomie ihrer Mitglieder

Die Familie war/ist den Aufgaben in Vergangenheit und Gegenwart nicht gewachsen

Ungesunder Entscheidungsfindungsprozeß in der Familie

Schwierigkeiten, klare Botschaften zu senden oder zu empfangen

Aufwand und Ausrichtung der Kräfte sind unangemessen

Unangemessenes Einhalten von Grenzen

Unangemessene oder mangelhaft übertragene Familienregeln, Rituale, Symbole

FAMILIENBEZOGENE PFLEGEZIELE/ KRITERIEN ZUR EVALUATION

Die Familienmitglieder

- drücken ihre Gefühle frei und angemessen aus.
- beteiligen sich an Problemlösungsprozeßen, um geeignete Maßnahmen zur Bewältigung der Situation/Krise zu finden.
- richten ihre Kräfte gezielt auf die Problemlösung aus.
- sprechen aus, die Krankheit/Verletzung/Behandlung/ Prognose zu verstehen.
- ermutigen das erkrankte Mitglied, die Situation auf seine Weise zu bewältigen, um eine größere Unabhängigkeit zu erlangen.

MASSNAHMEN

1. Pflegepriorität: Ermitteln der ursächlichen/begünstigenden Faktoren entsprechend der individuellen Situation:

- Ermittle vorhandene pathophysiologische Prozesse, Erkrankungen/Verletzungen, Entwicklungskrise.

467

- Ermittle das gegenwärtige Entwicklungsstadium der Familie (z. B. Heirat, Geburt eines Kindes, Kinder, die das Elternhaus verlassen usw.).
- Achte auf die Zusammensetzung der Familie: Eltern, Kinder, männlich/weiblich, Großfamilie.
- Ermittle das Kommunikationsmuster in der Familie: Werden Gefühle ausgesprochen? Unbefangen? Wer spricht mit wem? Wer trifft Entscheidungen? Für wen? Wer kommt auf Besuch? Wann? Wie läuft die Interaktion zwischen den Familienmitgliedern ab?
- Ermittle die Abgrenzung unter den Familienmitgliedern: Identifizieren sich die Mitglieder mit der Familie, und haben sie wenig Eigenidentität? Wirken sie emotional distanziert, ist keine Verbundenheit spürbar?
- Ermittle die Rollenerwartungen der Familienmitglieder. Welche Stellung hat das Mitglied, das krank ist (z. B. hauptverantwortliche Person für Erziehung/Einkommen), und wie wirkt sich die Krankheit auf die Rolle der anderen aus?
- Ermittle «Familienregeln» (z. B. daß die Erwachsenen finanzielle Sorgen und Krankheit usw. von den Kindern fernhalten).
- Erkenne die Fähigkeiten zur elterlichen Pflege und diesbezügliche Erwartungen.
- Beurteile, ob die Kräfte gezielt zur Problemlösung eingesetzt werden.
- Höre auf Aussagen der Hilflosigkeit (z. B.: «Ich weiß nicht, was ich tun soll.»).
- Beachte kulturelle und/oder religiöse Faktoren.
- Ermittle Unterstützungssysteme außerhalb der Familie.

2. Pflegepriorität: Unterstützen der Familie im Umgang mit der Situation/Krise:

- Nimm die beobachteten Schwierigkeiten ernst, unter gleichzeitiger Betonung, daß ein gewisses Maß an Konflikten zu erwarten ist und dazu benutzt werden kann, das Wachsen zu fördern.
- Laß den Ausdruck von Wut zu.

468

- Betone die Wichtigkeit eines ständigen, offenen Dialoges unter den Familienmitgliedern.
- Behandle die Familienangehörigen auf herzliche, einfühlsame, respektvolle Weise. Gib wenn nötig, mündliche und schriftliche Informationen. Wiederhole diese bei Bedarf.
- Erkenne und fördere früher erfolgreich angewendete Bewältigungsformen.
- Fördere regelmäßige und häufige Kontakte unter den Familienangehörigen.
- Ermutige die Familie, sich an der interdisziplinären Teamsitzung/Gruppentherapie zu beteiligen.
- Beteilige die Familie entsprechend ihren Interessen/ihrer Wahl an Gemeindeaktivitäten.

3. Pflegepriorität: Fördern des Wohlbefindens (Beraten/Ausbilden):

- Fördere die Anwendung von Streßbewältigungstechniken (z. B. angemeßener Ausdruck von Gefühlen, Entspannungsübungen).
- Sorge für Lernhilfen, um Informationen zu vermitteln, die der Familie bei der Lösung der gegenwärtigen Krise helfen.
- Verweise bei Bedarf an Hilfsgruppen (z. B. Elternberatung, krankheitsspezifische Hilfsgruppen wie Diabetes-, Multiple Sklerose Gesellschaft, Seelsorge, psychologische Beratung/Familientherapie).
- Unterstütze die Familie, Situationen zu erkennen, die Furcht/Angst auslösen (vgl. PD Furcht; Angst).
- Beteilige die Familie an der Austrittsplanung/gemeinsamen Zielsetzung.
- Ermittle Hilfsstellen in der Gemeinde (z. B. Mahlzeitendienst, Gemeindepflege).

PERSÖNLICHE NOTIZEN

KOMMUNIKATION, VERBAL, BEEINTRÄCHTIGT

Taxonomie 1: Kommunizieren (2.1.1.1)

[Thematische Gliederung: Soziale Interaktion]

> **Definition: Ein Zustand, bei dem ein Mensch vermindert oder gänzlich unfähig ist, die Sprache in der zwischenmenschlichen Kommunikation zu gebrauchen oder zu verstehen.**

MÖGLICHE FAKTOREN

Verminderte Hirndurchblutung, Hirntumor

Mißbildungen, Gaumenspalte

Entwicklungs- oder altersbedingt

Physische Hemmnisse/Barrieren (Tracheotomie, Intubation)

Psychische Hemmnisse (Psychose, fehlende Stimuli), [Depression, Panik, Wut]

Kultureller Unterschied

[Drogen-/Medikamentenkonsum, Stoffwechselstörung]

MERKMALE

– subjektive

[Beobachtete Schwierigkeit, sich zu äußern]

– objektive

☆ Spricht nicht die ortsübliche Sprache

☆ Hat Mühe, zu sprechen und sich zu äußern

Will oder kann nicht sprechen

Desorientierung

☆ **Hauptsächliche/entscheidende Merkmale**

470

Stottern, undeutliche Aussprache

Atemnot

Schwierigkeit, Wörter zu bilden oder Sätze zu formulieren

Schwierigkeit, Gedanken auszusprechen

Unangemeßenes Sprechen, [unaufhörliches Sprechen, lose Gedankenverknüpfungen, Gedankenflucht]

[Unfähigkeit, die Sprache zu modulieren]

[Aussage entspricht nicht dem beabsichtigten Inhalt]

[Gebrauch von averbalen Zeichen (z. B. Gesichtsausdruck, Gesten, hilfesuchende Blicke, sich abwenden)]

[Frustration, Wut, Feindseligkeit]

PATIENTENBEZOGENE PFLEGEZIELE/ KRITERIEN ZUR EVALUATION

Der Patient

- spricht aus oder gibt zu erkennen, die Kommunikationsprobleme zu verstehen und damit umgehen zu können.

- eignet sich eine Kommunikationsform an, durch welche Bedürfnisse mitgeteilt werden können.

- nimmt an Kommunikationstraining teil (z. B. Schweigen zulassen, Annehmen, Entspannen, Reflektieren, aktives Zuhören und Ich-Botschaften).

- zeigt übereinstimmende verbale- nonverbale Kommunikation.

- nutzt Ressourcen angemessen aus.

MASSNAHMEN

1. Pflegepriorität: Ermitteln der ursächlichen/begünstigenden Faktoren:

- Bestimme ursächliche Faktoren.

- Ermittle, ob es sich um eine motorische (expressiv: Verlust der Fähigkeit zur Sprachartikulation) oder sensorische Aphasie handelt (rezeptiv: unfähig, Wörter zu verstehen, nimmt dies aber nicht wahr); ob es sich um eine Überleitungsstörung (verlangsamt im Verstehen, benutzt falsche Wörter, ist sich aber dessen bewußt) und/oder eine globale Aphasie handelt (gänzlicher Verlust des Sprachverständnisses und des Sprechens). Beurteile das Ausmaß dieser Beeinträchtigung.

- Ermittle, ob eine Tracheotomie oder andere körperliche Hemmnisse für das eingeschränkte Sprechvermögen verantwortlich sind.

- Stelle fest, ob es in der Krankengeschichte Hinweise auf neurologische Erkrankungen wie cerebralvaskulärer Insult, Tumor, Multiple Sklerose, Gehörverlust usw. gibt.

- Ermittle die Art der Sprachstörung wie bei den Merkmalen aufgeführt.

- Beurteile das Ausmaß der Angst. Achte auf verärgertes, feindseliges Verhalten.

- Beachte diagnostizierte Psychosen (z.B. manisch depressiv, schizoides/affektives Verhalten).

- Stelle fest, welche Sprache der Patient spricht sowie seinen kulturellen Hintergrund.

- Beachte Resultate der neurologische Untersuchungen (z.B. EEG, CT usw.).

- Beurteile die psychische Reaktion auf die Sprachbehinderung und den Willen, andere Formen der Kommunikation herauszufinden.

- Ermittle Umweltfaktoren, welche die Kommunikation behindern können (z.B. Lärmpegel usw.).

2. Pflegepriorität: Unterstützen des Patienten, sich eine Kommunikationsform anzueignen, um Bedürfnisse, Wünsche, Ideen, Fragen auszudrücken:

- Beschaffe bei Bedarf Übersetzungshilfen.

- Baue eine Beziehung zum Patienten auf, höre dabei den verbalen/nonverbalen Aussagen des Patienten aufmerksam zu.

- Ermittle die Bedeutung der Wörter, die der Patient benutzt, sowie die Übereinstimmung von verbaler und nonverbaler Kommunikation.

- Vergewissere dich, ob du die averbale Mitteilung verstanden hast; interpretiere nicht voreilig.

472

- Sei ehrlich; hol dir Hilfe, falls du den Patienten nicht verstehst.

- Halte Augenkontakt, begib dich vorzugsweise auf die Höhe des Patienten. Beachte, daß bei gewissen Kulturen der Augenkontakt nicht angebracht ist (z. B. amerikanische Indianer).

- Halte die Kommunikation so einfach und klar wie möglich, probiere alle Formen aus, um Informationen zu erhalten: visuelle, auditive und kinästhetische.

- Plane entsprechend der Behinderung andere mögliche Kommunikationsformen ein (z. B. Schreibtafel/Computer, Buchstaben/Bildtafel/Augensignale, Schreibmaschine usw.).

- Bewahre ruhige, ungestreßte Haltung. Laß dem Patienten genügend Zeit zum Antworten. Aphasie-Patienten können leichter sprechen, wenn sie ausgeruht und entspannt sind und wenn sie jeweils nur mit einer Person sprechen.

- Wende rhythmischen Gesang an, was für einige Patienten hilfreich ist und sie beim Erlernen des normalen Sprechens unterstützt.

- Erkenne die Bedürfnisse des Patienten, bis eine wirksame Kommunikation wiederhergestellt ist.

- Finde heraus, welche Methoden benützt werden, falls die Situation chronisch oder wiederholt auftritt.

- Sorge für eine Realitätsorientierung, indem du einfache, offene und ehrliche Rückmeldungen gibst.

- Sorge falls nötig für Umweltstimuli, um den Kontakt mit der Realität zu erhalten, oder verhindere eine angstauslösende Reizüberflutung, die das Problem verschärfen könnte.

- Wenn ein Vertrauensverhältnis besteht, mach den Patienten im richtigen Moment auf Diskrepanzen zwischen seinen verbalen und averbalen Botschaften aufmerksam.

3. Pflegepriorität. Fördern des Wohlbefindens (Beraten/Ausbilden):

- Besprich mit dem Patienten/Bezugsperson(en) die erhaltenen Informationen bezüglich Zustand, Prognose und Therapie. Betone, daß Sprachverlust nicht gleichzeitig Intelligenzverlust bedeutet.

- Sprich über individuelle Behandlungsmethoden.

- Hilf dem Patienten beim Erlernen und Anwenden von therapeutischen Kommunikationsregeln (z. B. Rückbestätigung, aktives Zuhören und Ich-Botschaften).

- Integriere die Familie/andere Bezugsperson(en) so oft als möglich in die Planung der Pflege.

- Verweise an weitere Dienste (z. B. Sprach-, Gruppentherapie, Einzel-/Familienberatung und/oder psychiatrische Hilfe).

- Vgl. PD Bewältigungsformen des Betroffenen, ungenügend; Bewältigungsformen der Familie (gemäß Verhalten); Angst; Furcht.

PERSÖNLICHE NOTIZEN

ROLLE ALS PFLEGENDE, BELASTUNG

Taxonomie 1R: In Beziehung treten (3.2.2.1)

[Thematische Gliederung: Soziale Interaktion]

Definition: Wahrgenommene Schwierigkeiten der Pflegeperson bei der Ausübung der Betreuerrolle in der Familie.

MÖGLICHE FAKTOREN

– pathophysiologische/physiologische

Schwerwiegende Krankheit des Pflegeempfängers

Sucht oder Ko-Abhängigkeit

Frühgeburt, angeborene Mißbildung/Fehlfunktion

Entlassung eines Familienmitgliedes mit einem großen Bedarf an Pflege nach Hause

Beeinträchtigte Gesundheit der Pflegeperson

Unvorhersehbarer Krankheitsverlauf oder instabile Gesundheit

Pflegeperson ist weiblich

– entwicklungsbedingte

Die Person ist von der Entwicklung her nicht bereit, die Rolle des Pflegenden zu übernehmen, z.B. jugendliche Erwachsene, die Eltern mittleren Alters pflegen muß

Entwicklungsverzögerung oder geistige Behinderung des Pflegeempfängers oder der Pflegenden

– psychosoziale

Psychosoziale oder kognitive Probleme des Pflegeempfängers

Ungenügende Anpassung der Familie oder vorbestehende Störung

Ungenügende Bewältigungsformen der Pflegenden

In der Vorgeschichte bereits belastete Beziehung zwischen Pflegeperson und Pflegeempfänger

Pflegeperson ist Gatte oder Gattin

Pflegeempfänger weist von der Norm abweichendes, eigentümliches Verhalten auf

– situative

Beschimpfungen oder Gewaltanwendung

Situationsbedingte Stressoren, die normalerweise eine Auswirkung auf Familien haben, z. B. wichtige Verluste, Unglück oder Krise, Armut oder wirtschaftliche Unsicherheit, bedeutende Ereignisse im Leben wie z. B. Geburt eines Kindes, Spitalaufenthalt, Wegzug von/Rückkehr nach Hause, Heirat, Scheidung, Berufswechsel, Pensionierung, Tod

Andauernde Pflege ist erforderlich

Ungeeignetes Umfeld zur Ausübung der Pflege, z. B. Unterkunft, Transportmöglichkeiten, Dienstleistungen in der Gemeinde, Ausrüstung

Isolation der Familie/der Pflegenden

Fehlende Entspannung und Erholung der Pflegenden

Unerfahrenheit in der Pflege

Konkurrenzierende Rollenverpflichtungen der Pflegeperson

Komplexität/Ausmaß der Pflegeaufgaben

Anmerkung der Autorinnen: Das bestehende Problem kann zahlreiche Probleme/Gefahren herbeiführen wie z. B. Beschäftigungsdefizit; Schlafgewohnheiten, gestört; Müdigkeit; Angst; Bewältigungsformen (des Betroffenen/ der Familie), ungenügend; Entscheidungskonflikt; Verneinung, unwirksam; Trauern, vorzeitig/[gegenwärtig]; Hoffnungslosigkeit; Machtlosigkeit; Verzweiflung; Gesundheitsverhalten, verändert; Haushaltführung, ungenügend; Sexualverhalten, Veränderung; Bewältigungsformen der Familie, Entwicklungsmöglichkeiten; Familienprozeß, verändert; soziale Isolation. Bei einer sorgfältigen Informationssammlung werden die spezifischen Bedürfnisse des Patienten erkannt und geklärt, worauf sie unter dem jeweiligen diagnostischen Begriff koordiniert werden können.

MERKMALE

– subjektive*

Die Pflegenden sagen, daß sie:

ungenügende Ressourcen zur Ausübung der erforderlichen Pflege haben

es schwierig finden, bestimmte Pflegeverrichtungen auszuführen

sich Sorgen machen um Dinge wie körperliche und seelische Gesundheit des Pflegeempfängers, darum, den Pflegeempfänger in eine Institution geben zu müssen, und sich auch darum sorgen, wer den Pflegeempfänger betreuen wird, falls dem Pflegenden etwas zustoßen sollte

[glauben] fühlen, daß die Pflege andere wichtige Rollen in ihrem Leben stört wie z. B. die Rolle als Arbeitnehmer, Elternteil, Gatte/Gattin oder Freund/Freundin

Verlustgefühle haben, weil der Pflegeempfänger wie ein anderer Mensch geworden ist im Vergleich mit der Zeit vor der Pflegebedürftigkeit oder – im Falle eines Kindes – weil das pflegebedürftige Kind niemals das Kind gewesen ist, welches die Pflegende erwartet hat

Familienkonflikte spüren im Zusammenhang mit Angelegenheiten, welche die Pflege betreffen im Empfinden, daß andere Familienmitglieder nicht ihren Anteil an der Pflege des Pflegeempfängers übernehmen oder daß die Leistungen des Pflegenden nicht genügend anerkannt werden

Streß oder Nervosität in ihrer Beziehung zum Pflegeempfänger empfinden

sich niedergeschlagen fühlen

– objektive

[Unfähigkeit, die Rollenerwartungen/Grundbedürfnisse der Pflegeperson und/oder des Pflegeempfängers zu erfüllen]

[Unordentliche Umgebung, Aufgaben werden nicht erfüllt (z. B. unbeglichene Rechnungen)]

[Veränderte soziale Anteilnahme]

---

* **Hauptsächliche/entscheidende Merkmale**

Anmerkung der Autorinnen: Es kann sein, daß eine Pflegeperson, die sich in einem Zustand der Verneinung befindet, keine entsprechenden Aussagen macht. Aussagen des Pflegeempfängers und Beobachtungen der Familienmitglieder und/oder anderer Pflegepersonen können jedoch auf ein bestehendes Problem hinweisen.

PATIENTENBEZOGENE PFLEGEZIELE/ KRITERIEN ZUR EVALUATION

Die Pflegeperson:

- erkennt persönliche Ressourcen, um mit der Situation fertigzuwerden.
- gibt dem Pflegeempfänger die Möglichkeit, mit der Situation auf eigene Weise fertig zu werden.
- äußert ein realistischeres Verständnis und Erwartungen gegenüber dem Pflegeempfänger.
- zeigt Verhaltensweisen/Veränderungen in der Lebensweise, um mit problematischen Einflüssen fertig zu werden.
- berichtet über verbessertes Allgemeinbefinden und die Fähigkeit, die Situation zu bewältigen.

MASSNAHMEN

1. Pflegepriorität: Ermitteln des Ausmaßes der beeinträchtigten Funktion:

- Ermittle momentane Kenntnisse der Situation. Achte auf irrtümliche Annahmen, Informationsdefizit, welche die Reaktion von Pflegeperson/Pflegeempfänger auf Krankheit/Zustand stören können.
- Ermittle Komplexität/Ausmaß der erforderlichen Pflegeaufgaben.
- Erfasse Verhaltensweisen vor/nach der Krankheit, welche die Pflege/Genesung des Pflegeempfängers stören könnten.
- Erfrage/beobachte den körperlichen Zustand und das Umfeld des Pflegeempfängers, wenn angebracht.

478

- Ermittle die Arbeitsweise der Pflegenden zum jetzigen Zeitpunkt und die Reaktion des Pflegeempfängers darauf (Pflegende möchte z. B. Hilfe anbieten, die nicht als solche wahrgenommen wird, oder ist überfürsorglich).
- Achte auf verfügbare Ressourcen und den Gebrauch von Unterstützungsmöglichkeiten.
- Ermittle, ob ein Konflikt zwischen Pflegeperson/-empfänger/Familie besteht, und bestimme sein Ausmaß.
- Ermittle die momentane Funktionsfähigkeit der Pflegeperson (z. B. Schlafdauer, Ernährungsweise, Erscheinungsbild, Auftreten).
- Achte auf die Einnahme von Medikamenten, Alkohol, um mit der Situation fertigzuwerden.

2. Pflegepriorität: Erkennen der ursächlichen/begünstigenden Faktoren, die einen Zusammenhang mit der Beeinträchtigung haben:

- Stelle fest, welche Beziehung zwischen Pflegeperson und Pflegeempfänger besteht (z. B. Gatte/Gattin, Partner/Partnerin, Eltern/Kind, Geschwister, Freund/Freundin).
- Ermittle, wie nahe sich Pflegeperson und Pflegeempfänger stehen.
- Achte auf den psychischen/physischen Zustand und die Behandlungsvorschriften des Pflegeempfängers.
- Ermittle, wie groß die Verantwortung der Pflegeperson ist, wie sehr sie an der Pflege beteiligt ist und die voraussichtliche Pflegedauer.
- Stelle Entwicklungsstand/Fähigkeiten und zusätzliche Verantwortungsbereiche der Pflegeperson fest.
- Wende, wenn angebracht, ein geeignetes Instrument zur Informationssammlung an, um die Fähigkeiten der Pflegeperson weiter zu ermitteln.
- Stelle Stärken der Pflegeperson und des Pflegeempfängers fest.
- Prüfe die Sicherheit von Pflegeperson/Pflegeempfänger.

- Besprich mit der Pflegeperson ihre Meinung zur Situation und ihre Sorgen.
- Stelle momentan beanspruchte, zur Verfügung stehende Unterstützungsmöglichkeiten und Ressourcen fest.
- Achte auf eine Ko-Abhängigkeit der Pflegeperson.

3. Pflegepriorität: Unterstützen der Pflegeperson, Gefühle wahrzunehmen und sich mit Problemen auseinanderzusetzen:

- Stelle eine therapeutische Beziehung her, die Empathie und vorbehaltlose positive Wertschätzung vermittelt.
- Anerkenne die Schwierigkeit der Situation für Pflegeperson/Familie.
- Ermutige die Pflegende, sich Gefühle einzugestehen und auszudrücken. Erkläre, ohne falsche Beruhigungen auszusprechen, daß diese Reaktionen normal sind.
- Besprich die Wahrnehmungen der Pflegeperson und ihre Erwartungen an sich selbst, achte dabei auf unrealistische Denkweisen.
- Erkenne individuelle kulturelle Faktoren und ihre Auswirkung auf die Pflegende.
- Diskutiere die Auswirkung von situationsbedingten Rollenveränderungen und den Umgang damit.

4. Pflegepriorität: Die Pflegende besser befähigen, mit der momentanen Situation umzugehen:

- Besprich Strategien, die Pflege und andere Verpflichtungen zu koordinieren (z. B. berufliche Tätigkeit, Pflege von Kindern/weiteren abhängigen Personen, Führung des Haushaltes).
- Ermögliche, wenn angebracht, eine Besprechung mit der ganzen Familie, um Informationen auszutauschen und einen Plan zur Beteiligung an den Pflegeaktivitäten zu erstellen.
- Verweise auf Kurse und/oder Fachpersonen (z. B. Nothelfer-/Reanimationskurse, Stomaberatung/Physiotherapie).
- Erkenne zusätzliche Ressourcen zur finanziellen/rechtlichen Unterstützung und zur Entlastung der Pflegeperson.

- Gib Informationen über Vorgehensweisen mit gewalttätigem oder verwirrtem Benehmen und/oder demonstriere entsprechende Techniken.
- Bestimme, welche Geräte, Hilfsmittel anzuschaffen/vorhanden sind, um Selbständigkeit und Sicherheit des Pflegeempfängers zu erhöhen.
- Bestimme, wenn erforderlich, eine für den Fall verantwortliche Person/Kontaktperson, um die Pflege zu koordinieren.

5. Pflegepriorität: Fördern des Wohlbefindens (Beraten/Ausbilden):

- Unterstütze die Pflegende in der Planung von Veränderungen, die eventuell notwendig sind (z. B. Hauspflege, Anmeldung in ein Pflege- oder Altersheim).
- Besprich/demonstriere Methoden zur Streßbewältigung.
- Betone die Wichtigkeit der Selbstpflege, z. B. der anhaltenden Förderung persönlicher Entwicklung, persönlicher Bedürfnisse, Hobbys und sozialer Aktivitäten.
- Fördere die Teilnahme an einer Selbsthilfegruppe.
- Verweise bei Bedarf auf Kurse/Therapien.
- Bestimme ein Selbsthilfeprogramm, wenn eine Ko-Abhängigkeit die Handlungsfähigkeit beeinträchtigt.
- Verweise bei Bedarf auf eine Beratung oder Psychotherapie.
- Sorge für geeignete Literaturangaben und rege zu Diskussionen über diese Information an.

PERSÖNLICHE NOTIZEN

ROLLE ALS PFLEGENDE, BELASTUNG, HOHES RISIKO

Taxonomie 1R: In Beziehung treten (3.2.2.2)

[Thematische Gliederung: Soziale Interaktion]

> **Definition: Eine Pflegende ist anfällig dafür, die Ausübung der Betreuerrolle in der Familie als schwierig zu empfinden.**

RISIKOFAKTOREN

– pathophysiologische/physiologische

Schwerwiegende Krankheit des Pflegeempfängers

Sucht oder Ko-Abhängigkeit

Frühgeburt, angeborene Mißbildung/Fehlfunktion

Entlassung eines Familienmitgliedes mit großem Pflegebedarf nach Hause

Beeinträchtigte Gesundheit der Pflegeperson

Unvorhersehbarer Krankheitsverlauf oder instabile Gesundheit des Pflegeempfängers

Pflegeperson ist weiblich

Psychologische oder kognitive Probleme des Pflegeempfängers

– entwicklungsbedingte

Die Person ist von der Entwicklung her nicht bereit, die Rolle des Pflegenden zu übernehmen, z.B. jugendliche Erwachsene, die Eltern mittleren Alters pflegen muß

Entwicklungsverzögerung oder geistige Behinderung des Pflegeempfängers oder der Pflegenden

– psychologische

Ungenügende Anpassung der Familie oder vorbestehende Störung

Ungenügende Bewältigungsformen der Pflegenden

In der Vorgeschichte bereits belastete Beziehung zwischen Pflegeperson und Pflegeempfänger

Pflegeperson ist Gatte oder Gattin

Pflegeempfänger zeigt von der Norm abweichendes, eigentümliches Verhalten

– situative

Beschimpfungen oder Gewaltanwendung

Situationsbedingte Stressoren, die normalerweise eine Auswirkung auf die Familie haben, z. B. wichtige Verluste, Unglück oder Krise, Armut oder wirtschaftliche Unsicherheit, bedeutende Ereignisse im Leben wie z. B. Geburt eines Kindes, Spitalaufenthalt, Wegzug von/Rückkehr nach Hause, Heirat, Scheidung, Berufswechsel, Pensionierung, Tod

Andauernde Pflege ist erforderlich

Ungeeignetes Umfeld zur Ausübung der Pflege, z. B. Unterkunft, Transportmöglichkeiten, Dienstleistungen in der Gemeinde, Ausrüstung

Isolation der Familie/der Pflegenden

Fehlende Entspannung und Erholung der Pflegenden

Unerfahrenheit in der Pflege

Konkurrenzierende Rollenverpflichtungen der Pflegeperson

Komplexität/Ausmaß der Pflegeaufgaben

PATIENTENBEZOGENE PFLEGEZIELE/ KRITERIEN ZUR EVALUATION

Die Pflegende:

- erkennt individuelle Risikofaktoren und entsprechende Maßnahmen.

- zeigt/regt Verhaltensweisen oder Veränderungen der Lebensweise an, um zu verhindern, daß ihre Handlungsfähigkeit beeinträchtigt wird.

- setzt verfügbare Ressourcen angemessen ein.

- äußert, mit der momentanen Situation zufrieden zu sein.

MASSNAHMEN

1. Pflegepriorität: Ermitteln der Faktoren, welche die momentane Situation beeinflussen:

- Stelle fest, welche Beziehung zwischen Pflegeperson und Pflegeempfänger besteht (z. B. Gatte/Gattin, Partner/Partnerin, Eltern/Kind, Geschwister, Freund/Freundin).

- Ermittle, wie nahe sich Pflegeperson und Pflegeempfänger stehen.

- Achte auf den psychischen/physischen Zustand und die Behandlungsvorschriften des Pflegeempfängers.

- Ermittle, wie groß die Verantwortung der Pflegenden ist, wie sehr sie an der Pflege beteiligt ist und die voraussichtliche Pflegedauer.

- Stelle Entwicklungsstand/Fähigkeiten und zusätzliche Verantwortungsbereiche der Pflegeperson fest.

- Wende, wenn angebracht, ein geeignetes Instrument zur Informationssammlung an, um die Fähigkeiten der Pflegeperson weiter zu ermitteln.

- Stelle Stärken der Pflegenden und des Pflegeempfängers fest.

- Prüfe die Sicherheit von Pflegeperson/Pflegeempfänger.

- Sprich mit der Pflegenden über ihre Meinung zur Situation und ihre Sorgen.

- Stelle momentan beanspruchte, zur Verfügung stehende Unterstützungsmöglichkeiten und Ressourcen fest.

- Achte auf eine Ko-Abhängigkeit der Pflegenden.

2. Pflegepriorität: Die Pflegeperson besser befähigen, mit der momentanen Situation umzugehen:

- Besprich Strategien, die Pflege und andere Verpflichtungen zu koordinieren (z. B. berufliche Tätigkeit, Pflege der Kinder/weiterer abhängiger Personen, Führung des Haushaltes).

- Ermögliche eine Besprechung mit der ganzen Familie, um Informationen auszutauschen und einen Plan zur Beteiligung an den Pflegeaktivitäten zu erstellen.

- Verweise auf Kurse und/oder Fachpersonen (z. B. Nothelfer/Reanimationskurse, Stomaberatung/Physiotherapie).

- Ermittle zusätzliche Ressourcen zur finanziellen/rechtlichen Unterstützung und zur Entlastung der Pflegeperson.

- Bestimme, welche Geräte, Hilfsmittel anzuschaffen/vorhanden sind, um Selbständigkeit und Sicherheit des Pflegeempfängers zu erhöhen.

- Bestimme, wenn erforderlich, eine für den Fall verantwortliche Person/Kontaktperson, um die Pflege zu koordinieren, Unterstützung zu geben und bei der Problemlösung behilflich zu sein.

- Gib Informationen über den Umgang mit gewalttätigem oder verwirrtem Benehmen und/oder demonstriere entsprechende Techniken.

- Unterstütze die Pflegeperson, Verhaltensweisen, die auf eine Ko-Abhängigkeit schließen lassen, zu erkennen (z. B. das Ausführen von Handlungen, die andere Personen selbständig tun können) und die Situation entsprechend zu beeinflussen.

3. Pflegepriorität: Fördern des Wohlbefindens (Beraten/Ausbilden):

- Betone die Wichtigkeit der Selbstpflege, z. B. der anhaltenden Förderung persönlicher Entwicklung, persönlicher Bedürfnisse, Hobbys und sozialer Aktivitäten.

- Besprich/demonstriere Methoden zur Streßbewältigung.

- Fördere die Teilnahme an einer Selbsthilfegruppe.

- Sorge für geeignete Literaturangaben, und rege zu Diskussionen über diese Information an.

- Unterstütze die Pflegeperson bei der Planung von eventuell notwendigen Veränderungen (z. B. Hauspflege, Anmeldung in ein Pflege- oder Altersheim).

- Verweise bei Bedarf auf Kurse/Therapien.
- Bestimme ein Selbsthilfeprogramm, wenn die Ko-Abhängigkeit die Handlungsfähigkeit beeinträchtigt.
- Verweise bei Bedarf auf eine Beratung/Psychotherapie.

PERSÖNLICHE NOTIZEN

ROLLENERFÜLLUNG, GESTÖRT

Taxonomie 1R: In Beziehung treten (3.2.1)

[Thematische Gliederung: Soziale Interaktion]

> **Definition: Eine Störung in der Art und Weise, wie die eigene Rollenerfüllung wahrgenommen wird.**

MÖGLICHE FAKTOREN

In Bearbeitung durch die NANDA

[Krise]

[Situationsbedingt (z. B. männliches Oberhaupt der Familie ist in einer passiven, abhängigen Patientenrolle)]

[Entwicklungsbedingt]

[Gesundheit-Krankheit (z. B. chronische Krankheit)]

MERKMALE

– subjektive

Veränderung des Rollenverständnisses

Verleugnen der Rolle

Mangelnde Kenntnisse über die Rolle

– objektive

Veränderung des Rollenverständnisses anderer

Veränderung der gewohnten Verhaltensmuster oder Verantwortung

Rollenkonflikte

Veränderung der körperlichen Fähigkeiten/Gegebenheiten, um die Rolle wieder einzunehmen

[Unvermögen, die Rolle einzunehmen]

PATIENTENBEZOGENE PFLEGEZIELE/ KRITERIEN ZUR EVALUATION

Der Patient

- spricht realistische Wahrnehmung und Akzeptanz seiner selbst in der veränderten Rolle aus.
- äußert Einsicht in die Rollenerwartungen/-verpflichtungen.
- bespricht mit der Familie/Bezugsperson(en) Situation und Veränderungen, die aufgetreten sind.
- stellt realistische Pläne für die Anpassung an die neue Rolle/Rollenwechsel auf.

MASSNAHMEN

1. Pflegepriorität: Ermitteln der ursächlichen/begünstigenden Faktoren:

- Ermittle die Art der Rollenstörung (z. B. entwicklungsbedingt (vom Jüngling zum Erwachsenen), situationsbedingt (vom Gatten zum Vater, Geschlechtsidentität), Wechsel zwischen Gesundheit und Krankheit.
- Bestimme die Rolle des Patienten in der Familienkonstellation.
- Ermittle, wie sich der Patient als Mann/Frau in seiner/ ihrer Funktion in den gewohnten Lebensumständen erlebt.
- Ermittle die Ansicht des Patienten über seine sexuelle Funktion (z. B. Verlust, keine Kinder mehr gebären zu können nach einer Hysterektomie).
- Ermittle kulturelle Faktoren im Zusammenhang mit der Geschlechtsrolle.
- Besprich die Wahrnehmung/Sorgen in der momentanen Situation.

2. Pflegepriorität: Unterstützen des Patienten, mit der bestehenden Situation umzugehen:

- Besprich die Wahrnehmung der Situation aus der Sicht des Patienten.

488

- Nimm eine positive Haltung gegenüber dem Patienten ein; sorge für Gelegenheiten, in denen der Patient die größtmögliche Kontrolle ausüben kann.
- Entwickle Strategien mit dem Patienten/Bezugsperson(en), um mit Rollenveränderungen im Bereich kultureller Erwartungen umzugehen.
- Anerkenne den Trauerprozeß im Zusammenhang mit dem Rollenwechsel, und hilf dem Patienten, realistisch mit Gefühlen des Zorns und der Trauer umzugehen.
- Schaffe ein offenes Klima, damit der Patient seine Sorgen über Sexualität besprechen kann.
- Nimm eine Vorbildfunktion für den Patienten ein.
- Verwende Methoden der Rollenerprobung, um dem Patienten zu helfen, neue Fähigkeiten zu erwerben, mit den Veränderungen zurechtzukommen.

3. Pflegepriorität: Fördern des Wohlbefindens (Beraten/Ausbilden):

- Ermögliche dem Patienten Zugang zu Informationen, um über Rollenveränderungen, die auftreten können, zu lernen.
- Akzeptiere den Patienten in seiner veränderten Rolle.
- Verweise an Hilfsgruppen, Berufsberatung, Beratungen/Psychotherapie nach Bedarf, entsprechend den individuellen Bedürfnissen.
- Vgl. Selbstwertgefühl, Störung.

PERSÖNLICHE NOTIZEN

SOZIALE INTERAKTION, BEEINTRÄCHTIGT

Taxonomie 1R: In Beziehung treten (3.1.1)

[Thematische Gliederung: Soziale Interaktion]

Definition: Der Zustand, bei dem ein Individuum in ungenügender, übermäßiger oder unwirksamer Art am sozialen Austausch teilnimmt.

MÖGLICHE FAKTOREN

Wissens-/Fähigkeitsdefizit über Möglichkeiten, den Gemeinschaftssinn zu fördern

Kommunikationsbarrieren, [einschließlich Kopfverletzung, Schlaganfall, andere neurologische Zustände, welche die Fähigkeit zu kommunizieren beeinträchtigen]

Störung des Selbst-Bildes

Fehlen von Bezugspersonen oder Gleichgesinnten

Eingeschränkte körperliche Mobilität [z. B. neuromuskuläre Krankheit]

Therapeutische Isolation

Soziokulturelle Dissonanz

Umweltbedingte Einschränkungen

Veränderte Denkprozeße

MERKMALE

– subjektive

☆ Aussagen über Mißbehagen in sozialen Situationen

☆ Aussagen über Unfähigkeit, ein zufriedenstellendes Gefühl der Zugehörigkeit, der Anteilnahme, des Interesses oder der gemeinsamen Geschichte anzunehmen oder mitzuteilen

---

☆ **Hauptsächliche/entscheidende Merkmale**

490

Aussagen der Familie über veränderte Interaktionsgewohnheiten

– objektive

☆ Beobachtetes Mißbehagen in sozialen Situationen

☆ Beobachtete Unfähigkeit, ein zufriedenstellendes Gefühl der Zugehörigkeit, der Anteilnahme, des Interesses oder der gemeinsamen Geschichte anzunehmen oder mitzuteilen

☆ Beobachtete Anwendung erfolgloser Verhaltensweisen bei sozialen Interaktionen

☆ Gestörte Interaktion mit Seines-/Ihresgleichen, Familie und/oder anderen Personen

PATIENTENBEZOGENE PFLEGEZIELE/ KRITERIEN ZUR EVALUATION

Der Patient

- spricht aus, daß ihm die Faktoren, welche die sozialen Interaktionen verursachen oder fördern, bewußt sind.
- erkennt Gefühle, die zu schlechten sozialen Interaktionen führen.
- ist daran beteiligt, positive Veränderungen in sozialem Verhalten und zwischenmenschlichen Beziehungen zu bewirken.
- stärkt das eigene Selbstwertgefühl bei Veränderungen, die bewirkt werden.
- baut ein wirksames soziales Netz auf.

MASSNAHMEN

1. Pflegepriorität: Ermitteln ursächlicher/begünstigender Faktoren:

- Überprüfe die Sozialanamnese mit dem Patienten, und schaue weit genug zurück, um festzustellen, wann Veränderungen in sozialem Verhalten oder Beziehungen aufgetreten sind/begonnen haben: Verlust oder längerfristige Krankheit eines geliebten Menschen; erfolglose

---

☆ **Hauptsächliche/entscheidende Merkmale**

Beziehungen; Stellenverlust, Verlust des finanziellen oder politischen (Macht) Status; Veränderung der Stellung in der Familienhierarchie (Stellenverlust, Altern, Krankheit); schlechte Bewältigungsformen (coping) und Anpassung an eine Entwicklungsphase im Leben; Ehe, Geburt oder Adoption eines Kindes.

- Überprüfe die medizinische Anamnese, achte dabei auf Stressoren wie körperliche/längerfristige Krankheiten (z. B. ein Schlaganfall, Multiple Sklerose, Alzheimersche Krankheit), psychische Krankheiten (z. B. Schizophrenie), Medikamente/Suchtmittel, Behinderungen durch Unfälle.

- Beachte den sozio-ökonomischen Status und seine eventuelle Veränderung; ethnische/religiöse Praktiken.

- Nimm Rücksprache mit der Familie, Bezugsperson(en), Freunden, geistigen Vorbildern, Mitarbeitern, falls angezeigt, um beobachtete Verhaltensänderungen festzustellen.

- Überprüfe, welche Verhaltensmuster in der Familie betreffs Beziehungsfindung und sozialem Verhalten bestehen. Stelle fest, ob eine familiäre Prägung bezüglich Verhaltenserwartungen bei Kindern besteht. (Ist der Patient ein solches Kind gewesen?) Beobachte das Verhalten des Patienten in Gegenwart von Familie/Bezugsperson(en), und halte Beobachtungen vorbestehender Muster fest.

- Ermutige den Patienten, Gefühle des Mißbehagens bezüglich sozialen Situationen auszudrücken, und beobachte etwaige ursächliche Faktoren oder wiederkehrende Muster.

2. Pflegepriorität: Ermitteln des Ausmaßes der Beeinträchtigung:

- Baue eine therapeutische Beziehung auf: positive Wertschätzung des Betroffenen, aktives Zuhören, geschützter Rahmen, um sich mitteilen zu können.

- Fordere den Patienten auf, seine Probleme und Interpretation der Probleme in Worte zu fassen. Höre aktiv zu, um Zeichen der Hoffnungslosigkeit, Machtlosigkeit, Furcht, Angst, Trauer, Wut, Gefühle des Ungeliebtseins oder des nicht Liebenswertseins, Probleme mit der sexuellen Identität, gezielten oder ungezielten Haß zu erkennen.

- Beobachte und beschreibe möglichst objektiv soziale/ zwischenmenschliche Verhaltensweisen, achte dabei auf Sprachmuster, Körpersprache (a) im therapeutischen Umfeld, (b) in den normalen Lebensumständen: in der Familie, bei der Arbeit, im sozialen Umfeld, in der Freizeit.

- Ermittle Fähigkeiten des Patienten zur Bewältigung von Problemen und seine Abwehrmechanismen.

- Beurteile, ob der Patient das Opfer von destruktivem Verhalten oder aber der Agierende gegen sich selbst und andere ist (vgl. PD Gewalttätigkeit, potentiell).

- Bezieh den neurologisch beeinträchtigten Patienten in individuelle und/oder Gruppeninteraktionen ein, soweit dies die Situation zuläßt.

3. Pflegepriorität: Unterstützen des Patienten/Bezugsperson(en), die beeinträchtigten sozialen/zwischenmenschlichen Interaktionen zu erkennen und positive Veränderungen zu bewirken:

- Laß den Patienten Verhaltensweisen auflisten, die Mühe bereiten. Laß die Familie/Bezugsperson(en) Verhaltensweisen des Patienten auflisten, die ihnen Mühe bereiten.

- Überprüfe/liste negative Verhaltensweisen auf, die früher von Betreuern, Mitarbeitern usw. beobachtet worden sind.

- Hilf dem Patienten, Prioritäten zu setzen bei Verhaltensweisen, die geändert werden sollen.

- Finde mit dem Patienten Möglichkeiten heraus, Veränderungen bei den sozialen Interaktionen/Verhaltensweisen (die oben bestimmt worden sind) zu bewirken.

- Führe Rollenspiele mit Beispielen von sozialen Situationen in einem therapeutisch kontrollierten Rahmen in einer Therapiegruppe durch. Laß die Gruppe positive und negative Verhaltensweisen des Patienten aufzählen, besprich diese und notwendige Veränderungen.

493

Führe Rollenspiele dazu durch und besprich ihre Wirkung. Laß die Familie/Bezugsperson(en) daran teilnehmen, wenn es angezeigt ist.

- Gib positive Rückmeldungen bei positiven sozialen Verhaltensweisen und Interaktionen. Involviere alle Personen, die an der Pflege des Patienten beteiligt sind: Familienmitglieder, Bezugsperson(en) und Therapiegruppe.

- Arbeite mit dem Patienten daran, grundlegende negative Selbst-Bilder zu korrigieren, um Barrieren bei positiven sozialen Interaktionen zu mildern.

- Verweise an eine Familientherapie, wenn es angezeigt ist; denn soziale Verhaltensweisen und zwischenmenschliche Beziehungen betreffen nicht nur den einzelnen.

4. Pflegepriorität: Fördern des Wohlbefindens (Beraten/Ausbilden):

- Hilf dem Patienten, die Verantwortung für das eigene Verhalten zu tragen. Fordere den Patienten dazu auf, ein Tagebuch zu führen, worin die sozialen Interaktionen jedes Tages und die dabei empfundenen Gefühle des Wohlbefindens/Mißbehagens mit ihren möglichen Ursachen überprüft werden können.

- Unterstütze den Patienten, positive soziale Fähigkeiten zu entwickeln mit Hilfe von Rollenspielen, positiver Bestätigung, Üben der Fähigkeiten in realen sozialen Situationen in Begleitung. Sorge für positives Feedback während Interaktionen mit dem Patienten.

- Ermittle Programme, an denen der Patient später teilnehmen kann zur Förderung von positiven Verhaltensweisen, die er anstreben möchte.

- Fördere den Besuch von Kursen, das Lesen von Literatur, die Einrichtung von Hilfsgruppen in der Wohngemeinde und Vorträge über Selbsthilfe, um das negative Selbst-Bild, das zu gestörten sozialen Interaktionen führt, zu korrigieren.

- Fördere eine laufende Familien- oder Individualtherapie, solange diese einen Reifeprozeß und positive Veränderung bewirkt.

- Sorge nach Abschluß der professionellen Beziehung für eine gelegentliche Nachkontrolle zur Bestätigung positiver Verhaltensweisen.

- Verweise auf/zieh bei Bedarf eine klinische spezialisierte psychiatrische Krankenschwester bei zur zusätzlichen Hilfestellung.

PERSÖNLICHE NOTIZEN

SOZIALE ISOLATION

Taxonomie 1R: In Beziehung treten (3.1.2)

[Thematische Gliederung: Soziale Interaktion]

> **Definition: Ein Zustand des Alleinseins, den ein Mensch als von anderen auferlegt empfindet und negativ oder bedrohlich erlebt.**

MÖGLICHE FAKTOREN

Faktoren, die dazu beitragen, daß keine zufriedenstellenden Beziehungen aufrechterhalten werden können:

Verzögerung beim Vollziehen von Entwicklungsschritten

Unreife Interessen

Veränderungen im Geisteszustand

Veränderter Zustand des Wohlbefindens

Veränderung der körperlichen Erscheinung

Nicht akzeptierte soziale Verhaltensweisen/Wertvorstellungen

Unzureichende persönliche Ressourcen

Unfähigkeit, zufriedenstellende soziale Beziehungen einzugehen

[Traumatische Vorkommnisse oder Ereignisse]

MERKMALE

– subjektive

☆ Drückt Gefühle des Alleingelassenwerdens aus

☆ Drückt das Gefühl aus, abgelehnt zu werden

Drückt Wertvorstellungen aus, die für die Subkultur annehmbar sind, ist aber unfähig, Wertvorstellungen der dominanten Kultur anzunehmen

---

☆ **Hauptsächliche/entscheidende Merkmale**

496

Unfähigkeit, die Erwartungen anderer zu erfüllen

Erlebt das Gefühl, Außenseiter zu sein

Ungenügender oder fehlender Lebenssinn/-inhalt

Drückt Interessen aus, die nicht der Altersstufe oder Entwicklungsphase entsprechen

Unsicherheit in der Öffentlichkeit

– objektive

☆ Fehlen von Bezugsperson(en), die Unterstützung geben – Familie, Freunde, Gruppe

Traurige, abgestumpfte Affektivität

Unpassende oder unreife Interessen und Aktivitäten bezüglich Altersstufe oder Entwicklungsphase

Bringt Haß durch die Stimme, Verhaltensweise zum Ausdruck

Offensichtliche körperliche und/oder geistige Behinderung oder veränderter Zustand des Wohlbefindens

Verschlossen, reserviert, kein Augenkontakt

Gedankenversunkenheit; wiederholte, sinnlose Handlungen

Sucht das Alleinsein oder existiert in einer Subkultur

Zeigt Verhaltensweisen, die nicht akzeptiert werden von der dominanten kulturellen Schicht

PATIENTENBEZOGENE PFLEGEZIELE/ KRITERIEN ZUR EVALUATION

Der Patient

- erkennt Ursachen und Handlungsweisen, um die Isolation zu durchbrechen.
- spricht die Bereitschaft aus, mit anderen Beziehungen aufzunehmen/einzugehen.
- nimmt teil an Aktivitäten/Programmen entsprechend seinem Vermögen/seinen Wünschen.
- drückt ein erhöhtes Selbstwertgefühl aus.

☆ **Hauptsächliche/entscheidende Merkmale**

MASSNAHMEN

1. Pflegepriorität: Ermitteln der ursächlichen/begünstigenden Faktoren:

- Ermittle Faktoren wie bei den möglichen Faktoren aufgelistet.
- Beachte Risikofaktoren (z. B. betagte Personen; Frauen; Jugendliche; ethnische Minderheiten/Rassenminderheiten; Benachteiligte, finanziell/bildungsmäßig Benachteiligte; Leiden an einer körperlichen, geistigen oder chronischen Krankheit).
- Erkenne Hindernisse für soziale Kontakte (z. B. körperliche Immobilität, eingeschränkte Sinne wie bei Schwerhörigkeit, ans Haus gebunden sein, Inkontinenz).
- Unterscheide Isolation von Einsamkeit und Alleinsein, das annehmbar oder freiwillig ist.
- Ermittle Faktoren im Leben des Patienten, die das Gefühl der Hilflosigkeit begünstigen können (z. B. Verlust eines Partners/Elternteiles).
- Höre auf Bemerkungen des Patienten bezüglich Gefühlen des Isoliertseins.
- Ermittle Gefühle des Patienten in Bezug auf sich selbst, Gefühl, die Situation unter Kontrolle zu haben, Gefühl der Hoffnung und Bewältigungsfähigkeiten.
- Ermittle die Beziehungen im sozialen Netz des Patienten, einschließlich Vorhandensein/Beziehung zur erweiterten Familie.
- Stelle fest, ob Suchtmittel (legal/illegal) konsumiert werden.
- Erkenne isolationsfördernde Verhaltensweisen (z. B. übermäßiger Schlaf, Tagträumen, Alkohol-/Drogenmißbrauch).
- Überprüfe die Anamnese auf traumatische Ereignisse (vgl. PD Posttraumatische Reaktion).

2. Pflegepriorität: Fördern der Umstände, die das Isolationsgefühl des Patienten, günstig beeinflussen:

- Baue eine therapeutische Beziehung zwischen Pflegeperson/Patienten auf.
- Nimm dir Zeit für den Patienten und erkenne andere Ressourcen im Spital (z.B. freiwillige Helfer, Sozialarbeiter, Spitalpfarrer).
- Sprich mit dem Patienten über seine Situation, höre dabei sorgfältig auf Äußerungen von Sorgen.
- Erstelle mit dem Patienten einen Aktionsplan. Erkenne mögliche Ressourcen; unterstütze risikofreudige Verhaltensweisen, finanzielle Planung, angemeßene Betreuung/Selbständigkeit bei der persönlichen Pflege usw.
- Erkenne Vorbilder, andere unterstützende Personen und beziehe diese mit ein.
- Ermögliche dem Patienten, eine andere Person(en) mit ähnlichen/gemeinsamen Interessen kennenzulernen.
- Gib positive Rückmeldungen, wenn der Patient auf eine andere Person(en) zugeht.
- Sorge wenn nötig für einen Platz in einem geschützten Umfeld.
- Hilf dem Patienten, Lösungen zu finden, um eine auferlegte Isolation zu erleichtern (z.B. bei übertragbaren Krankheiten, einschließlich der gefährdeten Person).
- Fördere freie Besuchszeiten und/oder Telephonkontakt, wenn dies möglich ist.
- Sorge für eine stimulierende Umgebung (z.B. offene Vorhänge, Bilder, Fernsehen und Radio).
- Erkenne bei Fremdsprachigkeit Ressourcen wie z.B. einen Dolmetscher, Zeitungen, Radioprogramme.

3. Pflegepriorität: Fördern des Wohlbefindens (Beraten/Ausbilden):

- Unterstütze den Patienten, Fähigkeiten zu erlernen (z.B. Problemlösungsverfahren; kommunikative, soziale Fähigkeiten; Selbstwertgefühl, Aktivitäten).
- Ermutige und unterstütze den Patienten, nach Bedarf

499

Kurse zu besuchen (z. B. über sicheres Autreten, Berufsausbildung, sexuelle Beratung usw.).

- Hilf dem Patienten, zwischen Isolation und freiwilligem Alleinsein zu unterscheiden, um nicht in einen unerwünschten Zustand zu geraten.
- Beteilige den Patienten an Programmen, welche auf die Prävention erkannter Ursachen von Isolation ausgerichtet sind (z. B. Dienstleistungen für Senioren, täglicher Telephonkontakt, Wohngemeinschaften, Haustiere, Tagesheime, kirchliche Ressourcen).
- Involviere Kinder und Jugendliche in Programme/Aktivitäten, um die Sozialisation und den Kontakt zu Gleichaltrigen zu fördern.

PERSÖNLICHE NOTIZEN

BEHANDLUNGSVORSCHRIFTEN (INDIVIDUELL), UNWIRKSAMES HANDHABEN

Taxonomie 1R: Wählen (5.2.1)

[Thematische Gliederung: Lehren/Lernen]

> **Definition:** Ungenügende Integration und Anpassung eines Behandlungsprogrammes ins tägliche Leben, um ein Gesundheitsziel zu erreichen.

MÖGLICHE FAKTOREN

Komplexität des Gesundheitssystems/Behandlungsvorschriften

Entscheidungskonflikte

Wirtschaftliche Schwierigkeiten

Übermäßige Forderungen, die an Einzelperson oder Familie gestellt werden

Familienkonflikt

Verhaltensmuster der Familie in bezug auf die Gesundheitspflege

Ungenügende Auswahlmöglichkeiten zum Handeln

Wissensdefizite

Mißtrauen gegenüber den Behandlungsvorschriften und/oder dem Pflegepersonal

Krankheit als schwerwiegend wahrgenommen; Anfälligkeit; Hindernisse; Krankheitsgewinn (Nutzen aus der Krankheit ziehen)

Machtlosigkeit

Ungenügende soziale Unterstützung

MERKMALE

– subjektive

Aussagen über Wunsch, mit Therapie der Krankheit und Prävention von Spätfolgen zurechtzukommen

Äußert Schwierigkeiten bei der Anpassung/Integration einer oder mehrerer Behandlungsvorschriften zur Therapie einer Krankheit und ihrer Auswirkungen oder zur Prävention von Komplikationen

Äußert Unmöglichkeit, die Behandlungsvorschriften in die tägliche Routine einzuschließen/die Risikofaktoren für das Fortschreiten einer Krankheit und ihrer Spätfolgen zu vermindern

– objektive

☆ Die Lebensgestaltung ist unwirksam, um die Ziele eines Therapie- oder Präventionsprogrammes zu erreichen

Beschleunigte Entwicklung der Krankheitssymptome (erwartet oder unerwartet)

PATIENTENBEZOGENE PFLEGEZIELE/ KRITERIEN ZUR EVALUATION

Der Patient

- spricht aus, Faktoren/Hindernisse, die einen Zusammenhang mit der individuellen Situation haben, zu verstehen.

- nimmt teil an der gezielten Lösung der Probleme, welche die Integration der Behandlungsvorschriften behindern.

- erkennt/nutzt vorhandene Ressourcen.

- spricht die Notwendigkeit/den Wunsch aus, das Handeln zu verändern, um gemeinsam festgelegte Ziele zu erreichen.

- zeigt notwendige Verhaltensweisen/Veränderungen in der Lebensform auf, um die Behandlungsvorschriften einzuhalten.

☆ **Hauptsächliche/entscheidende Merkmale**

502

MASSNAHMEN

1. Pflegepriorität: Erkennen der individuellen Risikofaktoren/spezifischen Bedürfnisse:

- Ermittle den Wissensstand des Patienten/sein Verständnis des Zustandes und der erforderlichen Therapie.
- Stelle die persönliche Einstellung zur erforderlichen Therapie fest.
- Beachte Vorhandensein/Nutzung von Ressourcen zur Hilfeleistung, Pflege, Erholung.

2. Pflegepriorität: Unterstützen des Patienten/der Bezugsperson(en), Strategien zur verbesserten Handhabung der Behandlungsvorschriften zu entwickeln:

- Wende therapeutische Gesprächsformen an, um dem Patienten zu einer Problemlösung zu verhelfen.
- Kläre ab, inwiefern der Patient an einer gemeinsamen Zielsetzung teilnimmt.
- Erkenne notwendige Schritte zur Erreichung der erwünschten Ziele.
- Triff Vereinbarungen mit dem Patienten zur Mitgestaltung der Pflege.
- Akzeptiere während der gemeinsamen Arbeit an der Verbesserung der Fähigkeiten die Einschätzung des Patienten bezüglich seiner eigenen Stärken/Einschränkungen.
- Ermutige den Patienten; sorge für emotionale Unterstützung bei Bemühungen. Nimm die persönliche Wahrnehmung des Patienten bezüglich seiner Einschränkungen an.
- Sorge für Informationen. Zeige dem Patienten auf, wie und wo er sich selber informieren kann. Bestätige frühere Instruktionen und ihre Begründungen.

3. Pflegepriorität: Fördern des Wohlbefindens (Beraten/ Ausbilden):

- Betone, wie wichtig die Kenntnisse des Patienten sind, sowie seine Einsicht in die Notwendigkeit einer Therapie und die Konsequenzen von Handlungen/Entscheidungen.

503

- Fördere die Teilnahme des Patienten/der Pflegeperson(en)/der Bezugsperson(en) am Planungsprozeß.
- Unterstütze den Patienten, Strategien zur Überwachung der Behandlungsvorschriften zu entwickeln.
- Mobilisiere Unterstützungssysteme einschließlich Familie/Bezugsperson(en), soziale und finanzielle Hilfen usw.
- Verweise bei Bedarf an eine Beratung/Therapie (Einzel- und Gruppen-).
- Ermittle, ob in der Gemeinde für den Patienten pflegerische Dienste zur Verfügung stehen; zur Lagebeurteilung, pflegerischen Nachbetreuung und Heiminstruktion.

PERSÖNLICHE NOTIZEN

GESUNDHEITSFÖRDERUNG, PERSÖNLICH (IM DETAIL ANGEBEN)

Taxonomie 1R: Wählen (5.4)

[Thematische Gliederung: Lehren/Lernen]

> **Definition:** Der Zustand, bei dem ein Mensch von stabiler Gesundheit aktiv nach Möglichkeiten sucht, sein Gesundheitsverhalten und/oder sein Umfeld so zu verändern, daß ein verbesserter Gesundheitszustand erreicht wird. (Ein stabiler Gesundheitszustand wird folgendermaßen definiert: dem Alter entsprechende präventive Maßnahmen gegen Krankheit werden ergriffen, der Klient berichtet über eine gute oder ausgezeichnete Gesundheit, bei bestehender Krankheit sind ihre Zeichen und Symptome unter Kontrolle).

MÖGLICHE FAKTOREN

[Situations-/entwicklungsbedingte Gegebenheiten, die Sorgen um den momentanen Gesundheitszustand auslösen]

MERKMALE

– subjektive

☆ Geäußerter Wunsch, ein verbessertes Wohlbefinden zu erlangen

Geäußerter Wunsch, Verhaltensweisen in Bezug auf die Gesundheit zu verbessern

---

☆ Hauptsächliche/entscheidende Merkmale

505

Geäußerter Wunsch, eine erhöhte Kontrolle über das Gesundheitsverhalten zu haben

Geäußerte Besorgnis betreffs Einfluß gegenwärtiger Umweltbedingungen auf den Gesundheitszustand

Aussage, keine gesundheitsbezogene Ressourcen in der Gemeinde zu kennen

– objektive

☆ Beobachteter Wunsch, ein verbessertes Wohlbefinden zu erlangen

Beobachteter Wunsch, einen größeren Einfluß auf das Gesundheitsverhalten auszuüben

Dargestelltes oder beobachtetes Wissensdefizit in Bezug auf gesundheitsfördernde Verhaltensweisen

PATIENTENBEZOGENE PFLEGEZIELE/ KRITERIEN ZUR EVALUATION

Der Patient

- spricht den Wunsch aus, spezifische Gewohnheiten/ Lebensweise so zu verändern, daß eine optimale Gesundheit erreicht wird.
- bemüht sich, Informationen über die erwünschte Veränderung zu erhalten.
- nimmt teil an der Planung der Umstellung.
- sucht Ressourcen in der Gemeinde als Hilfestellung für die erwünschte Umstellung.

MASSNAHMEN

1. Pflegepriorität: Ermitteln der spezifischen Sorgen/ Gewohnheiten/Gegebenheiten, die der Patient verändern möchte:

- Besprich die Sorgen des Patienten; höre aktiv zu, um die Hintergründe zu erfassen (z. B. körperliche, emotionale

---

☆ **Hauptsächliche/entscheidende Merkmale**

506

Hintergründe, Stressoren und/oder äußere Faktoren wie z.B. Umweltverschmutzung).

- Überprüfe das Basiswissen sowie Bewältigungsstrategien, die früher angewendet worden sind, um Verhaltensweisen/Gewohnheiten zu verändern.

- Führe bei Bedarf Tests aus, und überprüfe die Resultate mit dem Patienten/Bezugsperson(en) als Hilfestellung für den Aktionsplan.

- Erkenne Verhaltensweisen, die einen Zusammenhang mit schlechten Gewohnheiten/Gesundheitsverhalten haben, und Maßnahmen, diese zu verändern.

2. Pflegepriorität: Unterstützen des Patienten, einen Plan für eine verbesserte Gesundheit zu erstellen:

- Besprich mit dem Patienten/Bezugsperson(en), auf welche Gesundheitsbereiche er/sie Einfluß nehmen kann.

- Besprich verschiedene Lösungsansätze für eine Veränderung; erkenne, welche Schritte unternommen werden müssen, um die erwünschte Verbesserung zu erzielen.

- Verhilf dem Patienten zu entsprechenden Informationen in schriftlicher und audiovisueller Form.

- Besprich, wie man sicher auftreten kann, und sorge für Übungsgelegenheiten für den Patienten.

- Sorge für eine Unterstützung der erwünschten Veränderungen durch die Anwendung von therapeutischen Kommunikationsformen.

3. Pflegepriorität: Fördern des Wohlbefindens (Beraten/Ausbilden):

- Empfiehl dem Patienten, Entspannungsmethoden wie z.B. Meditation, Visualisierung und gelenktes Bilderleben anzuwenden.

- Instruiere auf den einzelnen abgestimmte gesundheitsfördernde Verhaltensweisen (z.B. Selbstuntersuchung der Brust, regelmäßige medizinische und zahnärztliche Kontrollen, gesundheitsbewußte Ernährung, Fitneßprogramme).

- Verweise bei spezifischen Anliegen auf Ressourcen in der Gemeinde (z. B. Ernährungsberatung/Gewichtskontrollprogramme, Raucher-Entwöhnungsgruppen, Anonyme Alkoholiker, Angehörigengruppen, Elternbildungskurse, Fachpersonen).

PERSÖNLICHE NOTIZEN

KOOPERATIONSBEREITSCHAFT, FEHLEND (NONCOMPLIANCE) (IM DETAIL ANGEBEN)

Taxonomie 1R: Wählen (1.5.2.1.1)

[Thematische Gliederung: Lehren/Lernen]

Definition: Fehlende Kooperation ist die bewußte Entscheidung einer Person, sich nicht an eine therapeutische Empfehlung zu halten. [Anmerkung: Das Urteil «fehlende Kooperation» kann für den Patienten/das Personal negative Umstände schaffen, welche die Problemlösung behindern. Da Patienten das Recht haben, die Therapie zu verweigern, müssen wir dies als Situation betrachten, in der es ein professionelles Erfordernis ist, den Standpunkt des Patienten/Verhalten/Entscheidung(en) zu akzeptieren und gemeinsam daran zu arbeiten, alternative Lösungen zu finden, um die ursprünglichen und/oder revidierten Ziele zu erfüllen].

MÖGLICHE FAKTOREN

Wertvorstellungen des Patienten: Einstellung zur Gesundheit, kulturelle Einflüsse, geistige Werte

Beziehung zwischen Patient und Pflegeperson

[Furcht/Angst]

MERKMALE

– subjektive

☆ Aussagen des Patienten oder der Bezugspersonen [z. B. keine Bereitschaft, die Therapie einzuhalten]

☆ **Hauptsächliche/entscheidende Merkmale**

509

– objektive

☆ Verhaltensweisen, die mangelnde Kooperation aufzeigen (direkt beobachtet)

Objektive Tests (physiologische Meßwerte, Aufdeckung von Hinweisen)

Kein nachweisbarer Fortschritt

Nachweis von Komplikationen

Nichteinhalten von Terminen

[Unmöglichkeit, gemeinsame Ziele festzulegen oder zu erreichen]

PATIENTENBEZOGENE PFLEGEZIELE/ KRITERIEN ZUR EVALUATION

Der Patient

- nimmt an der Planung und Zielsetzung seiner Pflege/ Therapie teil.
- spricht aus, seine Krankheit und den Pflegeplan/Therapie genau zu verstehen.
- trifft Entscheidungen aufgrund eines genauen Informationsstandes.

MASSNAHMEN

1. Pflegepriorität: Ermitteln der Gründe für die Änderung/Mißachtung der Therapie/Anweisungen:

- Besprich mit dem Patienten/Bezugsperson(en), wie sie die Situation (Krankheit/Therapie) wahrnehmen/darüber denken.
- Ermittle die Wertvorstellungen des Patienten: kulturelle Werte, Gesundheits- und Glaubensvorstellungen des Patienten/Bezugsperson(en), entwicklungsbedingte Probleme.
- Überprüfe die therapeutischen Maßnahmen.
- Höre aktiv zu, worüber der Patient klagt und welche Bemerkungen er macht.

☆ **Hauptsächliche/entscheidende Merkmale**

- Erfasse soziale Merkmale, demographische und bildungsmäßige Faktoren und Persönlichkeitsmerkmale des Patienten.
- Achte darauf, welche Sprache gesprochen, gelesen und verstanden wird.
- Beachte den Entwicklungsstand ebenso wie das Alter des Patienten.
- Achte auf Verhaltensweisen, die darauf hinweisen, daß das Therapieprogramm nicht eingehalten wird.
- Erfasse das Ausmaß der Angst, die Kontrollerwartung (locus of control), Gefühle der Machtlosigkeit usw.
- Beachte die Dauer der Krankheit. (Patienten neigen dazu, passiv und abhängig zu werden bei längerfristigen, schwächenden Krankheiten).
- Stelle den psychologischen Hintergrund des Verhaltens fest (z. B. Phase der Verneinung).
- Ermittle Hilfsmittel, die dem Patienten zugänglich sind.
- Beurteile die Einstellung der Pflegeperson gegenüber dem Patienten. (Hat sie einen persönlichen Gewinn durch die Kooperation/Genesung des Patienten? Wie verhält sich der Patient/Krankenschwester, wenn der Patient als «nicht kooperativ» eingestuft wird?).

2. Pflegepriorität: Unterstützen des Patienten/Bezugsperson(en) beim Entwickeln von Strategien, um wirksam mit der Situation fertig zu werden:

- Baue eine therapeutische Beziehung zwischen der Pflegeperson/dem Patienten auf.
- Triff eine Abmachung mit dem Patienten, sich an der Pflege zu beteiligen.
- Fordere den Patienten zur Selbstpflege auf; gib Hilfestellung wenn nötig. Akzeptiere die Beurteilung des Patienten betreffs seiner eigenen Kräfte/Grenzen, während gemeinsam daran gearbeitet wird, die Fähigkeiten zu verbessern.
- Sorge für die Kontinuität in der Pflege innerhalb und außerhalb des Spitals, auch bei längerfristiger Planung.
- Gib Informationen, ebenso wie Hilfestellung, damit der

Patient weiß, wo und wie er sich alleine zurechtfinden kann.

- Informiere den Patienten in ihm gemäßen Schritten; benutze mündliche, schriftliche und audiovisuelle Methoden entsprechend der Aunahmefähigkeit des Patienten.
- Laß den Patienten die Instruktionen/erhaltenen Informationen mit seinen Worten wiedergeben.
- Akzeptiere die Entscheidung/Ansicht des Patienten, auch wenn diese selbstzerstörerisch erscheint.
- Setze Teilziele oder einen modifizierten Behandlungsplan fest, wenn es angezeigt ist.

3. Pflegepriorität: Fördern des Wohlbefindens (Beraten/Ausbilden):

- Betone, wie wichtig Kenntnisse und Einsichten für die Behandlung/medikamentöse Therapie ist und welche Konsequenzen sie auf Handlungen/Entscheidungen haben.
- Finde heraus, wie groß die Beteiligung an der gemeinsamen Zielsetzung ist. (Der Patient wird eher zur Kooperation bereit sein, wenn er bei der Zielsetzung mitbestimmen kann).
- Erkenne, welche Maßnahmen im Pflegeplan am wichtigsten sind, um das therapeutische Ziel zu erreichen, und welche für die Kooperation ungeeignet sind.
- Entwickle mit dem Patienten eine Form der Selbstkontrolle, um ein Gefühl der Selbstbestimmung zu schaffen und ihm damit zu ermöglichen, den eigenen Fortschritt zu beobachten und mitzuhelfen, Entscheidungen zu treffen.
- Verweise an eine Beratung/Therapie und/oder andere geeignete Hilfsstellen.
- Vgl. PD Bewältigungsformen des Betroffenen/der Familie, unwirksam; Wissensdefizit; Angst.

PERSÖNLICHE NOTIZEN

WACHSTUM UND ENTWICKLUNG, VERÄNDERT

Taxonomie 1R: Sich bewegen (6.6)

[Thematische Gliederung: Lehren/Lernen]

> **Definition: Der Zustand, bei dem ein Mensch Abweichungen von den Normen seiner Altersgruppe aufweist.**

MÖGLICHE FAKTOREN

Unzulängliche Fürsorge [körperliche/seelische Vernachlässigung/Mißbrauch]

Gleichgültigkeit, inkonsequente Reaktionsweise, mehrere Betreuungspersonen.

Trennung von Bezugspersonen

Durch Umwelt/Umgebung und Reizarmut bedingte Unzulänglichkeiten

Auswirkungen körperlicher Behinderung

Abhängigkeitsverhältnis [ungenügende Erwartungen an die persönliche Pflege]

MERKMALE

– subjektive

☆ Verzögerung oder Schwierigkeiten (motorisch, sozial oder expressiv) bei der Ausübung von Tätigkeiten, die für die Altersgruppe typisch sind

☆ Verändertes körperliches Wachstum

☆ Unfähigkeit, dem Alter entsprechende Aktivitäten in Bezug auf persönliche Pflege oder Selbstkontrolle, auszuüben

[☆ Verlust bereits erworbener Fähigkeiten; verfrühtes oder beschleunigtes Aneignen von Fähigkeiten]

☆ **Hauptsächliche/entscheidende Merkmale**

– **objektive**

Flache Affektivität

Lustlosigkeit, verminderte Reaktionen

PATIENTENBEZOGENE PFLEGEZIELE/ KRITERIEN ZUR EVALUATION

Der Patient

- übt motorische, soziale und/oder expressive Fähigkeiten, die für die betreffende Altersgruppe typisch sind, im Rahmen der gegenwärtigen Möglichkeiten aus.
- übt dem Alter entsprechende Aktivitäten in Bezug auf persönliche Pflege und Selbstkontrolle aus.
- Eltern/Fürsorger sprechen Verständnis aus für die Entwicklungsverzögerung/-abweichung sowie für geplante Maßnahmen.

MASSNAHMEN

1. Pflegepriorität: Ermitteln der ursächlichen/begünstigenden Faktoren:

- Stelle fest, was zur Entwicklungsabweichung beiträgt (z. B. begrenzte intellektuelle Fähigkeiten, körperliche Behinderung, verändertes Körperwachstum, chronische Krankheit, Mehrfachgeburt).
- Ermittle, wie die Eltern/Betreuungspersonen ihre Pflichten erfüllen (z. B. unzulänglich, inkonsequent, unrealistische/ungenügende Erwartungen; Mangel an Stimulation; wie Grenzen gesetzt werden, Reaktionsweise).
- Beachte den Ernst/die Dringlichkeit der Situation (z. B. langfristiger körperlicher/emotionaler Mißbrauch im Gegensatz zu situationsbedingter Entwurzelung oder ungenügendem Beistand während einer Krise oder Übergangszeit).
- Ermittle bedeutsame belastende Ereignisse, Verluste, Trennungen (z. B. im Stich gelassen werden, Scheidung; Tod eines Elternteils, Partners oder Kindes; Ar-

514

beitslosigkeit; Älterwerden) und umweltbedingte Veränderungen (z. B. Wohnorts-, Stellenwechsel, Veränderung der Familienkonstellation).

- Beurteile, ob in Spital/Institution oder Umgebung angemessene Möglichkeiten zur Förderung (z. B. Freizeitaktivitäten/Spielen) bestehen.

2. Pflegepriorität: Ermitteln von Abweichungen zu den Entwicklungsnormen:

- Stelle Entwicklungsalter/-stufe fest.

- Überprüfe Fähigkeiten/Aktivitäten, benutze entsprechende Referenzliteratur und/oder anerkannte Testmethoden.

- Beachte das Ausmaß der individuellen Abweichung, betroffene Fähigkeiten (z. B. Sprache, Motorik, Sozialisation).

- Beachte, ob es sich um vorübergehende oder bleibende Schwierigkeiten handelt (z. B. Rückfall oder Verzögerung im Gegensatz zu einem irreversiblen Zustand, wie bei Gehirnverletzung, Schlaganfall, Alzheimer Krankheit).

3. Pflegepriorität: Unterstützen des Patienten (und/oder Betreuungspersonen), die Entwicklungsverzögerung oder Regression zu verhindern, auf ein Mindestmaß zu reduzieren oder zu überwinden:

- Sorge für geeignete Fachpersonen (z. B. Aktivierungs-, Ergotherapie, Logopädie, Heilpädagogik, Berufsberatung), und koordiniere den individuellen Pflegeplan.

- Fördere das Erkennen von Abweichung als verändertes Wachstum und Altersentwicklung.

- Vermeide Schuldzuweisungen beim Besprechen von begünstigenden Faktoren.

- Unterstütze Versuche von Patient/Betreuungsperson, den optimalen Grad der Selbstkontrolle oder persönlichen Pflege aufrechtzuerhalten oder wiederzuerlangen.

- Bewahre eine positive, hoffnungsvolle Haltung, unterstütze dabei das Bewußtsein für seine Persönlichkeit.

- Fördere eine kurzfristige, realistische Zielsetzung.

515

- Schaffe für den Patienten Gelegenheiten, neue Verhaltensformen zu üben (z. B. Gruppenaktivitäten, Rollenspiel).
- Beurteile den Prozeß kontinuierlich. Steigere den Schwierigkeitsgrad der Fähigkeiten/Ziele entsprechend dem Fortschritt.
- Gib dem Patienten positive Rückmeldungen für erzielte Fortschritte und Erfolge, vermeide Fehlschläge.
- Hilf dem Patienten/Betreuungspersonen, Entwicklungsabweichungen zu akzeptieren und sich diesen anzupassen.
- Sorge dafür, daß die Betreuungsperson während Übergangskrisen (z. B. auswärtige Schulen, Einweisung in eine Institution) Unterstützung erhält.

4. Pflegepriorität: Fördern des Wohlbefindens: (Beraten/Ausbilden):

- Verhilf den Bezugspersonen zu Informationen über normales Wachstum und Entwicklung.
- Empfiehl Bildungsprogrammme (z. B. Kurse/Beratung für Eltern, Seminare über belastende Lebenssituationen und Altern).
- Erkenne entsprechende Ressourcen in der Wohngemeinde: frühe Interventionsprogramme, Senioren-/Hilfsgruppen, Talentförderungsprogramme und geschützte Werkstätte, Fahrdienste, Krankenmobiliar-Magazine, Hilfsmittelstellen.
- Sorge für sachdienliches Informationsmaterial und Broschüren.
- Vgl. PD Elterliche Pflege, verändert; Familienprozeß, verändert.

PERSÖNLICHE NOTIZEN

516

WISSENSDEFIZIT (IM DETAIL ANGEBEN) [LERNBEDARF]

Taxonomie 1R: Wissen (8.1.1)

[Thematische Gliederung: Lehren/Lernen]

> **Definition:** [Mangel an spezifischen Informationen, die der Patient braucht, um sinnvolle Entscheidungen im Zusammenhang mit Gesundheitszustand/Therapien/Behandlungsplan zu treffen].

MÖGLICHE FAKTOREN

Kein Zugang zu Informationen

Fehlinterpretation von Informationen

Mangelnde Vertrautheit mit den Informationsquellen

Mangelndes Erinnerungsvermögen

Kognitive Einschränkung

Fehlendes Interesse am Lernen

[Wunsch des Patienten, keine Informationen zu erhalten]

[Ungenaue/unvollständige Informationen]

MERKMALE

– subjektive

Äußerung des Problems

[Ersuchen um Informationen]

[Äußerung einer irrtümlichen Annahme]

– objektive

Ungenaue Durchführung einer Anweisung

Ungenügende Leistung bei einem Test

517

Nicht angemessene oder übertriebene Verhaltensweisen (z. B. hysterisch, feindselig, erregt, apathisch) [Entwicklung einer vermeidbaren Komplikation]

PATIENTENBEZOGENE PFLEGEZIELE/ KRITERIEN ZUR EVALUATION

Der Patient

- nimmt am Lernprozeß teil.

- zeigt zunehmendes Interesse, was sich auf verbale und nonverbale Art bemerkbar macht.

- übernimmt Verantwortung für das eigene Lernen und beginnt, sich Informationen zu holen und Fragen zu stellen.

- spricht aus, den Gesundheitszustand und die Krankheit/ Behandlung zu verstehen.

- erkennt Zeichen/Symptome und den Verlauf der Krankheit und setzt sie in Beziehung zu den ursächlichen Faktoren.

- erkennt streßbeladene Situationen und weiß, wie damit umgehen.

- führt notwendige Maßnahmen korrekt aus und begründet sie.

- leitet notwendige Veränderungen der Lebensweise ein und nimmt am Behandlungsplan teil.

MASSNAHMEN

1. Pflegepriorität: Ermitteln der Lernbereitschaft und Lernbedürfnisse:

- Bestimme den Wissensstand, einschließlich der zu erwartenden Bedürfnisse.

- Ermittle die Lernfähigkeit des Patienten. (Der Patient ist evtl. physisch, emotional, kognitiv beeinträchtigt).

- Achte auf Zeichen des Vermeidens/Ausweichens/der Umgehung. Der Patienten muß evtl. die Folgen von mangelndem Wissen spüren, bevor er bereit ist, Informationen anzunehmen.

- Ermittle Hilfspersonen/Bezugsperson(en), die Informationen brauchen.

2. Pflegepriorität: Ermitteln von anderen Faktoren, die einen Bezug zum Lernprozeß haben:

- Beachte persönliche Faktoren (z. B. Alter, Geschlecht, sozialer/kultureller Hintergrund, konfessionelle Zugehörigkeit, Lebenserfahrungen, Ausbildungsstand, Gefühl der Machtlosigkeit).
- Bestimme Lernhindernisse: Sprachbarrieren (z. B. Fremdsprache); körperliche Faktoren (sensorische Defizite wie z. B. Aphasie); psychische Stabilität (z. B. akute Erkrankung, Aktivitätsintoleranz).
- Ermittle die Fähigkeiten des Patienten und vorhandene Möglichkeiten in der Situation (evtl. muß der Patient den Bezugsperson(en) und/oder Pflegenden beim Lernen helfen).

3. Pflegepriorität: Ermitteln der Motivation von Patient/ Bezugsperson:

- Erkenne motivierende Faktoren für den Betroffenen.
- Gib Informationen, die für die Situation relevant sind.
- Gib positive Bestätigung. Vermeide negative Rückmeldungen (z. B. Kritik und Drohungen).

4. Pflegepriorität: Festsetzen von Prioritäten gemeinsam mit dem Patienten:

- Bestimme das dringendste Bedürfnis des Patienten sowohl aus der Sicht der Pflegeperson wie auch aus derjenigen des Patienten.
- Besprich mit dem Patienten, wie er seine Bedürfnisse wahrnimmt.

5. Pflegepriorität: Festsetzen der Lerninhalte:

- Erkenne Informationen, die man sich einprägen muß (kognitiv).
- Erkenne Informationen, die auf Gefühle, Einstellungen, Wertvorstellungen beruhen (affektiv).
- Ermittle die zum Lernen notwendigen psychomotorischen Fertigkeiten.

6. Pflegepriorität: Erstellen von Lernzielen:

- Formuliere Lernziele in der Sprache des Lernenden.
- Stelle fest, welche Resultate (Ergebnisse) erzielt werden sollen.
- Ermittle die erbrachte Leistung, Zeitfaktoren, Nah- und Fernziele.
- Berücksichtige ebenfalls affektive Ziele (z. B. Verminderung von Streß).

7. Pflegepriorität: Erkennen von geeigneten Lehrmethoden:

- Stelle fest, wie der Patient Informationen aufnimmt – visuell, auditiv, kinästhetisch, mit Geschmackssinn/Riechsinn – und berücksichtige dies bei der Planung.
- Beteilige den Patienten/die Bezugsperson(en) durch geeignete Lehrmethoden (z. B. programmierten Unterricht, Fragen/Gespräche, audiovisuelle Mittel).
- Beziehe weitere Personen mit denselben Problemen mit ein (z. B. Selbsthilfegruppen, Gruppentherapie).
- Arbeite bei Bedarf mit Verträgen/Abmachungen; wende Team- und Gruppenunterricht an.

8. Pflegepriorität: Erleichtern des Lernens:

- Beschaffe schriftliche Informationen/Richtlinien für den Patienten, auf die er sich wenn nötig beziehen kann.
- Setze Häufigkeit und Zeitpunkt der Lernphasen und Lernaktivitäten entprechend den Bedürfnissen des Patienten fest. Beteilige den Patienten an der Planung/Auswertung.
- Schaffe eine das Lernen fördernde/begünstigende Umgebung.
- Achte auf Faktoren, durch welche die Lehrperson die Situation beeinflußt: Wortschatz, Kleidung, Stil, Fachkompetenz und pädagogische Kompetenz.
- Gehe von bekanntem Wissen aus, von einfachen zu komplexen Inhalten.
- Beachte die Angst des Patienten. Entschließe dich, Informationen nicht der Reihe nach zu geben, sondern

mit dem zu beginnen, was am meisten Angst auslöst, sofern die Angst den Lernprozeß behindert.

- Sorge dafür, daß der Patient aktiv am Lernprozeß teilnimmt, damit er die Kontrolle darüber hat.
- Achte sowohl auf eine ständige, wie beiläufige Informationsübermittlung (z. B. das Beantworten von Fragen während der Routinepflege, des Verteilens von Mahlzeiten/Medikamenten und weiterer pflegerischer Tätigkeiten) als auch auf die Vorbildfunktion.
- Unterstütze den Patienten, Informationen in allen möglichen Bereichen zu benutzen (z. B. situations-, umfeld-, persönlichkeitsbedingt).

9. Pflegepriorität: Fördern des Wohlbefindens (Beraten/Ausbilden):

- Gib bei der Entlaßung die Telephonnummer einer Kontaktperson an, die Fragen beantworten/Informationen bestätigen kann.
- Stelle fest, welche Hilfsgruppen/Ressourcen es auf Gemeindeebene gibt.
- Vermittle Informationen über zusätzliche Lernhilfen (z. B. Bibliographie, Tonbandkassetten usw.), die weiteres Lernen fördern können.

PERSÖNLICHE NOTIZEN

ANHANG 1

TAXONOMIE 1: ÜBERARBEITETE FASSUNG

1. **Austauschen:** Menschliches Verhaltensmuster, das gegenseitiges Geben und Nehmen umfaßt.
   1.1. Veränderung der Ernährung
      1.1.1. (Zellulär)*
      1.1.2. (Systemisch)*
         1.1.2.1. Mehr als der Körperbedarf
         1.1.2.2. Weniger als der Körperbedarf
         1.1.2.3. Gefahr der Überernährung
   1.2. (Veränderung der Körperregulation)*
      1.2.1. (Immunologisch)*
         1.2.1.1. Infektionsgefahr
      1.2.2. Veränderung der Körpertemperatur
         1.2.2.1. Potentiell
         1.2.2.2. Körpertemperatur, erniedrigt
         1.2.2.3. Körpertemperatur, erhöht
         1.2.2.4. Wärmeregulation, ungenügend
      1.2.3. (————)*
         1.2.3.1. Dysreflexie
   1.3. Veränderung der Ausscheidung
      1.3.1. Darm
         1.3.1.1. Verstopfung
            1.3.1.1.1. Verstopfung, subjektiv
            1.3.1.1.2. Verstopfung, kolonisch
         1.3.1.2. Durchfall
         1.3.1.3. Stuhlinkontinenz
      1.3.2. Urinausscheidung, verändert
         1.3.2.1. (Inkontinenz)
            1.3.2.1.1. Streßinkontinenz
            1.3.2.1.2. Reflexinkontinenz
            1.3.2.1.3. Dranginkontinenz
            1.3.2.1.4. Inkontinenz, funktionell
            1.3.2.1.5. Inkontinenz, total
         1.3.2.2. Harnverhalten [akut/chronisch]

* Empfohlen vom Taxonomie-Ausschuß, aber noch nicht in Bearbeitung durch die NANDA.

2.1.1. Verbal
    2.1.1.1. Beeinträchtigt
2.1.2. (Nonverbal)*

3. **In Beziehung treten:** Menschliches Verhaltensmuster, das Aufbauen von Beziehungen umfaßt.
   3.1. (Veränderung der Sozialisation)*
    3.1.1. Soziale Interaktion, beeinträchtigt
    3.1.2. Soziale Isolation
   3.2. (Veränderung der Rolle)*
    3.2.1. Rollenerfüllung, gestört
        3.2.1.1.1. Elterliche Pflege, verändert
        3.2.1.1.2. Elterliche Pflege
      3.2.1.2. (Sexuell)
        3.2.1.2.1. Störung, sexuell
      3.2.1.3. (Arbeit)*
    3.2.2. Familienprozeß, verändert
      3.2.2.1. Rolle als Pflegende, Belastung
      3.2.2.2. Rolle als Pflegende, Belastung, hohes Risiko
      3.2.3.1. Elternrollenkonflikt
   3.3. Sexualverhalten, Veränderung

4. **Wertschätzen:** Menschliches Verhaltensmuster, das Einordnen in ein Wertsystem umfaßt.
   4.1. (Veränderung des geistig)spirituellen Zustandes
    4.1.1. Verzweiflung

5. **Wählen:** Menschliches Verhaltensmuster, das Abwägen und Entscheiden zwischen Alternativen umfaßt.
   5.1. (Veränderung der Bewältigungsformen)
    5.1.1. (Betroffene)
      5.1.1.1. Ungenügend
        5.1.1.1.1. Anpassung, beeinträchtigt
        5.1.1.1.2. Bewältigungsformen, defensiv
        5.1.1.1.3. Verneinung, unwirksam
    5.1.2. (Familie)
      5.1.2.1. (Ungenügend)
        5.1.2.1.1. Hemmendes Verhalten
        5.1.2.1.2. Verletzendes Verhalten
      5.1.2.2. Entwicklungsmöglichkeiten
    5.1.3. (Gemeinde)*

5.2. (Veränderung der Teilnahme)*
  5.2.1. Behandlungsvorschriften (individuell), unwirksames Handhaben
    5.2.1.1. Kooperationsbereitschaft, fehlend
  5.2.2. (Familie)*
  5.2.3. (Gemeinde)*
    5.3.1.1. Entscheidungskonflikt (im Detail angeben)
  5.4. Gesundheitsförderung, persönlich (im Detail angeben)

6. **Sich bewegen:** Menschliches Verhaltensmuster, das Aktivität umfaßt.
  6.1. (Veränderung der Aktivität)*
    6.1.1. (Körperliche Mobilität)
      6.1.1.1. Beeinträchtigt
        6.1.1.1.1. Periphere neurovaskuläre Störung, hohes Risiko
      6.1.1.2. Aktivitätsintoleranz
        6.1.1.2.1. Müdigkeit
      6.1.1.3. Aktivitätsintoleranz, potentiell
    6.1.2. (Soziale Mobilität)*
  6.2. (Veränderung der Ruhezeiten)*
    6.2.1. Schlafgewohnheiten, gestört
  6.3. (Veränderung der Freizeit)
    6.3.1. (Freizeitaktivitäten)
      6.3.1.1. Beschäftigungsdefizit
  6.4. (Veränderung der Aktivitäten des täglichen Lebens)
    6.4.1. (Haushaltführung)
      6.4.1.1. Beeinträchtigt
    6.4.2. Gesundheitsverhalten
  6.5. (Veränderung der persönlichen Pflege)
    6.5.1. Essen
      6.5.1.1. Beeinträchtigtes Schlucken
      6.5.1.2. Unwirksames Stillen
        6.5.1.2.1. Unterbrochenes Stillen
      6.5.1.3. Erfolgreiches Stillen
      6.5.1.4. Beeinträchtigte Nahrungseinnahme des Säuglings
    6.5.2. Waschen/Sich Sauberhalten

[9.1.1.2. Akute Schmerzen]
9.1.2. (Mißbehagen)*
9.2. (Veränderung der emotionalen Integrität)
9.2.1. (Trauern)
9.2.1.1. Nicht angemessen
9.2.1.2. Vorzeitig
9.2.2. Potentielle Gewalttätigkeit: gegen sich oder andere
9.2.2.1. Selbstverstümmelung, hohes Risiko
9.2.3. Posttraumatische Reaktion
9.2.3.1. Vergewaltigungssyndrom
9.2.3.1.1. Verstärkte Reaktion
9.2.3.1.2. Stille Reaktion
9.3.1. Angst
9.3.2. Furcht

ANMERKUNG: Informationen in Klammern [ ] sind von den Autorinnen beigefügt worden, um das Verständnis und die Anwendung der Pflegediagnosen zu erleichtern.

528

ANHANG 2

DEFINITIONEN DER VERHALTENSMUSTER (OKTOBER, 1989)

Austauschen: Geben, aufgeben oder verlieren im Austausch mit etwas anderem; Ersatz eines Elementes für ein anderes; Handlung des gegenseitigen Gebens und Nehmens.

Fühlen: Bewußtsein, Empfindung, Wahrnehmung oder Sinneseindruck erfahren und deuten; Betroffenheit durch Tatsachen, Ereignisse oder Zustände.

In Beziehung treten: Eine Verbindung aufbauen oder unterhalten zwischen Sachen, Personen oder Örtlichkeiten; in etwas hineingeboren und aufgewachsen sein oder hineingedrängt werden.

Kommunizieren: Gedanken, Gefühle oder Informationen innerlich oder äußerlich, verbal oder nonverbal aussenden, mitteilen, übermitteln, weiterleiten.

Sich bewegen: Stellung oder Lage des Körpers oder eines -teiles verändern, in Bewegung setzen oder halten; Ausscheidung oder Absonderung hervorrufen; Drang zu handeln oder etwas zu tun erkennen und umsetzen.

Wählen: Abwägen und entscheiden zwischen Alternativen; eine Vorliebe für eine Angelegenheit geltend machen, bei der man frei entscheiden kann; sich für einen Weg entscheiden; gemäß einer Neigung oder Empfindung entscheiden.

Wahrnehmen: Verstandesmäßig aufnehmen, verstehen und verarbeiten; sich mit Hilfe der Sinne bewußt machen; auch etwas wahrnehmen, was nicht offen oder der Beobachtung zugänglich ist; etwas voll und sachgemäß aufnehmen.

Wertschätzen: Um etwas besorgt sein, sich um etwas kümmern; den Wert oder die relative Stellung einer Sache einem Wertsystem zuordnen; etwas seinem realen oder beigemessenen Wert oder gemäß Nützlichkeit, Wichtigkeit einordnen; persönliche Zuneigung/Vorliebe für Personen oder Sachen wahrnehmen; Bedeutung abwägen.

Wissen: Eine Sache oder Person erkennen oder zur Kenntnis nehmen; vertraut sein aufgrund von Erfahrungen, Informationen oder Berichten; sich einer Sache bewußt werden durch Beobachtungen, Erkundigungen oder Informationen; über eine Fülle von Fakten, Prinzipien oder Handlungsweisen verfügen; etwas verstehen.

ANHANG 3

BIBLIOGRAPHIE

Bücher

Bancroft, J.: Human Sexuality and Its Problems. Churchill, Livingstone, New York, 1983

Berkow, R. (ed): Merck Manual, ed 15. Merck & Co. Inc. Rahway, NJ. 1987

Carroll-Johnson, R. (ed): Classification of Nursing Proceedings of the Eighth Conference, NANDA. JB Lippincott, Philadelphia, 1989

Calderone, M. and Johnson, E.: Family Book About Sexuality, ed 2. JB Lippincott, Philadelphia, 1988

Cox, H. et al: Clinical Applications of Nursing Diag nosis. Williams & Wilkins, Baltimore, MD, 1989

Documentation, Clinical Pocket Manual Series, Nursing '88 Books. Springhouse Corporation, Springhouse, PA, 1988

Doenges, M., Moorhouse, M. and Geissler, A.: Nursing Care Plans: Planning Patient Care, ed 2. FA Davis, Philadelphia, 1988

Gordon, M.: Nursing Diagnosis, Process and Application, ed 2. McGraw-Hill, New York, 1987

Gordon, T.: Parent Effectiveness Training. Wyden Books, New York, 1970

Heber, L.: Nursing Diagnosis in Professional Nursing Practice, Clinical Judgement and Decision Making: The Future with Nursing Diagnosis. John Wiley & Sons, New York, 1987, S. 182–186

Hurley, ME. (ed): Classification of Nursing Diagnoses, Proceedings of the Sixth Conference, NANDA. CV Mosby, St. Louis, 1986

Iyer, P., Taptich, B. and Bernocchi-Losey, D.: Nursing Process and Nursing Diagnosis. WB Saunders. Philadelphia, 1986

Kim, MJ., McFarland, GK and McLane, AM.: Pocket Guide to Nursing Diagnoses, ed 2. CV Mosby, St. Louis, 1987

Lampe, SS.: Focus Charting. Creative Nursing Management, Minneapolis, MN, 1986

McCabe, BW.: Evaluating the Use of a Focused Data Collection Tool for the Generation of Nursing Diagnoses: A Replication Study, Clinical Judgement and Decision Making: The Future with Nursing Diagnosis. John Wiley & Sons, New York, 1987, S. 141–143

McLane, AM. (ed): Classification of Nursing Diagnoses, Proceedings of the Seventh Conference, NANDA. CV Mosby, St. Louis, 1987

Moorhouse, M. and Doenges, M.: Nurses Clinical Pocket Manual: Nursing Diagnoses, Care Planning and Dokumentation. FA Davis, Philadelphia, 1990

Mumma, CM. (ed): Rehabilitation Nursing: Concepts and Practice, A Core Curriculum, ed 2. Rehabilitation Nursing Foundation, Skokie, IL, 1987

NANDA, Taxonomy 1, Revised 1989. North American Nursing Diagnosis Association, St. Louis, 1989

Neifert, M. and Seacat, J.: Dr. Marianne Neifert's Guide to Successful Breast-feeding. The Office of Educational Services, Section of Biomedical Communications at the University of Colorado Health Sciences Center, Denver, 1986

Olds, S., London, M. and Ladewig, P.: Maternal-New born Nursing: A Family-Centered Approach, ed 3. Addison-Wesley, Menlo Park, CA, 1984

Thomas, C. (ed): Tabor's Cyclopedic Medical Dictionary, ed 16. FA Davis, Philadelphia, 1988

Artikel

Brunckhorst, L. et al: Who's using nursing diagnoses? AJN February 1989, S. 267–268

Hanson, P.: Focus Charting – An new documentation tool. Coordinator March 1986, S. 25–27

Lampe, SS.: Focus Charting: Streamlining documentation. Nursing Management 16(7): 43–46, 1985

Neifert, M. and Seacat, J.: Medical Management of successful breastfeeding. Pediatr Clin North Am 33(4): 744–760, 1986

Neifert, M. and Seacat, J.: A guide to successful breastfeeding. Contemp Pediatr 3: 1–13, 1986

Svanda, C.: Two ways to sharpen your charting skills: Key words show what's important. RN December 1986, S. 32–33

Tracey, C.: The use of potential disuse syndrome in rehabilitation nursing. Northeast Rehabilitation Hospital, Salem, New Hampshire, unpublished paper, 1987

ANHANG 4

SACHVERZEICHNIS

534

Notizen

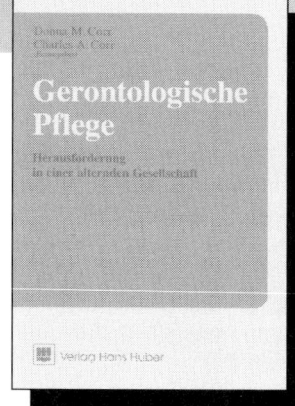

Notizen

Silvia Käppeli (Herausgeberin)

Pflegekonzepte

**Gesundheits-, entwicklungs- und krankheits-
bezogene Erfahrungen**

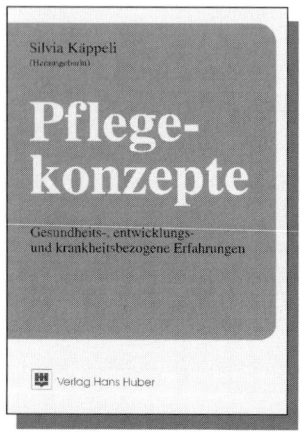

Vorwort von
H. Anderegg-
Tschudin.
2. Nachdruck 1996
der 1. Aufl. 1993,
200 Seiten, karto-
niert Fr. 63.– /
DM 64.– / öS 499.–
(ISBN 3-456-82297-9)

Die Klärung von
Pflegekonzepten ist
eines der größten
Anliegen der Pflege-
praxis. Dieser Sam-
melband beinhaltet wissenschaftliche Untersuchungen aus der Wochenbett-, Akut- und der
Pflege alter Menschen; er vermittelt unerlässliches
Grundlagenwissen für die Praxis.

«Das Buch ist eine Anregung für Pflegepersonen,
die sich Tag für Tag mit der Pflegepraxis auseinan-
dersetzen müssen; es zeigt, daß PflegeexpertInnen
sowohl der Theorie als auch der Praxis verpflichtet
sind; es veranschaulicht, wie gewinnbringend
Pflegeforschung und -theorie für die Pflegepraxis
sein können und daß sie zu gezieltem Handeln
anzuregen vermögen.»   *(Aus dem Vorwort)*

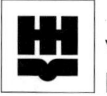

Verlag Hans Huber
Bern Göttingen Toronto Seattle

Notizen

Notizen

Patricia Benner

Stufen zur Pflegekompetenz

From Novice to Expert

Aus dem Englischen übersetzt von Matthias Wengenroth. Mit einem Vorwort zur deutschen Ausgabe von A. Kesselring. Nachdruck 1995 der 1. Aufl. 1994, 292 Seiten, kartoniert Fr. 53.– / DM 54.– / öS 421.– (ISBN 3-456-82305-3)

Dieser Band beschreibt Grundlegendes zum Wesen der Pflege. Die Autorin verarbeitet Interviews mit und Beobachtungen von Pflegenden in der Praxis. Zur Analyse verwendet Patricia Benner das Dreyfus'sche Modell der stufenweisen Fähigkeitsaneignung. Sie zeigt, wie sich engagierte Pflegende mit großer Erfahrung in komplexen Pflege-

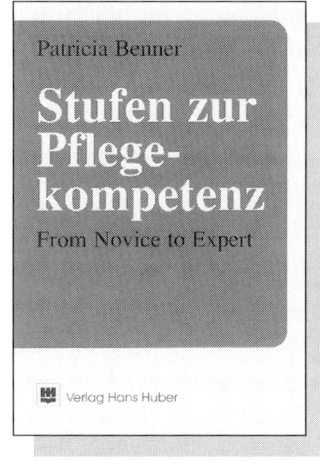

situationen verhalten und in welcher Weise sich ihr kompetentes Verhalten von dem lernender und wenig erfahrener Kolleginnen und Kollegen unterscheidet.

Verlag Hans Huber
Bern Göttingen Toronto Seattle

Notizen

Manfred D. Hafner
Andreas Meier

Set-Preis:
Beide Teile zusammen:
DM 89.– / Fr. 84.– / öS 650.–
(ISBN 3-456-82753-9)

Geriatrische Krankheitslehre

Teil I: Psychiatrische und neorologische Syndrome

2., vollständig revidierte und erweiterte Auflage 1996.
267 Seiten, 24 Abbildungen, 54 Tabellen, kart. DM 49.80
Fr. 49.80 / öS 364.– (ISBN 3-456-82733-4)

Eine zunehmende Entfremdung zwischen ärztlichem und
pflegerischem Wissen und Tun beeinträchtigt die optimale
Zusammenarbeit in der Patientenbetreuung. Diese kann
aber nur gewährleistet sein, wenn jede betreuende Person
weiß, was die andere kann und tut.
Den Dialog zwischen Arzt- und Pflegeberuf auf dem Gebiet
der Geriatrie zu fördern ist daher das Ziel dieses Buches.
Der Inhalt bewegt sich über die Grenzen zwischen Arzt-
und Pflegebereich hinweg und fördert eine interdisziplinäre
Annäherung.
Einerseits werden sämtliche medizinischen Fachbegriffe
erklärt, andererseits werden auch anspruchsvolle Themen-
kreise aus den Gebieten der Neurologie und Neuropsycho-
logie beleuchtet.

Teil II: Allgemeine Krankheitslehre und somatogene Syndrome

1996. 422 Seiten, 61 Abbildungen, 54 Tabellen, kart. DM 59.–
Fr. 56.– / öS 431.– (ISBN 3-456-82451-3)

Wie der erste soll auch dieser Teil den Dialog zwischen
Pflegenden und Ärzten in der Geriatrie fördern. Einerseits
wird die Pathophysiologie, d. h. die Lehre von den Krank-
heitsentwicklungen, ausführlich erklärt, da sie gerade für
das Verständnis der Symptome und Therapiemöglichkeiten
bei somatischen Erkrankungen unverzichtbar ist. Andererseits stehen, entsprechend der Entwicklung in der Pflege-
ausbildung, nicht Diagnosen im Vordergrund, sondern das
Erfassen der Einschränkungen und Ressourcen des alten
Menschen. Wichtiger als die medizinisch benennbaren
Krankheiten sind ihre Auswirkungen auf die funktionellen
Behinderungen und Kapazitäten im Alltag.

 Verlag Hans Huber   http://www.HansHuber.com
Bern Göttingen Toronto Seattle

Notizen

Terry T. Fulmer / Mary K. Walker (Herausgeber)

Intensivpflege älterer Menschen

Aus dem Amerikanischen übersetzt von Irmela Erckenbrecht. 1994, 367 Seiten, 12 Abbildungen, 40 Tabellen, kart. Fr. 68.— / DM 69.— / öS 538.— (ISBN 3-456-82435-1)

Die große Mehrheit der auf den Intensivstationen unserer Krankenhäuser betreuten Patientinnen und Patienten gehört zur älteren Bevölkerung. In der Fachliteratur sind die besonderen Bedürfnisse älterer Menschen in der Intensivpflege bisher jedoch eher vernachlässigt worden.

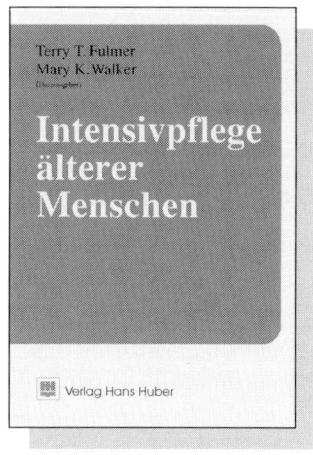

Diese Lücke zu schließen und gleichzeitig die Integration von Gerontologie und Intensivpflege voranzutreiben – das ist das zentrale Anliegen des vorliegenden Buches.

Verlag Hans Huber
Bern Göttingen Toronto Seattle

Notizen

Andreas Leuzinger / Bruno Umiker

Mitarbeiterführung im Krankenhaus

2., vollständig überarbeitete Auflage. 1994,
458 großformatige Seiten, 229 Abbildungen,
gebunden Fr. 295.— / DM 298.— / öS 2325.—
(ISBN 3-456-82387-8)

Nicht nur die Leistungsfähigkeit und damit
die bestmögliche Versorgung der Patienten/
Bewohner, sondern auch die Arbeitszufriedenheit der Mitarbeiter hängt entscheidend
von der Führungsqualität der Vorgesetzten
ab.
Dieses Lehrbuch, das nun in vollständig
überarbeiteter Fassung vorliegt, ist die
Frucht langjähriger Arbeit der Autoren als
Leiter und Organisatoren von Kursen und
Lehrgängen für Führungskräfte im Gesund-
heitswesen. Es bietet die theoretischen
Grundlagen für die Ausbildung der mittleren
und oberen Führungsebene des Krankenhau-
ses:
Führung als wechselseitiges Geschehen –
Motivation und Arbeitszufriedenheit – Grup-
pendynamik – Führungsstile – Kommunikationstechniken – Betriebsorganisation.

 Verlag Hans Huber
Bern Göttingen Toronto Seattle

Notizen

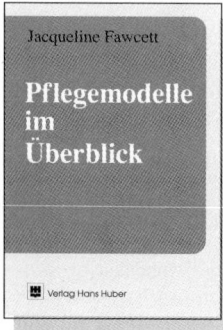

Notizen

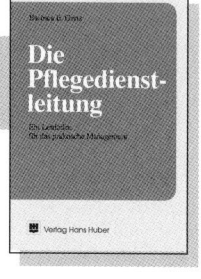
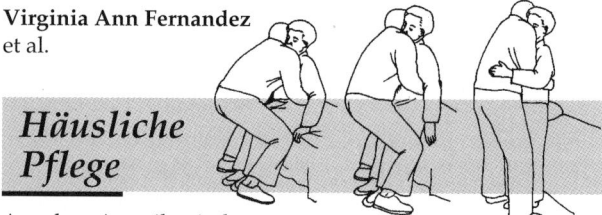

Notizen

Mary Townsend

Pflegediagnosen und Maßnahmen für die psychiatrische Pflege

Handbuch zur Pflegeplanerstellung

Aus dem Amerikanischen von Gernot Walter.
1997. Etwa 500 Seiten, kartoniert etwa DM 78.– /
Fr. 68.– / öS 569.– (ISBN 3-456-82813-6)

Mit Pflegediagnosen werden die Ziele verfolgt, dass zum einen Pflegeprobleme eines Patienten systematisch erkannt werden, dass zum anderen alle Mitarbeiter/innen eines Pflegeteams unter diesem Pflegeproblem dasselbe verstehen und dieselben oder ähnliche Ziele und Handlungen daraus ableiten. Psychiatrische Pflegediagnosen dienen also als Hilfsmittel zur Pflegeplanung, die es den Pflegekräften in der Praxis erleichtern, sich über Pflegeprobleme und Vergehensweisen zu verständigen, eine gemeinsame Sprache zu finden.

Das vorliegende Buch eröffnet dem/der Praktiker/in die Möglichkeit, sein/ihr berufliches Handeln in der psychiatrischen Pflege einschließlich deren Dokumentation planvoll zu ordnen. Es ist als Nachschlagewerk aufgebaut und erlaubt daher schnellen Zugriff auf wichtige Einzelaspekte eines potentiellen Pflegeproblems eines Patienten. Darüber hinaus gibt es vielfältige Anregungen zur eigenständigen Ausübung psychiatrischer Pflege.

 Verlag Hans Huber
Bern Göttingen Toronto Seattle

http://www.HansHuber.com

Notizen

Ruth Brobst et al.

Der Pflegeprozeß in der Praxis

Aus dem Amerikanischen von Elisabeth Brock.
Mit einem Geleitwort von Prof. Dr. Sabine
Bartholomeyczik.
1996. Etwa 300 Seiten, kartoniert etwa DM 49.80
Fr. 44.80 / öS 364.– (ISBN 3-456-82738-5)

Mit «Pflegeprozeß» ist die umfassende und systematische Planung, Durchführung und Dokumentation pflegerischer Maßnahmen gemeint, die auf eigens für die Bedürfnisse der Pflege entwickelten «Pflegediagnosen» beruht.

Dieses Buch erläutert nach einer kurzen Einführung in Sinn und Zweck dieses Vorgehens die fünf Schritte des Pflegeprozesses:
Einschätzen, Pflegediagnose, Planen, Durchführen und Bewerten.

Zahlreiche Beispiele zeigen, wie eine am Pflegeprozeß orientierte Pflege in der Praxis funktioniert und wie sie sich ohne unverhältnismäßigen Aufwand durchführen und dokumentieren läßt.

Verlag Hans Huber   http://www.HansHuber.com
Bern Göttingen Toronto Seattle